"健康陕西2030"战略研究

主　编　毛　瑛

副主编　刘锦林　高安垠　何荣鑫

编　委　（按姓氏汉语拼音排序）

鲁永博　罗　怡　宁　伟

谢　涛　张　宁　朱　斌

朱　震

科学出版社

北　京

内 容 简 介

"健康陕西 2030"战略是健康陕西理念、思想和目标的理论化、制度化和政策化。本书围绕"健康陕西 2030"战略，遵循"现状评价—问题分析—对策建议—保障措施—实施路径"的逻辑思路展开研究。本书识别了陕西省居民主要健康问题及影响因素，明确了"健康陕西 2030"战略指导思想与目标，对"普及健康生活、建设健康环境、优化健康服务、完善健康保障、发展健康产业"五项"健康陕西 2030"战略重点领域概念、现状及问题、主要任务进行了分析，提出了"体制、机制、法制、投入、人才和技术"六类保障措施。在以上研究基础上，本书归纳了"健康陕西 2030"战略发展三阶段：2018～2020、2021～2030、2031～2050。最后，以陕西省安康市为例，对其健康城市建设进行了典型案例研究。

本书适用于政府部门、医疗行业、高等院校及其他科研机构工作人员阅读使用。

图书在版编目（CIP）数据

"健康陕西 2030"战略研究 / 毛瑛主编. —北京：科学出版社，2019.6
ISBN 978-7-03-061227-4

Ⅰ. ①健… Ⅱ. ①毛… Ⅲ. ①健康状况–研究报告–陕西 Ⅳ. ①R199.2

中国版本图书馆 CIP 数据核字(2019)第 091199 号

责任编辑：刘　亚 / 责任校对：王晓茜

责任印制：徐晓晨 / 封面设计：北京图阅盛世文化传媒有限公司

科 学 出 版 社 出版

北京东黄城根北街 16 号
邮政编码：100717
http://www.sciencep.com

北京虎彩文化传播有限公司 印刷
科学出版社发行　各地新华书店经销

*

2019 年 6 月第　一　版　　开本：787×1092　1/16
2019 年 6 月第一次印刷　　印张：12 3/8
字数：298 000

定价：68.00 元
（如有印装质量问题，我社负责调换）

序

习近平在 2016 年全国卫生与健康大会上强调，要把人民健康放在优先发展的战略地位，会议提出"以基层为重点，以改革创新为动力，预防为主，中西医并重，将健康融入所有政策，人民共建共享"的卫生与健康工作方针，这是我国卫生与健康发展理念的一次重大飞跃。两年后，在 2018 年全球初级卫生保健会议上，世界卫生组织所有会员国一致通过《阿斯塔纳宣言》，为实现全民健康覆盖指明了行动方向。我们应当看到，由于工业化、城镇化、人口老龄化步伐加快，疾病谱、生态环境、生活方式不断变化，我国既面对着发达国家面临的卫生与健康问题，也面对着发展中国家面临的卫生与健康问题，全方位全周期维护和保障人民健康成为一个重大课题。

中国新医改已逾十年，取得了一些突破和进展，同时又产生了一些新的问题，根本原因之一是"预防为主"没有得到真正落实，大卫生大健康格局没有真正建立起来。破解之道就是实施大健康战略，推进健康中国建设。我们贯彻国家战略部署，推进"健康陕西"建设，就必须坚持目标导向、问题导向，深入研究居民健康状况及影响因素，提出目标任务与工作对策，进而普及健康生活、建设健康环境、优化健康服务、发展健康产业、完善健康保障，将健康融入所有政策。

《"健康陕西 2030"战略研究》正是由此立题，做了大量调查研究工作，既有理论阐述、又有实践例证，既有问题剖析、又有对策措施，具有较强的思想性、前瞻性和可操作性，值得健康管理工作人员研读借鉴。

陕西省卫生健康委员会主任　　　　　　　　
2019.元.11

目 录

第一章

绪　论

第一节　研究背景

一、现实背景

（一）"健康中国"提升为国家战略

推进健康中国建设要求从国家战略层面，对当前和未来一个时期国民健康面临的重大和长远问题提供统筹解决方案。2015 年 10 月，十八届五中全会审议通过了《中共中央关于制定国民经济和社会发展第十三个五年规划的建议》（以下简称《建议》），将"健康中国"提升为国家战略。《建议》提出：推进健康中国建设，深化医药卫生体制改革，理顺药品价格，实行医疗、医保、医药联动，建立覆盖城乡的基本医疗卫生制度和现代医院管理制度，实施食品安全战略，促进人口均衡发展，坚持计划生育基本国策，完善人口发展战略，全面实施两孩政策，积极开展应对人口老龄化行动。2016 年 8 月 19 日，习近平在全国卫生与健康大会上进一步强调：以普及健康生活、优化健康服务、完善健康保障、建设健康环境、发展健康产业为重点，加快推进健康中国建设，努力全方位、全周期保障人民健康，为实现"两个一百年"奋斗目标、实现中华民族伟大复兴的中国梦打下坚实健康基础。"健康中国"已成为实现全民健康的战略选择和行动纲领。

（二）陕西省全面推进健康陕西建设

2017 年 2 月 28 日，陕西省政府召开卫生与健康大会，会议决定将推进健康陕西建设上升为全省战略，坚持新形势下的工作方针，以普及健康生活、优化健康服务、完善健康保障、建设健康环境、发展健康产业为重点，将健康融入所有政策，加快转变健康领域发展方式，进一步构建大卫生、大健康格局，全方位全周期维护和保障人民健康。

一是在健康生活方面，要树立大健康理念，抓好健康教育、全民健身、心理健康服务和生态建设，全方位全周期保障人民健康；二是在健康服务与健康保障方面，要深化医药卫生体制改革，完善分级诊疗、医院管理、全民医保、药品供应保障、综合监管等制度，使群众享受更舒心、更体贴的医疗服务；三是在健康环境方面，系统评估各项经济社会发展规划、政策及重大工程项目，营造绿色安全的健康环境；四是在健康产业方面，要加快发展现代医药、社会办医、健康新业态和中医药产业，打造陕西经济新的增长点。要加强党的领导，扎实推进健康陕西建设，为全省人民增添更多健康福祉。

二、理论背景

（一）健康与健康战略

健康是人类生存与发展的基础，健康水平的提升是一个国家和地区社会文明进步的重要体现，为维护自身健康而寻求医疗卫生服务是每一个公民的权利，国家和社会有责任发展卫生事业，以保障人民健康。世界卫生组织将健康定义为："健康不仅是没有疾病和虚弱，而且是保持身体、心理和社会适应各方面的完好状态。"

健康战略则是一个国家或地区为实现这一整体观的健康目标，所做出的全局规划。健康战略反映了一个国家或地区对其国民健康的总体价值观和发展愿景，实施健康战略关系社会发展和人民根本福祉，具体表现有两个方面，一是在战略理念层面，如何看待健康，即健康价值观，这往往是通过法律的形式表达并固定为一种权利，从而避免了由于政权更迭、经济起伏及突发事件所导致的国民健康受损；二是在战略实施层面，如何实现全民的健康，即健康行动纲领，重点在于如何把促进健康这一抽象概念转化为具体的行动纲领。健康战略的科学制定需要基于公共管理、公共卫生、流行病学、临床医学、卫生经济等多学科交叉，组织实施需要依托卫生、财政、人社、教育、民政等多部门合作。

（二）国内外健康战略

1. 国外健康战略

（1）日本：是最早实施健康战略的国家之一。1978 年，日本制定了围绕以市、镇、村的事业部门为中心的活跃社会的第一次国民健康增进战略。1988 年制定的第二次国民健康增进战略以"疾病预防、增进健康"为主要出发点，通过完善健康增进设施、培养健康运动指导人员，力图实现以城镇模式为中心的健康文化都市构想。进入 21 世纪后，日本政府在人群疾病谱发生改变、人口结构老化、医疗费用上升、国民健康需求增强的背景下，从预防保健入手，制定并实施第三次国民健康增进战略，即"健康日本 21"（Yoko Komiyama Minister of Health，Labour and Welfare，2012）[1]，其目标是关注所有国民的身心健康，通过改善日常生活习惯，降低慢性非传染性疾病（慢性病）的发病率和死亡率，减少中年期的死亡，提高生命质量，延长健康寿命。该计划通过对年龄、性别、所属领域的人口数和保健服务效果进行统计，确定营养与饮食、身体活动与运动、休息与心理健康、控制吸烟与饮酒、牙齿保健、糖尿病预防、循环系统疾病预防、癌症预防 8 个方面的 70 个目标体系。每个方面又分成"健康改善目标、个人行动目标、社会支持目标"三类，既包括了人体生理功能参数评价指标，又有民众直接参与的生活行为习惯改变的目标，强调在现有基础上知识、态度、行为、身体指标等整体状况的改善。

在"健康日本 21"的影响下，日本社会基本实现了从以"健康体检"为主的疾病预防形式，转向重视开展"健康教育"一级预防，始终强调健康是一个"国民运动"。为了实

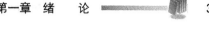

现健康促进的目标，号召国家行政机关、地方政府、企业、学校、家庭及保险部门、非营利组织、媒体等全社会协力营造一个支持环境。"健康日本 21"战略显示，每一阶段都强调的是一级预防，将一级预防作为"国民运动"来实现国民健康。

（2）美国：在健康教育和健康促进思想指导下，美国先后颁布了"健康国民 2010：了解和改善健康""健康国民 2020"等国家健康战略。美国健康促进行动得到了联邦和州政府各部门、社会组织和团体及全体居民的广泛参与和支持；强调在公平性的基础上，重视提高居民生活质量，重视环境对健康和生活质量的影响；同时该战略重视监督和评价，经过几个阶段的发展，已经建立了完善的监督和评价指标体系[2]。历次"健康国民"计划均包括 10 年内的总体目标、优先领域、负责实施的部门、实施方法和可测量的具体指标等内容，每次计划中战略目标和关注领域的变化，均反映美国健康问题的变化，体现美国卫生战略重心的转移。

"健康国民 2020"的核心有两部分，一是制定国民健康目标，二是提供数据和工具，使全国各州、市、社区及个人能结合各自的努力去实现国家的健康目标[3]。该计划对 42 个领域制定了目标、指标和干预措施，并从对公众健康构成显著威胁的领域遴选出 26 个主要健康指标进行重点把控。"健康国民 2020"的实施由疾病预防与健康促进办公室统一协调，卫生与公共服务部协同管理，此外还专设了由卫生与公共服务部、农业部、教育部、住房和城市发展部、内务部、环保局等多个政府部门组成的工作组，以领导和组织该计划的实施。"健康国民 2020"的实施框架包括动员（mobilize）、评估（assess）、计划（plan）、实施（implement）和追踪（track）五个步骤，除发挥操作指南的作用外，还可用于评价具体干预措施的实施情况。

（3）英国：英国国家健康战略的制定始终围绕着国家卫生服务体系（National Health Service，NHS）的改革与发展而进行，在全民享受免费医疗服务、人口老龄化严重、健康不平等、健康服务实施主体转变的背景下，经历了国家健康建设的战略重点由主要依靠医疗与卫生保健到主要依靠公共卫生服务的转变。自 2000 年以来，英国通过开展一系列战略研究，不断调整和完善卫生改革与发展的目标及实现途径。2010 年英国发布《健康生活，健康国民：英国的公共卫生战略》[4]，开辟了公共卫生发展的新纪元，确立了英格兰公共卫生署（Public Health England，PHE）和地方政府部门在公共卫生工作方面的主体地位。2013 年，PHE 正式成立，发布《英国公共卫生成果框架（2013—2016 年）》，提出促进和保护全国公众健康和福祉，最快地提高最贫困者健康的愿景，明确了提高健康寿命预期、缩小不同社区间预期寿命和预期健康寿命差异的公共卫生服务目标。

《英国公共卫生成果框架（2013—2016 年）》是英国全国公共卫生工作的指导性文件，明确了成果、产出和具体指标要求，为促进和保护全生命周期健康、减少健康不平等提供了广泛机会，不仅关注延长生命，还关注提高生命质量的有益因素。该框架设定了 4 个方面的产出和针对不同生命阶段问题的 66 项具体指标：①改善健康决定因素：促使影响健康、福祉、平等的多种因素得到改善，包括儿童贫困率、因病缺勤率、暴力犯罪率、受噪声影响人口百分比等 19 项具体指标。②健康促进：促进公众采取健康的生活方式，实现科学的健康选择，降低健康不平等，包括儿童生长发育、成年人吸烟与肥胖、癌症筛查覆盖率等 24 项具体指标。③健康保护：降低主要事件和其他危险因素对健康的影响，同时降低健康不平等，包括大气污染造成的死亡比例、疫苗接种覆盖率等 7 项具体指标。④公共卫生保健、预防过早死亡：减少可预防疾病和过早死亡的发生，同时缩小不同社区间的差距，包括婴儿死亡率、疾病导致的 75 岁以下人口死亡率、自杀率等 16 项具体指标。

日本、美国、英国的健康战略，有以下几个共同特点：一是对健康价值的认识，认为健康具备自身价值，是经济繁荣的前提，对提高生产力、劳动力供给、人力资本和节约公共支出具有经济学意义。二是关注健康弱势的人群和地区，采取差异化目标，根据各地情况具体实施，并从制度上予以保障，减少健康不平等。三是把各级政府主导、将健康融入所有部门政策、全民健康覆盖作为战略的核心策略，并实现医疗保障与健康服务一体化。四是突出公共卫生在国家健康战略中的特殊位置，将健康保护和卫生干预作为重要措施，降低健康风险，控制可预防疾病，改善生存环境，提高国民健康素质。五是注重战略规划制定和实施的科学性、严谨性，包括战略规划制定过程中的论证评估，措施、经费、立法等保障配套，实施过程的监督管理，实施效果的科学评估与考核，战略规划的可持续性等。这些特点是各国国家健康战略制定和实施的经验总结，对于陕西省健康战略建设具有重要借鉴意义。

2. 国内健康战略

党的十七大报告将人人享有基本医疗卫生服务确立为全面建设小康社会的新要求之一。围绕十七大报告提出的目标，卫生部组织数百名专家开展了"健康中国 2020"战略研究。其基本目标是：实现人人享有基本医疗卫生服务。根据危害的严重性、影响的广泛性、有较为明确的干预措施、公平性、前瞻性等筛选原则，提出了三大优先发展领域：针对重点人群，针对重大疾病与健康问题，针对可控健康危险因素，最终形成了 4 大类 21 项行动计划，分阶段有部署地解决重大健康或疾病问题。"健康中国 2020"战略立足于卫生部门建立的健康行动计划，并未将健康融入所有社会政策，未能动员全社会参与健康行动计划。

2016 年 8 月，习近平主持政治局会议审议通过了"健康中国 2030"规划纲要。"健康中国 2030"规划纲要是今后 15 年推进健康中国建设的行动纲领。纲要以创新、协调、绿色、开放、共享为发展理念，坚持健康优先、改革创新、科学发展、公平公正的原则，从广泛的健康影响因素入手，以普及健康生活、优化健康服务、完善健康保障、建设健康环境、发展健康产业为重点。"健康中国 2030"规划纲要更强调把健康融入所有社会政策，全方位、全周期保障人民健康；关注点从"以治病为中心"转变为"以人民健康为中心"，首次厘清卫生与健康的区别。"健康中国 2030"规划纲要的提出为制定"健康陕西 2030"战略提供了指导思想，指明了未来的发展方向。

（三）"健康陕西 2030"战略内涵与外延

基于健康与健康战略的概念及国内外国民健康战略规划制订实施的有益经验，提出"健康陕西 2030"战略内涵与外延。

1. "健康陕西 2030"战略内涵

"健康陕西 2030"战略实质上是由政府倡导并引领的全省人民和社会组织共同参与的，以保障和改善民生为出发点，从不同领域、不同层次促进人全面健康和社会机体健康的活动，通过普及健康生活方式、建设健康环境、优化健康服务、完善健康保障、发展健康产业，建立一个最适宜人们居住和创业的自然环境和社会环境高度统一的、协调运转的有机体而进行的资源配置、要素组合、生产服务的过程，是全社会为了人类共同的健康目标而持续前进的努力过程。

"健康陕西 2030"战略既是一种发展价值追求，其核心是促进人的全面发展，实现全民健康；又是一种发展方式与理念的创新，其基本要求是确立健康优先发展地位，推动形成有利于全民健康的经济社会发展模式；"健康陕西 2030"战略也是一种发展策略选择，其根本方法是推动健康责任社会化、全民化，构建健康促进型社会。"健康陕西"就是要使陕西居民能更加健康幸福，达到一种新的社会状态，生活质量不断提高，健康寿命明显延长，幸福感日益增强，具有良好的心态，团结进取，积极向上，充满活力；富有创造性，具有良好的社会适应性，构建人与人之间、人与社会之间的和谐关系。从人的全面健康到社会机体的全面健康，从而达到构建和谐社会的目的。

2. "健康陕西 2030"战略外延

健康发展战略既关系到思想意识，也关系到行为方式；既与制度设计相关，也与执行落实相联系。"健康陕西 2030"战略的外延主要包括政府科学合理的经济社会发展规划；良好生活方式的普及；生活环境的改善；人性化的有利于疾病预防和控制的公共卫生服务体系；高度发达、健全的医疗卫生服务体系，有赖于多层次的保障有力、服务人性化的医疗保障体系，健康服务产业的强有力支撑等。外延的广泛性和复杂构成决定了"健康陕西 2030"战略必须与经济社会的科学发展紧密联系，必须与推动形成各政府部门、社会各界和居民共同参与的格局高度协同。

第二节　研究目的和意义

一、研究目的

"健康陕西 2030"战略是健康陕西理念、思想和目标的理论化、制度化和政策化。战略目的是形成一个符合陕西省社会经济发展的、可持续发展的、具有成本效益的健康发展战略，建立健康友好型社会，不断提高居民健康水平。"健康陕西 2030"战略研究依据"现状评价—问题分析—对策建议—保障措施—实施路径"的逻辑思路展开，从大健康、大卫生出发，以问题为导向，根据陕西省居民健康状况，得出目前陕西省居民主要健康问题，并构建健康生态学模型，在个人行为方式、人际网络、生活和工作条件层面分析健康问题影响因素，利用"结构—过程—结果"框架，评估陕西省居民主要健康问题的预防和控制现状；在此基础上，借鉴世界卫生组织健康公式，从健康生活、健康环境、健康服务、健康保障与健康产业五方面入手，分别分析其概念、现状、问题，以此为依据，提出"健康陕西 2030"战略各重点行动领域的主要任务，并有针对性地在体制、机制、法制等方面提出各项保障措施。基于上述两部分内容，对战略环境进行 SWOT-PEST 矩阵分析，提出"健康陕西 2030"战略各发展阶段的主要目标及任务。基于上述研究，为"健康陕西 2030"战略有效落实、全面建设健康陕西提供依据。

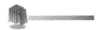

二、研究意义

"健康陕西 2030"战略从促进经济社会发展的高度出发，以保障人民健康为根本目的来研究"健康陕西 2030"战略，对于陕西省社会、经济健康工作的发展，提高居民健康水平，实现全面建设小康社会的发展目标具有重要意义。

（一）有利于进一步深化医药卫生体制改革

深化医改是促进人民健康的重要手段，"健康陕西 2030"战略有利于加强制度建设，协调推进医疗、医保、医药联动改革，为进一步深化医改提供重要支撑。有助于解决因社会经济发展模式不科学、不协调、不可持续所带来的健康问题，有助于推动卫生事业的可持续发展、保障全体人民共享改革成果。

（二）有利于提高居民健康水平

"健康陕西 2030"战略以保障和改善民生为出发点，从不同领域、不同层次促进人的全面健康和社会机体健康的活动，通过普及健康生活方式、建设健康环境、优化健康服务、完善健康保障、发展健康产业，加强对影响居民的长远健康问题的有效干预，维护和增进居民健康。

（三）有利于促进经济发展方式转变

健康不仅是经济发展的目的之一，也是促进经济发展的重要条件。健康水平的改善可以优化人力资本结构，拉动居民消费需求，促进经济发展方式转变。推进"健康陕西 2030"战略，可以极大地带动医药、信息、装备制造等相关产业及医疗康复、老年护理、健康管理、健身养生等新兴产业发展，加快结构调整，促进技术进步、产业创新和扩大就业，成为新的经济增长和结构调整的重要支点。

（四）有利于实现全面建设小康社会的发展目标

2016 年 8 月 19 日，习近平在全国卫生与健康大会上强调：没有全民健康，就没有全面小康。健康是促进人的全面发展的必然要求，是经济社会发展的基础条件，是民族昌盛和国家富强的重要标志，也是广大人民群众的共同追求。"健康陕西 2030"战略就是从战略层面，对当前和未来一个时期居民健康面临的重大问题和结构性矛盾提供统筹的解决方案，通过实现全民健康，进而达到全面建设小康社会的奋斗目标。

第三节　研究方法

一、文献研究法

利用统计年鉴、统计公报、政府工作报告、政策文件等资料，搜集、整理陕西省居民主要健康问题和影响因素，以及国家、省级、市级层面关于健康生活、健康环境、健康服务、健康保障与健康产业的相关数据资料，为本研究提供理论基础和现实依据。

二、健康生态学研究方法

研究以健康生态学理论为指导，构建健康生态学模型，从个体特质与行为方式、人际网络、生活和工作条件三个层面，划分陕西省居民健康问题的影响因素，并对其作用机制进行深入分析。分别从该三个层面的健康问题影响因素入手，评价"十二五"期间陕西省健康问题的预防及控制现状。

三、质量三环节评估方法

根据质量三环节理论，针对陕西省居民主要健康问题影响因素，构建"结构—过程—结果"评估框架，运用定量分析和定性分析相结合的方法，系统评价陕西居民主要健康问题预防及控制现状，为建设"健康陕西 2030"战略提供依据。

四、结构化访谈法

基于健康生态学模型与"结构—过程—结果"评估框架，梳理出与健康陕西相关的主要政府部门，围绕政策评估指标体系，制定结构化访谈提纲，对各部门相关人员进行深入的探讨分析。通过访谈和相关数据的收集，明确目前陕西省主要健康政策措施，对政策措施的制定和执行进行评估，为发现政策执行存在的问题、原因和提出策略奠定基础。

五、SWOT-PEST 分析方法

通过运用竞争情报领域的 SWOT-PEST 分析方法，在系统思想的指导下，综合分析在政治、经济、社会、技术等因素的影响下，"健康陕西 2030"战略所面临的优势、劣势、机会和风险，并建立 SWOT-PEST 分析矩阵，找出目前"健康陕西 2030"战略发展存在的问题，为战略阶段的分析提供依据。

第四节　研究内容与框架

一、研究内容

（1）基于统计年鉴、政府报告等数据，评估陕西省居民健康状况，发现目前陕西省居民存在的主要健康问题，基于健康生态学模型，分析健康问题影响因素，采用质量三环节评估方法，构建"结构—过程—结果"评估框架，评估健康问题的预防控制现状。

（2）基于陕西省居民健康状况，从健康生活、健康环境、健康服务、健康保障与健康产业五方面入手，基于其概念内涵分析，明确各部分主要内容，评估发展现状，发现存在

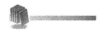

的问题，提出"健康陕西 2030"战略各重点行动领域的主要任务，并有针对性地在体制、机制、法制等方面提出各项保障措施。

（3）通过运用竞争情报领域的 SWOT-PEST 分析方法，在系统思想的指导下，综合分析在政治、经济、社会、技术等因素的影响下，"健康陕西 2030"战略所面临的优势、劣势、机会和风险，并建立 SWOT-PEST 分析矩阵，找出目前"健康陕西 2030"战略发展存在的问题。并以此为依据，提出"健康陕西 2030"战略各发展阶段的主要目标及任务。

（4）根据陕西省安康市健康城市建设案例研究，分析安康市健康城市建设背景、建设目标和范围、组织架构与规划编制、任务和行动、任务实施情况及取得的成效，为推动"健康陕西 2030"战略的落实提供参考。

二、研究框架

本文共有七章，具体章节安排如下：

第一章绪论。阐述研究背景、研究目的和意义，提出采用的研究方法，简要介绍研究内容与研究框架。

第二章为陕西省居民主要健康问题及影响因素研究。基于统计年鉴、政府报告等数据，评估陕西省居民健康状况，发现目前陕西省居民存在的主要健康问题，基于健康生态学模型，分析健康问题影响因素，构建"结构—过程—结果"的评估框架，评估健康问题的预防控制现状。

第三章为"健康陕西 2030"战略指导思想与目标。主要内容："健康陕西 2030"战略指导思想、基本原则与发展目标。

第四章为"健康陕西 2030"战略重点研究。从健康生活、健康环境、健康服务、健康保障与健康产业五方面入手，基于其概念内涵，明确各部分主要内容，评估发展现状，发现存在的问题，提出"健康陕西 2030"战略各重点行动领域的主要任务。

第五章为"健康陕西 2030"战略保障措施研究。基于现状评估与主要任务，在体制、机制、法制等方面提出各项保障措施。

第六章为"健康陕西 2030"战略阶段研究。对"健康陕西 2030"战略环境进行 SWOT-PEST 分析，提出"健康陕西 2030"战略各发展阶段的主要目标及任务。

第七章为陕西省安康市健康城市建设案例。对安康市健康城市建设背景、建设目标和范围、组织架构与规划编制、任务和行动、任务实施情况及取得的成效进行系统分析。

第二章

陕西省居民主要健康问题及影响因素研究

第一节　陕西省居民健康状况

一、主要健康指标

（一）人均期望寿命与婴儿、5 岁以下儿童、孕产妇死亡率

陕西省居民各项主要健康指标均有所改善。其中，陕西省人均期望寿命提高迅速，由 1990 年的 67.40 岁提高到 2010 年的 74.68 岁，20 年间陕西省人均期望寿命延长了 7.28 岁。陕西省婴儿死亡率、5 岁以下儿童死亡率及孕产妇死亡率均呈现快速下降趋势，《2015 陕西卫生和计划生育年鉴》数据显示，陕西省婴儿死亡率由 2009 年的 12.13‰下降到 2015 年的 6.75‰；陕西省 5 岁以下儿童死亡率从 2009 年的 13.53‰下降至 2015 年的 8.55‰，陕西省孕产妇死亡率由 2009 年的 42.2/10 万下降至 2015 年的 14.5/10 万。

（二）两周患病率

陕西省居民两周患病率快速提高。根据陕西省第五次卫生服务调查数据，2013 年陕西省居民两周患病率为 21.42%，较 2008 年 13.14%的水平上升了 8.28 个百分点，较 2003 年 9.93%的水平上升了 11.49 个百分点。2013 年城市两周患病率为 24.75%，较农村地区平均水平 19.46%高 5.29 个百分点；城市地区两周患病率较 2008 年上升 12.90 个百分点，农村地区较 2008 年上升 5.08 个百分点。关中地区居民两周患病率最高，为 22.20%，比陕北高 1.85 个百分点，比陕南高 1.44 个百分点；关中地区城市（27.35%）和农村（18.62%）两周患病率差异较大，陕北、陕南地区城乡居民两周患病率差异较小（表 2-1、表 2-2）。

表 2-1　调查地区居民两周患病率 （单位：%）

调查时间	城乡合计	城市	农村
2013 年	21.42	24.75	19.46
2008 年	13.14	11.85	14.38
2003 年	9.93	9.58	10.20

资料来源：2013 年陕西省第五次卫生服务调查数据

表 2-2 2013 年关中、陕北、陕南地区两周患病率　　　（单位：%）

地区	城乡合计	城市	农村
关中	22.20	27.35	18.62
陕北	20.35	20.73	20.13
陕南	20.76	21.89	20.24

资料来源：2013 年陕西省第五次卫生服务调查数据

分性别来看，男性两周患病率为 19.08%，较女性平均水平 23.72%低 4.64 个百分点，其中，城市男性两周患病率为 23.06%，较城市女性平均水平 26.39%低 3.33 个百分点；农村男性两周患病率为 16.77%，较农村女性平均水平 22.13%低 5.36 个百分点。无论城市、农村地区，女性两周患病率均高于男性（表 2-3）。

表 2-3 2013 年调查地区不同性别居民两周患病率　　　（单位：%）

性别	城乡合计	城市	农村
男性	19.08	23.06	16.77
女性	23.72	26.39	22.13

分年龄来看，15～24 岁年龄组两周患病率最低，为 3.80%；两周患病率最高的为 60 岁及以上年龄组，为 48.32%，其次是 45～59 岁年龄组，为 26.50%，再次是 0～4 岁年龄组，为 12.39%。各年龄组中，城市居民的两周患病率均高于农村居民（表 2-4）。

表 2-4 2013 年调查地区不同年龄组居民两周患病率　　　（单位：%）

年龄组（岁）	城乡合计	城市	农村
0～4	12.39	15.79	10.25
5～14	5.94	6.94	5.31
15～24	3.80	3.94	3.72
25～44	10.50	10.76	10.33
45～59	26.50	30.10	24.67
60～	48.32	59.99	41.24

（三）自我健康评价

根据陕西省第五次卫生服务调查数据，2013 年陕西省居民自我健康评价有中度及以上问题的比例较 2008 年有所提高。其中，在行动方面存在中度和严重困难的比例占 7.11%，较 2008 年 5.60%的水平增加 1.51 个百分点；自我照顾有中度及以上困难的占 4.22%，较 2008 年 3.60%的水平增加 0.62 个百分点；日常活动有困难的比例占 6.30%，较 2008 年 5.30%的水平增加 1 个百分点；身体有中度及以上程度疼痛/不适的占 14.15%，较 2008 年 8.90%的水平增加 5.25 个百分点；焦虑/抑郁的比例占 7.77%，较 2008 年 7.60%的水平增加 0.17 个百分点。根据数据可以发现，居民在焦虑/抑郁方面存在问题的比例仅次于疼痛/不适，精神卫生状况值得关注。调查人口自我健康评分平均为 80.65 分，较 2008 年 80.00 分提高 0.65 分（表 2-5）。

表 2-5　2008 年、2013 年陕西省居民不同维度有中度及以上问题的比例

不同维度	2008 年	2013 年
行动（%）	5.60	7.11
自我照顾（%）	3.60	4.22
日常活动（%）	5.30	6.30
疼痛/不适（%）	8.90	14.15
焦虑/抑郁（%）	7.60	7.77
自我健康评分（分）	80.00	80.65

二、慢性病状况

（一）居民慢性病患病率

陕西省居民慢性病患病率快速提高，但仍低于全国和西部平均水平。第五次卫生服务调查数据显示，陕西省居民慢性病患病率为 23.91%，较 2008 年 14.51% 的水平上升了 9.40 个百分点；较 2003 年 9.70% 的水平上升了 14.21 个百分点。2013 年陕西省慢性病患病率较全国 32.70% 的平均水平低 8.79 个百分点，较西部 30.20% 的平均水平低 6.29 个百分点（表 2-6）。

表 2-6　调查地区居民慢性病患病率　　　　　　　　　　　　　（单位：%）

年份	城乡合计	城市	农村
2013 年	23.91	25.30	23.08
2008 年	14.51	15.12	13.90
2003 年	9.70	11.16	8.99
2013 年全国	32.70	36.30	29.20
2013 年西部	30.20	34.60	29.20

城乡居民患慢性病的前十位疾病依次是：高血压、糖尿病、椎间盘疾病、脑血管病、慢性胃肠炎、其他运动系统疾病、类风湿关节炎、其他类型心脏病、缺血性心脏病、其他慢性阻塞性肺疾病。

其中，高血压患病率占最高位，为 107.49‰，占比达到 42.97%。高血压既是一个独立的疾病，也是导致心脑血管疾病的危险因素。世界卫生组织已将高血压列为人类健康的十大威胁之一，称为"无形杀手"。高血压患病率上升迅速，影响人口众多，潜在威胁巨大，具有"三高"（患病率高、致残率高、死亡率高）和"三低"（知晓率低、治疗率低、控制率低）的特征。其次为糖尿病，2013 年陕西省居民糖尿病患病率达 19.49‰，占比达 7.79%。糖尿病是 45 岁以上人群致残的主要原因之一。半数以上糖尿病患者死于冠心病，糖尿病还增加了心肌梗死或脑卒中的死亡危险（表 2-7）。

表 2-7　2013 年陕西省居民前 15 种慢性疾病患病率及构成比

顺位	疾病名称	患病率（‰）	构成比（%）
1	高血压	107.49	42.97
2	糖尿病	19.49	7.79
3	椎间盘疾病	11.33	4.53

顺位	疾病名称	患病率（‰）	构成比（%）
4	脑血管病	11.32	4.52
5	慢性胃肠炎	11.26	4.50
6	其他运动系统疾病	8.62	3.45
7	类风湿关节炎	7.94	3.18
8	其他类型心脏病	7.63	3.05
9	缺血性心脏病	7.14	2.86
10	其他慢性阻塞性肺疾病	4.99	1.99
11	胆石症和胆囊炎	3.72	1.49
12	其他消化系统疾病	2.78	1.11
13	其他循环系统疾病	2.75	1.10
14	前列腺增生	2.73	1.09
15	贫血	2.69	1.08

（二）两周患病构成中慢性病占比

两周患病构成中慢性病占大部分比例。根据陕西省第五次卫生服务调查数据，按照疾病别分析两周患病构成，占比处于前五位的分别是：高血压（36.89%）、急性鼻咽炎（9.53%）、糖尿病（7.64%）、急性咽喉扁桃体和气管等上呼吸道感染（6.64%）、急慢性胃肠炎（4.00%）。慢性病两周患病率及占比远高于其他疾病（表 2-8）。

表 2-8　2013 年调查人口前 10 种疾病两周患病率及构成比

顺位	城乡合计			城市			农村		
	疾病名称	患病率（‰）	构成比（%）	疾病名称	患病率（‰）	构成比（%）	疾病名称	患病率（‰）	构成比（%）
1	高血压	78.95	36.89	高血压	93.69	37.90	高血压	70.27	36.14
2	急性鼻咽炎	20.39	9.53	糖尿病	27.57	11.15	急性鼻咽炎	18.17	9.35
3	糖尿病	16.34	7.64	急性鼻咽炎	24.15	9.77	急性上呼吸道感染	12.60	6.48
4	急性上呼吸道感染	14.20	6.64	急性上呼吸道感染	16.93	6.85	糖尿病	9.72	5.00
5	急慢性胃肠炎	8.57	4.00	急慢性胃肠炎	7.64	3.09	急慢性胃肠炎	9.12	4.69
6	椎间盘疾病	6.73	3.14	脑血管病	7.17	2.90	椎间盘疾病	7.13	3.67
7	脑血管病	6.64	3.10	其他运动系统疾病	6.61	2.67	脑血管病	6.33	3.25
8	其他运动系统疾病	5.55	2.59	椎间盘疾病	6.05	2.45	其他运动系统疾病	4.92	2.53
9	其他缺血性心脏病	3.95	1.84	其他缺血性心脏病	5.16	2.09	类风湿关节炎	4.45	2.29
10	其他类型心脏病	3.88	1.81	其他类型心脏病	5.02	2.03	其他缺血性心脏病	3.23	1.66

（三）主要死因构成

陕西省居民死因监测数据显示，陕西省居民死亡率快速提高，由 2006 年的 507.83/10

万上升至 2014 年的 668.64/10 万。循环系统疾病、恶性肿瘤等慢性病死亡率明显提高，循环系统疾病死亡率由 2006 年的 207.61/10 万上升至 2014 年的 312.61/10 万；恶性肿瘤死亡率由 2006 年的 100.04/10 万上升至 2014 年的 116.26/10 万。居民主要死因构成仍以循环系统疾病、恶性肿瘤等慢性病为主，循环系统疾病占总死因构成比例由 2006 年的 40.84% 上升至 2014 年的 46.75%（表 2-9）。

表 2-9　陕西省居民不同时期主要类别死亡原因死亡率及构成

死因分类	2006 年		2014 年	
	死亡率（/10 万）	构成（%）	死亡率（/10 万）	构成（%）
循环系统疾病	207.61	40.84	312.61	46.75
恶性肿瘤	100.04	19.70	116.26	17.39
呼吸系统疾病	68.28	13.45	43.11	6.45
伤害	65.41	12.88	46.47	6.95
传染病及寄生虫病	15.64	3.08	6.60	0.99
消化系统疾病	12.28	2.42	11.72	1.75
其他疾病	38.57	7.63	131.87	19.72
全死因合计	507.83	100	668.64	100

注：十万分率是人口统计工作中计算发病率、死亡率的常用单位，故本书用"/10 万"表示。

资料来源：2006 年、2014 年陕西省死因登记报告监测点的死因监测数据

按 ICD-10 疾病分类标准，2014 年陕西省前五位死亡原因分别为心脏病（164.24/10 万）、脑血管疾病（148.37/10 万）、恶性肿瘤（116.26/10 万）、伤害（46.47/10 万）和呼吸系统疾病（43.11/10 万），前五位死亡原因占全部死因的 77.54%，前十位死亡原因占全部死因的 84.41%。20 世纪 50～60 年代对居民健康威胁最大的传染病与寄生虫病已下降至第 9 位，总死因占比不到 1%（表 2-10）。

表 2-10　2014 年陕西省居民前 10 位死因死亡率与构成比

顺位	疾病名称	总计		男性		女性	
		死亡率（/10 万）	构成比（%）	死亡率（/10 万）	构成比（%）	死亡率（/10 万）	构成比（%）
1	心脏病	164.24	24.56	176.21	22.89	151.11	26.98
2	脑血管疾病	148.37	22.19	160.51	20.85	135.34	24.17
3	恶性肿瘤	116.26	17.39	145.62	18.92	84.93	15.17
4	伤害	46.47	6.95	65.81	8.55	25.95	4.63
5	呼吸系统疾病	43.11	6.45	52.04	6.76	33.62	6.00
6	内分泌与营养代谢疾病	12.56	1.88	13.48	1.75	11.55	2.06
7	消化系统疾病	11.72	1.75	14.21	1.85	9.03	1.61
8	诊断不明	9.60	1.44	10.06	1.31	9.08	1.62
9	传染病与寄生虫病	6.60	0.99	8.89	1.16	4.18	0.75
10	泌尿系统疾病	5.44	0.81	6.61	0.86	4.64	0.83
	前 10 位合计死因	564.37	84.41	653.44	84.90	469.43	83.82
	全部死因	668.64	100	769.65	100	560.01	100

资料来源：2014 年陕西省死因登记报告监测点的死因监测数据

三、传染病状况

陕西省法定传染病发病率呈现下降趋势，但仍然存在。2004 年实现网络直报以来，陕

西省甲、乙类传染病发病率波动在（200～329）/10 万、死亡率在（0.30～0.65）/10 万。2015年发病率前十位的病种依次为：手足口病（182.08/10 万）、其他感染性腹泻（61.69/10 万）、乙肝（61.38/10 万）、肺结核（56.66/10 万）、梅毒（24.91/10 万）、丙肝、流行性腮腺炎、痢疾、流行性感冒、猩红热。过去 10 年，肠道、虫媒及自然疫源性传染病所占比例总体呈下降趋势，血源及性传播疾病、呼吸道传染病所占比重总体呈上升趋势（表 2-11）。

表 2-11　2015 年陕西省甲、乙法定报告传染病发病率、死亡率及病死率排序

顺序	发病		死亡		病死	
	疾病名称	发病率（/10 万）	疾病名称	死亡率（/10 万）	疾病名称	病死率（%）
1	手足口病	182.08	艾滋病	0.30	狂犬病	100
2	其他感染性腹泻	61.69	肺结核	0.08	艾滋病	17.56
3	乙肝	61.38	狂犬病	0.07	乙脑	5.00
4	肺结核	56.66	乙肝	0.02	肺结核	0.14
5	梅毒	24.91	手足口病	0.02	出血热	0.14
6	丙肝	19.05	梅毒	0.01	丙肝	0.04
7	流行性腮腺炎	15.51	丙肝	0.01	乙肝	0.03
8	痢疾	13.15	出血热	0.01	梅毒	0.03
9	流行性感冒	9.51	乙脑	0.01	手足口病	0.0087
10	猩红热	6.18	其他感染性腹泻	0.0053	其他感染性腹泻	0.0086

资料来源：2015 陕西卫生和计划生育年鉴

四、地方病、职业病、精神卫生状况

（一）地方病危害状况

陕西省流行的地方病病种主要有克山病、大骨节病、碘缺乏病和地方性氟中毒。《2015陕西卫生和计划生育年鉴》数据显示，2015 年陕西省有克山病病区县（市、区）29 个，目前已控制县数 18 个，现症患者 2999 人，年内死亡人数 48 人，受威胁人口 321.28 万人；大骨节病病区县（市、区）62 个，现症患者 15.01 万人，受威胁人口 627 万人；碘缺乏病病区县（市、区）108 个，现症（Ⅱ度以上甲状腺肿大和克汀病）患者 82 919 人，受威胁人口 3903.36 万人；饮水型地方性氟中毒病区县（市、区）63 个，氟斑牙现症患者 48.27 万人，氟骨症现症患者 14.69 万人，受威胁人口 409.48 万人；燃煤污染型地方性氟中毒病区县（市、区）8 个，氟斑牙现症患者 18.02 万人，氟骨症现症患者 2.44 万人，受威胁人口 119.58 万人。

（二）职业病危害状况

世界卫生组织和国际劳工组织（International Labor Organization，ILO）将职业病定义为：与职业有明确和显著关系，且可得到证实，一般只由一种因素引起的疾病。根据国家安全生产网公布，陕西省存在职业危害的各类用人单位超过 7000 家，接触各种职业危害的人数超过 43 万人。2011 年，患各类职业病人数达 24 423 人，并且每年报告新增病例 1000余例，职业病防治形势严峻。肺尘埃沉着病、职业中毒等职业病发病率居高不下。肺尘埃沉着病是陕西最主要的职业病，约占职业病患者总数的 80%，由于职业病具有迟发性和隐匿性的特点，每年实际发生的职业病要大于报告数量。

（三）精神卫生状况

随着经济社会快速发展，生活节奏明显加快，心理应激因素日益增加，焦虑症、抑郁

症等常见精神障碍及心理行为问题逐年增多，心理应激事件及精神障碍患者肇事肇祸事件时有发生，老年痴呆症、儿童孤独症等特定人群疾病干预亟须加强，精神卫生工作面临严峻挑战。据《陕西省人民政府办公厅关于转发省卫生计生委等部门省精神卫生工作实施方案（2015—2020 年）的通知》（陕政办发〔2016〕7 号），截至 2014 年年底，陕西省累计登记建档的严重精神障碍患者达 11.61 万人，检出率为 3.08‰。精神疾病患者是社会中的弱势群体，大众偏见和患者病耻感非常普遍。精神疾病治疗率低，导致肇事肇祸及自杀等后果，对个人、家庭及社会产生严重的不利影响。

五、重点人群健康状况

（一）老年人口健康状况

据陕西省 2015 年全国 1% 人口抽样调查数据显示，2015 年年末，陕西省 60 岁及以上老年人口达到 601.1 万人。比 2010 年第六次人口普查（以下简称"六普"）增加 121.43 万人，占常住人口的比重为 15.85%，提高了 3 个百分点。根据 2015 年陕西省统计局报告，全省 60 岁及以上老年人口抚养比为 22.63%，较 2010 年提高 4.89 个百分点，较 2000 年提高 7.5 个百分点。

1. 老年人口自评健康状况

2013 年老年人口自评健康状况较 2008 年有所改善。根据第五次卫生服务调查数据，2013 年陕西省老年人口自评健康状况最差的维度是疼痛/不适方面，有 31.94% 的老人在该方面有中度及以上的疼痛，较 2008 年 24.50% 的水平提高 7.44 个百分点；其次是行动方面，有 20.01% 的老年人行动有中度及以上困难，较 2008 年 20.20% 的水平下降 0.19 个百分点；在日常活动中有 17.70% 的老年人有中度及以上困难，较 2008 年 18.40% 的水平下降 0.70 个百分点；有 15.18% 的老年人有中度及以上的焦虑/抑郁，较 2008 年 17.60% 的水平下降 2.42 个百分点；在自我照顾中有 12.24% 的老年人有中度及以上困难，较 2008 年从 13.50% 的水平下降 1.26 个百分点。老年人口自评健康得分平均为 71.85 分，较 2008 年 69.60 的水平提高 2.25 分。城市老年人口在各个维度出现中度及以上问题的比例均低于农村，城市自评健康得分高于农村；各地域之间在各个维度上出现中度及以上问题的比例存在差异，关中地区自评健康得分最高，为 72.61 分，其次为陕北地区，为 72.08 分，最低为陕南地区（表 2-12、表 2-13）。

表 2-12　老年人口自评有中度及以上健康问题的构成比

| 健康状况 | 城乡 | | | | 地域 | | | | | | 合计 | |
| | 城市 | | 农村 | | 陕南 | | 关中 | | 陕北 | | | |
	例数（人）	构成比（%）	例数（人）	构成比（%）	例数（人）	构成比（%）	例数（人）	构成比（%）	例数（人）	构成比（%）	例数（人）	构成比（%）
行动	831	18.46	1566	20.94	728	19.11	1234	18.88	435	26.64	2397	20.01
自我照顾	497	11.04	969	12.96	458	12.02	757	11.58	251	15.37	1466	12.24
日常活动	674	14.97	1446	19.34	692	18.16	1046	16.00	382	23.39	2120	17.70
疼痛/不适	1283	28.50	2543	34.01	1369	35.93	1836	28.09	621	38.03	3826	31.94
焦虑/抑郁	583	12.95	1235	16.52	814	21.36	731	11.18	273	16.72	1818	15.18

表 2-13　老年人口自评健康评分　　　　　　（单位：分）

健康状况	城乡		地域			合计
	城市	农村	陕南	关中	陕北	
自评健康评分	72.45	71.49	70.44	72.61	72.08	71.58

2. 老年人口两周患病情况

2013 年陕西省老年人口两周患病率低于全国平均水平，但较 2008 年快速提高。根据第五次卫生服务调查数据，2013 年陕西省老年人口两周患病率为 47.52%，较全国平均水平 56.90% 低 9.38 个百分点，其中城市和农村分别为 59.01% 和 40.61%，城市老年人口两周患病率比农村高 18.40 个百分点。与 2008 年调查结果相比，老年人口两周患病率上升 22.32 个百分点，城市和农村地区老年人口两周患病率分别比 2008 年上升 34.11 和 15.11 个百分点（表 2-14、图 2-1）。

表 2-14　老年人口两周患病率　　　　　　（单位：%）

调查时间	城市	农村	合计
2013 年	59.01	40.61	47.52
2008 年	24.90	25.50	25.20

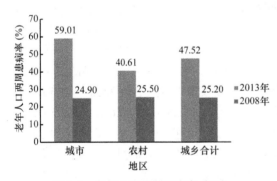

图 2-1　老年人口两周患病率（%）

分性别来看，男性老年人口两周患病率为 41.50%，较全国平均水平 52.50% 低 11.00 个百分点；女性为 53.49%，较全国平均水平 61.00% 低 7.51 个百分点。无论城市还是农村或是不同地域之间，女性老年人口两周患病率均高于男性；城市与农村同性别相比，本次调查城市男性老年人口两周患病率比农村男性高 19.68 个百分点，城市女性老年人口两周患病率比农村女性高 16.48 个百分点；关中地区男性与女性老年人口两周患病率均为最高，分别为 42.59% 和 54.19%（表 2-15）。

表 2-15　不同性别老年人口两周患病率

区域	性别			
	男性		女性	
	例数（人）	百分比（%）	例数（人）	百分比（%）
城乡				
城市	1164	54.06	1492	63.54
农村	1308	34.38	1729	47.06
地域				
陕南	758	39.21	988	52.64
关中	1351	42.59	1823	54.19
陕北	363	42.61	410	52.50
合计	2472	41.50	3221	53.49

分年龄来看，随着年龄的增加，老年人的两周患病率整体呈上升趋势。城市地区各年龄段的两周患病率均高于农村地区，各地域之间各年龄段老年人两周患病率存在显著差异，陕南地区 80～84 岁老年人口两周患病率最高，为 54.55%；关中地区 75～79 岁老年人口两周患病率最高，为 60.75%；陕北地区 85～89 岁老年人口两周患病率最高，为 53.06%（表 2-16）。

表 2-16 不同年龄老年人口两周患病率

| 年龄组（岁） | 城乡 | | | | 地域 | | | | | | 合计 | |
| | 城市 | | 农村 | | 陕南 | | 关中 | | 陕北 | | | |
	例数（人）	百分比（%）	例数（人）	百分比（%）	例数（人）	百分比（%）	例数（人）	百分比（%）	例数（人）	百分比（%）	例数（人）	百分比（%）
60～64	686	50.70	1008	37.24	563	41.25	872	41.35	259	44.20	1694	41.72
65～69	656	59.85	762	40.49	462	47.29	746	47.25	210	49.76	1418	47.62
70～74	562	60.17	596	44.98	344	49.64	664	51.88	150	52.45	1158	51.26
75～79	480	70.28	406	44.03	222	48.37	585	60.75	79	43.17	886	55.20
80～84	209	69.67	184	44.77	114	54.55	235	57.60	44	46.81	393	55.27
85～89	45	44.55	65	35.91	26	32.10	58	38.16	26	53.06	110	39.01
90～	18	52.94	16	32.00	15	57.69	14	31.11	5	38.46	34	40.48

3. 老年人口慢性病患病情况

2013 年陕西省老年人口慢性病患病率低于全国平均水平，但较 2008 年快速提高。根据陕西省第五次卫生服务调查数据，2013 年老年人口慢性病患病率为 64.01%，较全国平均水平 71.80% 低 7.79 个百分点，其中城市和农村分别为 73.38% 和 58.37%，城市老年人口慢性病患病率比农村高出 15.01 个百分点。与 2008 年调查结果相比，2013 年老年人口慢性病患病有所升高，城市和农村地区老年人口慢性病患病率分别增加了 29.68 和 26.07 个百分点（表 2-17、图 2-2）。

表 2-17 老年人口慢性病患病率 （单位：%）

调查时间	城市	农村	城乡合计
2013 年	73.38	58.37	64.01
2008 年	43.70	32.30	38.60

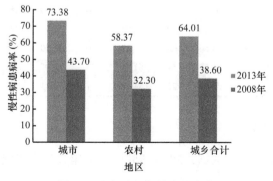

图 2-2 老年人口慢性病患病率

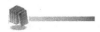

分性别来看，根据陕西省第五次卫生服务调查数据，2013 年男性老年人口慢性病患病率为 57.33%，较全国平均水平 67.10% 低 9.77 个百分点；女性为 70.62%，较全国平均水平 76.30% 低 5.68 个百分点。无论城市还是农村，女性老年人口慢性病患病率均高于男性；城市与农村同性别比较，城市男性老年人口慢性病患病率比农村男性高 19.03 个百分点，城市女性老年人口慢性病患病率比农村女性高 10.38 个百分点（表 2-18）。

表 2-18　不同性别老年人口慢性病患病率

区域	男性		女性	
	例数（人）	百分比（%）	例数（人）	百分比（%）
城乡				
城市	1496	69.48	1807	76.96
农村	1919	50.45	2446	66.58
地域				
陕南	1142	59.08	1449	77.20
关中	1845	58.17	2334	69.38
陕北	428	50.23	470	60.18
合计	3415	57.33	4253	70.62

分年龄来看，随着年龄的增加，老年人口慢性病患病率未表现出明显趋势，75～79 岁组老年人口慢性病患病率最高，为 73.52%；85～89 岁组最低，为 54.96%。城市地区 75～79 岁组老年人口慢性病患病率最高，为 86.24%；60～64 岁组最低为 60.90%；农村地区 70～74 岁组老年人口慢性病患病率最高，为 66.11%；85～89 岁组最低，为 50.28%。总体上看，陕南地区各年龄组老年人口慢性病患病率较其他地区略高，不同年龄组老年人口慢性病患病率存在不同（表 2-19）。

表 2-19　不同年龄老年人口慢性病患病率

年龄组（岁）	城乡				地域						合计	
	城市		农村		陕南		关中		陕北			
	例数（人）	百分比（%）	例数（人）	百分比（%）	例数（人）	百分比（%）	例数（人）	百分比（%）	例数（人）	百分比（%）	例数（人）	百分比（%）
60～64	824	60.90	1433	52.94	814	59.63	1150	54.53	293	50.00	2257	55.59
65～69	835	76.19	1094	58.13	704	72.06	986	62.44	239	56.64	1929	64.78
70～74	727	77.84	876	66.11	512	73.88	904	70.63	187	65.38	1603	70.96
75～79	589	86.24	591	64.10	339	73.86	742	77.05	99	54.10	1180	73.52
80～84	241	80.33	253	61.56	150	71.77	295	72.30	49	52.13	494	69.48
85～89	64	63.37	91	50.28	50	61.73	79	51.97	26	53.06	155	54.96
90～	23	67.65	27	54.00	22	84.62	23	51.11	5	38.46	50	59.52

4. 老年人口失能状况

根据第五次卫生服务调查数据，2013 年陕西省老年人口失能状况较 2008 年有所改善（表 2-20）。

（1）行走失能：2013 年老年人口中有 3.43% 的老年人长期卧床，2.48% 的老年人没人帮不能走，8.26% 的老年人不能独自出门，总体上 14.17% 的老年人口存在行走失能，较 2008 年 17.80% 的水平下降 3.63 个百分点。13.93% 的城市老年人口存在行走失能，14.33% 的农村老年人口存在行走失能；陕南地区 14.51% 的老年人口存在行走失能，关中地区 13.99% 的老年人口存在行走失能，陕北地区 14.08% 的老年人口存在行走失能。

（2）听力失能：2013 年老年人口中有 7.50% 的老年人很难听清楚，24.01% 的老年人需要提高声音，总体上 31.51% 的老年人口存在听力失能，较 2008 年 33.10% 的水平下降 1.59 个百分点。28.41% 的城市老年人口存在听力失能，33.38% 的农村老年人口存在听力失能；陕南地区 32.91% 的老年人口存在听力失能，关中地区 29.28% 的老年人口存在听力失能，陕北地区 37.17% 的老年人口存在听力失能。

（3）语言失能（说话有困难）：2013 年老年人口中有 14.39% 的老年人说话有困难，较 2008 年 17.30% 的水平下降 2.91 个百分点。农村老年人说话有困难的比例与城市相应比例差别不大；陕北地区老年人存在语言失能的比例最高，为 19.53%，其次为陕南、关中地区。

（4）视力失能：2013 年老年人口中有 26.36% 的老年人视力存在中度困难，4.47% 的老年人视力存在极度困难，总体上 30.83% 的老年人存在视力失能，较 2008 年 28.70% 的水平提高 2.13 个百分点。27.75% 城市老年人存在中度及以上困难，31.86% 农村老年人视力存在中度及以上困难；陕北地区老年人视力失能比例最高。

表 2-20　老年人口失能状况

| 失能 | 城乡 | | | | 地域 | | | | | | 合计 | |
| | 城市 | | 农村 | | 陕南 | | 关中 | | 陕北 | | | |
	例数（人）	百分比（%）	例数（人）	百分比（%）	例数（人）	百分比（%）	例数（人）	百分比（%）	例数（人）	百分比（%）	例数（人）	百分比（%）
行走												
长期卧床	153	3.40	258	3.45	111	2.91	246	3.76	54	3.31	411	3.43
没人帮不能走	123	2.73	174	2.33	91	2.39	155	2.37	51	3.12	297	2.48
不能独自出门	351	7.80	639	8.55	351	9.21	514	7.86	125	7.65	990	8.26
听力												
很难听清楚	295	6.55	604	8.08	309	8.11	465	7.11	125	7.65	899	7.50
需提高声音	984	21.86	1892	25.30	945	24.80	1449	22.17	482	29.52	2876	24.01
语言												
说话有困难	627	13.93	1069	14.30	527	13.83	850	13.00	319	19.53	1696	14.39
视力												
中度困难	1064	23.64	2041	27.29	979	25.70	1606	24.57	520	31.84	3105	26.36
极度困难	185	4.11	342	4.57	199	5.22	254	3.89	74	4.53	527	4.47

（二）妇女儿童

1. 妇女健康状况

妇女健康状况总体好转，但宫颈癌、乳腺癌和艾滋病等患病率快速提高。"十二五"期间，孕产妇产前检查率连续五年均保持在 98.0% 以上；孕产妇死亡率由 2011 年的

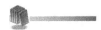

28.9/10 万，下降到 2015 年的 14.5/10 万；孕妇产期中、重度贫血患病率由 2010 年的 2.61%
下降到了 2015 年的 1.08%，下降幅度达 58.6%；妇女"两癌"患病率呈现大幅上升趋势，
没有实现"降低"的中期规划目标。2015 年，宫颈癌患病率 47.8/10 万，比 2010 年上升
30.5 个万分点；乳腺癌患病率 48.1/10 万，比 2010 年上升了 41.46 个万分点。根据《陕西
省妇女发展规划（2011—2020 年）》中期统计监测报告，陕西省妇女感染艾滋病的病例大
幅上升，2015 年，女性艾滋病病毒感染 202 例，比 2010 年增加 127 例。

2. 儿童健康状况

（1）5 岁以下儿童两周患病率：根据第五次卫生服务调查数据，2013 年陕西省 5 岁以
下儿童两周患病率为 13.04%，城市和农村分别为 16.84% 和 10.80%。调查地区 5 岁以下儿
童两周就诊率高达 86.52%，城市和农村分别为 85.88% 和 87.11%，农村高于城市，三地间
关中高于陕南和陕北（表 2-21）。

表 2-21　5 岁以下儿童两周患病和就诊情况

区域	两周患病		两周就诊	
	例数（人）	患病率（%）	例数（人）	就诊率（%）
城乡				
城市	177	16.84	152	85.88
农村	193	10.80	169	87.11
地域				
陕南	117	11.77	100	85.47
关中	183	13.82	167	90.76
陕北	70	13.46	54	77.14
合计	370	13.04	321	86.52

（2）5 岁以下儿童两周内患病情况：急性呼吸道感染与腹泻是危害 5 岁以下儿童健康
的主要疾病。

1）急性呼吸道感染主要包括疾病编码为急性鼻咽炎（普通感冒）、急性咽喉扁桃体和
气管等上呼吸道感染、流行性感冒和肺炎四种。2013 年 5 岁以下儿童两周内急性呼吸道感
染的患病率为 10.85%，城市和农村地区分别为 14.09% 和 8.93%，三地间关中、陕北高于
陕南（表 2-22）。

表 2-22　5 岁以下儿童两周内急性呼吸道感染情况

区域	无感染		有感染	
	例数（人）	百分比（%）	例数（人）	百分比（%）
城乡				
城市	933	85.91	153	14.09
农村	1672	91.07	164	8.93
地域				
陕南	947	90.88	95	9.12
关中	1191	88.03	162	11.97
陕北	467	88.61	60	11.39
合计	2605	89.15	317	10.85

2）腹泻主要包括的疾病为痢疾、其他肠道传染病和急慢性胃肠炎三种。2013 年 5 岁以下儿童两周内腹泻的患病率为 0.58%，城市和农村分别为 0.64% 和 0.54%。三地间陕南高于关中、陕北（表 2-23）。

表 2-23　5 岁以下儿童两周内腹泻情况

区域	无腹泻		有腹泻	
	例数（人）	百分比（%）	例数（人）	百分比（%）
城乡				
城市	1079	99.36	7	0.64
农村	1826	99.46	10	0.54
地域				
陕南	1033	99.14	9	0.86
关中	1347	99.56	6	0.44
陕北	525	99.62	2	0.38
合计	2905	99.42	17	0.58

（三）低收入人口健康状况

1. 低收入人口两周患病率

陕西省低收入人口两周患病率低于全国低收入人口平均水平，城市低收入人口两周患病率高于农村，陕北地区高于关中和陕南地区。根据第五次卫生服务调查数据，2013 年陕西省低收入人口两周患病率为 22.90%，较全国平均水平 26.70% 低 3.80 个百分点；分城乡比较，低收入城市人口患病率为 24.45%；农村患病率为 22.15%，城市低收入人口两周患病率高于农村；分地域比较，低收入人口中，陕南患病率为 21.95%，关中患病率为 22.44%，陕北患病率为 25.70%，陕北低收入人口两周患病率最高（表 2-24）。

表 2-24　低收入人口两周患病率

区域	例数（人）	百分比（%）
城乡		
城市	1130	24.45
农村	1854	22.15
地域		
陕南	976	21.95
关中	1360	22.44
陕北	648	25.70
合计	2984	22.90

2. 低收入人口慢性病患病率

陕西省低收入人口慢性病患病率低于全国低收入人口平均水平，农村低收入人口慢性病患病率高于城市，陕南地区高于关中和陕北地区。根据陕西省第五次卫生服务调查数据，2013 年陕西省低收入人口慢性患病率为 28.37%，较全国平均水平 28.70% 低 0.33 个百分点；

分城乡比较，城市低收入人口慢性病患病率为 27.24%，农村为 29.00%，农村低收入人口慢性病患病率高于城市；分地域比较，低收入人口慢性病患病率中，陕南为 30.56%；关中为 27.39%；陕北为 26.88%，陕南低收入人口慢性病患病率最高（表 2-25）。

表 2-25　低收入人口慢性病患病情况

区域	例数（人）	百分比（%）
城乡		
城市	1269	27.24
农村	2428	29.00
地域		
陕南	1359	30.56
关中	1660	27.39
陕北	678	26.88
合计	3697	28.37

第二节　陕西省居民主要健康问题

随着工业化、城镇化、人口老龄化发展及生态环境、生活方式的变化，维护居民健康面临着一系列新挑战。陕西省居民健康面临慢性病和传染病的双重挑战，地方病、职业病、精神卫生问题仍然严峻，老年人、妇幼、青少年、残疾人、流动人口等重点人群健康问题影响全民健康和经济社会的发展，不容忽视。陕西省居民主要健康问题具体包括以下五个方面：

一、部分健康指标较为落后

"十二五"期间，陕西省居民健康状况迅速提升，但部分健康指标仍落后于全国平均水平，与经济发达的东部和中部地区相比仍有一定差距，陕西省居民健康状况仍需进一步改善。

（一）人均期望寿命低于全国平均水平

2010 年，陕西省人均期望寿命为 74.68 岁，20 年间陕西省人均期望寿命延长了 7.28 岁，同时期全国人均期望寿命延长 6.28 岁。陕西省与全国平均水平差距不断缩小，但仍然低于全国平均水平（表 2-26）。

表 2-26　不同时期人均期望寿命　　　　　　　　　　　　（单位：岁）

调查时间	陕西省			全国		
	合计	男性	女性	合计	男性	女性
1990 年	67.40	66.23	68.79	68.55	66.84	70.47
2000 年	70.07	68.92	71.30	71.40	69.63	73.33
2010 年	74.68	72.84	76.74	74.83	72.38	77.37

资料来源：1990 年、2000 年、2010 年人口普查

2010 年第六次人口普查数据显示，陕西省人均期望寿命为 74.68 岁，在全国 31 个省市中排名第 21 位，在西部 12 个省市中排名第 4 位，在中部和西部 20 个省市中排名第 10 位，比全国平均水平 74.83 岁低 0.15 岁，比东部平均水平 77.28 岁低 2.60 岁，比中部地区平均水平 75.08 岁低 0.40 岁，比西部地区平均水平 72.62 岁高 2.06 岁（图 2-3）。

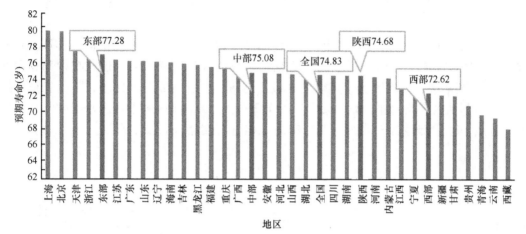

图 2-3　2010 年全国、各省（直辖市、自治区）及东、中、西部地区第六次人口普查期望寿命

资料来源：《2015 中国卫生和计划生育统计年鉴》

（二）婴儿死亡率高于东部和中部地区

2015 年，陕西省婴儿死亡率为 6.75‰。陕西省婴儿死亡率自 2009 年后开始明显低于全国平均水平，但仍高于东部和中部地区平均水平。根据各省（直辖市、自治区）2015 年卫生和计划生育事业发展公报，2015 年全国 27 个省（直辖市、自治区）婴儿死亡率由低向高排序，陕西省排名为第 19 位，在西部 11 个省（直辖市、自治区）中排名第 4 位，在中部和西部 16 个省（直辖市、自治区）中排名第 9 位。与东、中、西部地区比较，陕西省婴儿死亡率较西部地区平均水平 9.32‰低 2.57 个千分点，较东部地区平均水平 4.214‰高 2.536 个千分点，较中部地区平均水平 5.298‰高 1.452 个千分点（图 2-4）。

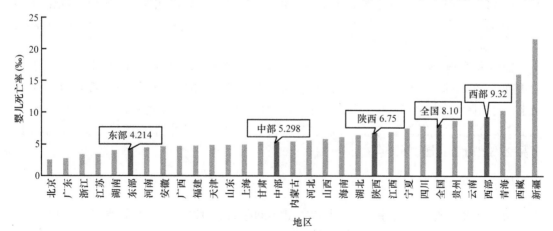

图 2-4　2015 年全国、各省（直辖市、自治区）及东、中、西部地区婴儿死亡率排名

资料来源：各省（直辖市、自治区）2015 年卫生和计划生育事业发展公报（缺黑龙江、吉林、辽宁、重庆数据）

（三）5岁以下儿童死亡率高于东部和中部地区

《2015陕西卫生和计划生育年鉴》和《2015中国卫生和计划生育统计年鉴》数据显示，陕西省2015年5岁以下儿童死亡率为8.55‰，低于同期全国平均水平（10.7‰）。陕西省5岁以下儿童死亡率自2009年开始明显低于全国平均水平，但仍高于东部和中部地区平均水平。

2015年全国26个省（直辖市、自治区）5岁以下儿童死亡率由低向高排序，陕西省排名为第17位，在西部11个省（直辖市、自治区）中排名第4位，在中部和西部16个省（直辖市、自治区）中排名第8位。与东、中、西部地区比较，陕西省婴儿死亡率较西部地区平均水平12.01‰低3.46个千分点，较东部地区平均水平5.44‰高3.11个千分点，较中部地区平均水平7.41‰高1.14个千分点（图2-5）。

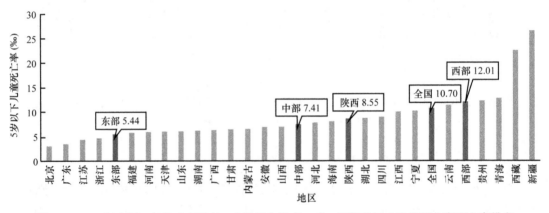

图2-5　2015年全国、各省（直辖市、自治区）及东、中、西部地区5岁以下儿童死亡率排名

资料来源：各省（直辖市、自治区）2015年卫生和计划生育事业发展公报（缺上海、黑龙江、吉林、辽宁、重庆数据）

（四）孕产妇死亡率高于东部和中部地区

联合国千年发展目标第五项是孕产妇死亡率降低75%。《2015陕西卫生和计划生育年鉴》和《2015中国卫生和计划生育统计年鉴》数据显示，2015年陕西省孕产妇死亡率为14.5/10万，低于同期全国平均孕产妇死亡率（20.1/10万）。陕西省孕产妇死亡率自2012年开始明显低于全国平均水平。

2015年全国26个省（直辖市、自治区）孕产妇死亡率由低向高排序，陕西省排名为第15位，在西部11个省（直辖市、自治区）中排名第2位，在中部和西部15个省（直辖市、自治区）中排名第6位，与东、中、西部地区比较，比西部地区平均水平29.46/10万低14.96/10万，但比东部平均水平9.698/10万高4.802/10万，比中部地区平均水平11.748/10万高2.752/10万（图2-6）。

（五）自评健康状况低于全国水平

2013年陕西省居民自评有中度及以上健康问题的比例高于全国平均水平，并且与全国平均水平间差值较2008年有所增加。根据第五次卫生服务调查数据，2013年陕西省居民在行动方面有问题的占7.11%，较全国平均水平5.90%高1.21个百分点，与2008年0.50%

的差值相比，提高了 0.71 个百分点；在自我照顾方面有问题的比例占 4.22%，

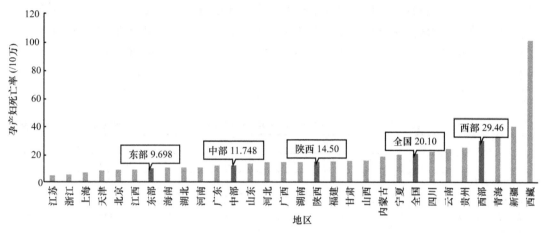

图 2-6　2015 年全国、各省（直辖市、自治区）及东、中、西部地区孕产妇死亡率排名

资料来源：各省（直辖市、自治区）2015 年卫生和计划生育事业发展公报（缺黑龙江、吉林、辽宁、重庆、安徽数据）

较全国平均水平 3.10% 高 1.12 个百分点，与 2008 年 0.30% 的差值相比，提高了 0.82 个百分点；在日常活动方面有问题的比例占 6.30%，较全国平均水平 4.60% 高 1.70 个百分点，与 2008 年 0.50% 的差值相比，提高了 1.20 个百分点；在身体有中度及以上程度疼痛/不适方面有问题的比例占 14.15%，较全国平均水平 12.60% 高 1.55 个百分点，与 2008 年 –0.40% 的差值相比，提高了 1.95 个百分点；在焦虑和抑郁方面有问题的比例占 7.77%，较全国平均水平 5.30% 高 2.47 个百分点，与 2008 年 1.20% 的差值相比，提高了 1.27 个百分点。调查人口自我健康评分为 80.65 分，较全国平均得分 80.90 分低 0.25 分，与 2008 年 0.10 分的差值相比，增加了 0.15 分（表 2-27）。

表 2-27　居民各健康维度有问题的比例

不同维度	2008 年第四次卫生服务调查			2013 年第五次卫生服务调查		
	陕西省水平	全国平均水平	差值	陕西省水平	全国平均水平	差值
行动（%）	5.60	5.10	0.50	7.11	5.90	1.21
自我照顾（%）	3.60	3.30	0.30	4.22	3.10	1.12
日常活动（%）	5.30	4.80	0.50	6.30	4.60	1.70
疼痛/不适（%）	8.90	9.30	–0.40	14.15	12.60	1.55
焦虑/抑郁（%）	7.60	6.40	1.20	7.77	5.30	2.47
自我健康评分（分）	80.00	80.10	–0.10	80.65	80.90	–0.25

二、慢性病负担沉重，导致寿命损失占比超过半数

疾病发病、死亡模式的改变通常被称为"流行病学转变"。导致流行病学模式转变有两个重要原因：一是疾病之间相对重要性发生了转变；二是由于疾病危险因素改变引起疾病谱变化，使某些疾病患病率与死亡率绝对上升。陕西省流行病学模式变化的原因首先是传染病和慢性病的相对重要性改变引起的，随着传染病死亡率的下降，即使慢性病死亡率没有发生任何变化，慢性病的重要性也会相应上升；其次是因为经济社会快速发展，居民

生活方式和行为及生存环境发生了变化,从而导致某些慢性病的危险因素不断增加,如吸烟率持续提高、不良饮食习惯和身体活动不足等,导致慢性病的发病率和死亡率上升。

通过死因回顾调查校正后数据,对居民期望寿命进行计算,得到 2014 年陕西省平均期望寿命为 76.57 岁,其中男性为 74.20 岁,女性为 79.26 岁。心脏病、脑血管疾病、恶性肿瘤及呼吸系统疾病等慢性病,是造成 2014 年陕西省居民期望寿命损失的主要疾病,分别造成居民期望寿命损失 4.10 岁、3.10 岁、2.26 岁和 0.82 岁(表 2-28)。

表 2-28　2014 年陕西省居民平均期望寿命及去死因期望寿命变化　　（单位：岁）

类别	合计		男性		女性	
	平均期望寿命	损失	平均期望寿命	损失	平均期望寿命	损失
居民期望寿命	76.57	—	74.20	—	79.62	—
去心脏病死因后期望寿命	80.67	4.10	77.80	3.60	83.95	4.69
去脑血管疾病死因后期望寿命	79.67	3.10	77.11	2.91	82.51	3.25
去恶性肿瘤死因后期望寿命	78.83	2.26	76.75	2.55	81.10	1.84
去呼吸系统疾病死因后期望寿命	77.39	0.82	75.04	0.84	80.02	0.76

资料来源：2014 年陕西省死因登记报告监测点的死因监测数据

潜在寿命损失年（years of potential life lost，YPLL）是指人们由于伤害未能活到该地区平均期望寿命而过早死亡,失去为社会服务和生活的时间,用死亡时实际年龄与期望寿命之差（即某疾病致使未到期望寿命而死亡所损失的寿命年数）来表示,用以衡量某疾病所造成的疾病负担。导致 2014 年陕西省居民寿命损失最严重的为恶性肿瘤,YPLL 为 91 905.0 人年,减寿率为 20.44‰;其次为脑血管疾病,YPLL 为 75 385.3 人年,减寿率为 16.77‰;再次为心脏病,YPLL 为 73 143.1 人年,减寿率为 16.27‰;第四位是呼吸系统疾病,YPLL 为 14 503.1 人年,减寿率为 3.23‰。以上四种慢性病所造成的 YPLL 占全死因的 69.58%,为陕西省居民的主要疾病负担（表 2-29）。

表 2-29　2014 年陕西省居民主要疾病潜在减寿情况

疾病名称	合计			男性			女性		
	YPLL（人·年）	减寿率（‰）	构成比（%）	YPLL（人·年）	减寿率（‰）	构成比（%）	YPLL（人·年）	减寿率（‰）	构成比（%）
恶性肿瘤	91 905.0	20.44	25.08	54 797.5	23.58	24.17	35 099.5	16.16	26.79
脑血管疾病	75 385.3	16.77	20.58	42 659.5	18.35	18.81	31 541.7	14.53	24.08
心脏病	73 143.1	16.27	19.96	44 920.2	19.33	19.81	26 408.8	12.16	20.16
呼吸系统疾病	14 503.1	3.23	3.96	9133.54	3.93	4.03	4982.49	2.29	3.80
全死因	36 638.1	81.50	100	2267.63	97.57	100	1310.06	60.33	100

资料来源：2014 年陕西省死因登记报告监测点的死因监测数据

三、重点传染病防控任务艰巨

由于居民不良生活和行为方式、环境污染及城乡环境卫生问题,陕西省法定传染病报告发病率未能降低,重点传染病防控任务依然艰巨。

（一）艾滋病

陕西省艾滋病患病人数在全国处于较低水平，但学生群体发病人数逐年增多。陕西省自 1992 年报告首例艾滋病病毒感染者，截至 2015 年 10 月 31 日，累计报告艾滋病病毒感染者和艾滋病患者（按照现住址统计）7875 人，存活 6750 例，从高到低排序，陕西省疫情累计报告数列全国第 20 位，存活数排全国第 20 位（数据来源于陕西省预防控制艾滋病领导小组办公室）。根据《2015 陕西卫生和计划生育年鉴》，陕西省该年艾滋病发病率为 1.74/10 万，艾滋病病毒感染者发病率为 4.16/10 万，总体上仍属于艾滋病低流行（三类）地区。但近几年，新报告的艾滋病病毒感染者和艾滋病患者中，通过性途径传播的比例呈较快上升趋势。2007～2014 年，学生感染艾滋病者逐年增多，学生病例多分布于大中专院校，其中同性传播的病例占 70%以上。世界卫生组织发布的报告指出，艾滋病已成为青少年第二大死因。

（二）乙型病毒性肝炎

乙型病毒性肝炎危害依然存在。《2015 陕西卫生和计划生育年鉴》显示，陕西省乙型病毒性肝炎发病率为 61.38/10 万，各地区发病率存在差异，杨凌区发病率最高，为 134.06/10 万，渭南市、榆林市、安康市发病率均在 90/10 万以上。乙型肝炎病毒（HBV）传播途径包括母婴传播、血液传播和性接触传播。当前，乙肝疫苗接种的重点人群主要是新生儿，其次为婴幼儿、15 岁以下未免疫人群和高危人群。

（三）结核病

陕西省结核病防控形势严峻。中国是全球 22 个结核病高负担国家之一，患者数居世界第 2 位。据陕西省结核病防治机构统计，陕西省目前是全国结核病发病较为严重的省份之一，现每年新发病例约 2 万例，高峰期达到 5 万例，全省现有结核病患者 20 余万人。据陕西省结核病防治机构公布，结核病发病数居陕西省乙类传染病第 1 位。近年来结核病疫情上升势头虽然得到有效遏制，但结核病控制任务还十分艰巨。

（四）新发及不明原因传染病

新发及不明原因传染病危害居民健康。进入 21 世纪以来，全球四十余种新传染病中有一半以上已在我国发生以致流行。如 2003 年严重急性呼吸综合征（SARS）病毒感染流行；2004 年 C 群流脑暴发流行；2005 年猪链球菌感染；此外，高致病性禽流感、人感染H7N9 禽流感、Zika 病毒传染病等新发传染病，不明原因疾病不断出现，且借助现代交通工具，造成远距离传播，扩散的风险加大；同时随着经济的迅速发展，对外交往不断扩大，发生各种输入性传染病流行的可能性也将增大。上述疾病都严重威胁人们的健康，影响社会稳定和经济发展，对疾病防控工作提出新的挑战，引起了社会各界的极大关注。

四、地方病、职业病、精神卫生等危害健康问题依然严峻

（一）地方病危害病区群众健康

由于饮食习惯及自然环境问题，陕西省克山病、大骨节病、碘缺乏病和地方性氟中毒

等地方病依然存在。地方病危害广、病情重，可致畸致残或引起死亡，严重危害病区群众身心健康，而且直接影响下一代的健康成长，制约地方生产和社会经济的发展。

（二）职业病危害范围广，对劳动者健康损害严重

由于工作场所环境卫生问题及劳动者健康素养不足，未采取有效保护措施，目前陕西省职业病防治形势依然严峻，存在着突出问题：一是职业病患者数量大。2011 年，患各类职业病人数达 24 423 人，但这些新增的职业病患者仅仅是在职业健康体检率不足 30% 的基础上发现的，职业病患病总人数远高于统计数字。二是职业病危害范围广。煤炭、冶金、化工、建材、汽车制造、医药等行业不同程度地存在职业病危害。许多中小企业工作场所劳动条件恶劣，劳动者缺乏必要的职业病防护。三是对劳动者健康损害严重。肺尘埃沉着病等慢性职业病一旦发病往往难以治愈，伤残率高，严重影响劳动者身体健康甚至危及生命安全。

（三）精神卫生问题已经成为重大的公共卫生问题和突出的社会问题

《陕西省精神卫生工作实施方案（2015—2020 年）》的内容显示，公众对焦虑症、抑郁症等常见精神障碍和心理行为问题认知率低，社会偏见和歧视广泛存在，讳疾忌医多，科学就诊少。陕西省现有精神卫生服务能力和水平远不能满足人民群众的健康需求和国家经济建设、社会管理的需要。

五、重点人群健康问题不容忽视

（一）老年人口健康问题

2012 年陕西省民政部数据显示，陕西省 80 岁以上老年人占老年人口的 11.88%，空巢老人占老年人口的 50%，失能老人占老年人口的 18%，老龄人口呈现出高龄化、空巢化和失能化的特征，老年人口快速增加，老年人生活照料、康复护理、医疗保健、精神文化等需求日益增长，与经济社会转型期各类矛盾相交织，导致老年人口健康问题越发严峻。

1. 老年人口自评有中度及以上健康问题的比例高于全国平均水平

2013 年陕西省老年人口自评有中度及以上健康问题的比例高于全国平均水平，并且与全国平均水平间差值较 2008 年有所增加。根据 2013 年第五次卫生服务调查数据，陕西省有 20.01% 的老年人在行动方面有中度及以上困难，较全国平均水平 14.90% 高 5.11 个百分点，与 2008 年 4.90% 的差值相比，提高了 0.21 个百分点；有 12.24% 的老年人在自我照顾方面有中度及以上的困难，较全国平均水平 7.90% 高 4.34 个百分点，与 2008 年 3.30% 的差值相比，提高了 1.04 个百分点；有 17.70% 的老年人在日常活动方面有中度及以上的困难，较全国平均水平 11.80% 高 5.90 个百分点，与 2008 年 4.00% 的差值相比，提高了 1.90 个百分点；有 31.94% 的老年人在疼痛/不适方面有中度及以上的疼痛，较全国平均水平 25.50% 高 6.44 个百分点，与 2008 年 2.80% 的差值相比，提高了 3.64 个百分点；有 15.18% 的老年人在焦虑/抑郁方面有中度及以上的问题，较全国平均水平 9.50% 高 5.68 个百分点，与 2008 年 4.40% 的差值相比，提高了 1.28 个百分点。老年人口自我健康评分为 71.85 分，较全国平均水平 73.30 分低 1.45 分，与 2008 年 1.10 分的差值相比，降低了 0.35 分（表 2-30）。

表 2-30 老年人口各健康维度有中度及以上问题的比例

不同维度	2008 年第四次卫生服务调查			2013 年第五次卫生服务调查		
	陕西省水平	全国平均水平	差值	陕西省水平	全国平均水平	差值
行动（%）	20.20	15.30	4.90	20.01	14.90	5.11
自我照顾（%）	13.50	10.20	3.30	12.24	7.90	4.34
日常活动（%）	18.40	14.40	4.00	17.70	11.80	5.90
疼痛/不适（%）	24.50	21.70	2.80	31.94	25.50	6.44
焦虑/抑郁（分）	17.60	13.20	4.40	15.18	9.50	5.68

2. 老年人口失能比例高于全国平均水平

2013 年陕西省老年人口失能比例高于全国平均水平，并且除老年人口行走失能比例外，其余各项比例与全国平均水平间差值较 2008 年均有所增加。

（1）行走失能：根据第五次卫生服务调查数据，2013 年陕西省老年人口中有 3.43% 的老年人长期卧床，较全国平均水平 3.30% 高 0.13 个百分点；有 2.48% 的老年人没人帮不能走，较全国平均水平 2.00% 高 0.48 个百分点；有 8.26% 的老年人不能独自出门，较全国平均水平 6.80% 高 1.46 个百分点；总体上 14.17% 的老年人口存在行走失能，较全国平均水平 12.10% 高 2.07 个百分点。

（2）听力失能：根据第五次卫生服务调查数据，2013 年陕西省老年人口中有 7.50% 的老年人很难听清楚，较全国平均水平 5.60% 高 1.90 个百分点；有 24.01% 的老年人需要提高声音，较全国平均水平 18.20% 高 5.81 个百分点；总体上 31.51% 的老年人存在听力失能，较全国平均水平 23.80% 高 7.71 个百分点，与 2008 年 3.80% 的差值相比，提高了 3.91 个百分点。

（3）语言失能：根据第五次卫生服务调查数据，2013 年陕西省老年人口中有 14.39% 的老年人说话有困难，较全国平均水平 10.70% 高 3.69 个百分点，与 2008 年 2.60% 的差值相比，提高了 1.09 个百分点。

（4）视力失能：根据第五次卫生服务调查数据，2013 年陕西省老年人口中有 26.36% 的老年人视力存在中度困难，较全国平均水平 21.50% 高 4.86 个百分点；4.47% 的老年人视力存在极度困难，较全国平均水平 3.70% 高 0.77 个百分点；总体上 30.83% 的老年人口存在视力失能，较全国平均水平 25.20% 高 5.63 个百分点，与 2008 年 –1.30% 的差值相比，提高了 6.93 个百分点（表 2-31）。

表 2-31 老年人口失能状况 （单位：%）

失能	2008 年第四次卫生服务调查			2013 年第五次卫生服务调查		
	陕西省水平	全国平均水平	差值	陕西省水平	全国平均水平	差值
行走失能	17.80	14.20	3.60	14.17	12.10	2.07
听力失能	33.10	29.30	3.80	31.51	23.80	7.71
说话失能	17.30	14.70	2.60	14.39	10.70	3.69
视力失能	28.70	30.00	-1.30	30.83	25.20	5.63

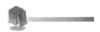

3. 两周患病率与慢性病患病率快速提高

陕西省老年人口两周患病率与慢性病患病率快速提高，慢性病患病率与全国平均水平间差值较2008年有所增加。在两周患病率方面，第五次卫生服务调查数据显示，2013年陕西省老年人口两周患病率为47.52%，较2008年25.20%的水平提高22.32个百分点，较全国56.90%的平均水平低9.38个百分点，但与2008年−18.00%的差值相比，提高了8.58个百分点。并且随着年龄的增加，老年人口两周患病率整体呈上升趋势。在慢性病患病率方面，2013年老年人口慢性病患病率为64.01%，较2008年38.60%的水平提高25.41个百分点（表2-32）。

表2-32　老年人口两周患病率与慢性病患病率状况　　　（单位：%）

指标	2008年第四次卫生服务调查			2013年第五次卫生服务调查		
	陕西省水平	全国平均水平	差值	陕西省水平	全国平均水平	差值
两周患病率	25.20	43.20	−18.00	47.52	56.90	−9.42
慢性病患病率	38.60	43.80	−5.20	64.01	71.80	−7.79

（二）妇女儿童健康问题

母婴健康是人类健康的源头。流产、妊娠期高血压疾病、羊水栓塞、妊娠合并心脏病、妊娠合并肝病、产科出血、产褥感染等，是造成孕产妇死亡的主要原因。陕西省新生儿出生窒息和产伤、早产或低出生体重、新生儿硬肿症、严重感染和出生缺陷，是新生儿死亡的主要原因。随着两孩政策的实施，妇幼健康成为复杂和脆弱的关键环节，对妇幼健康工作提出了巨大挑战。

陕西省5岁以下儿童两周患病率高于全国平均水平。根据第五次卫生服务调查数据，陕西省5岁以下儿童两周患病率为13.04%，较全国平均水平10.60%高2.44个百分点；陕西省城市5岁以下儿童两周患病率为16.84%，较全国平均水平11.50%高5.34个百分点；陕西省农村5岁以下儿童两周患病率为10.80%，较全国平均水平9.90%高0.90个百分点。

陕西省5岁以下儿童主要疾病患病率高于全国平均水平。陕西省5岁以下儿童两周内急性呼吸道感染的患病率为10.85%，较全国平均水平8.60%高2.25个百分点；陕西省城市5岁以下儿童急性呼吸道感染的患病率为14.09%，较全国平均水平9.70%高4.39个百分点；陕西省农村5岁以下儿童急性呼吸道感染的患病率为8.93%，较全国平均水平7.90%高1.03个百分点；陕西省城市5岁以下儿童腹泻患病率为0.64%，较全国平均水平0.50%高0.14个百分点。

（三）低收入人口健康问题

目前我国正处于社会转型期，社会成员获得经济社会资源时有所差异，从而导致一部分经济困难人群的出现。低收入人口对疾病风险的承受能力比较脆弱，对医疗卫生服务资源的可得性和可及性差。在遇到重、特大疾病时，他们的抵抗能力较普通人群低下，复原能力也较弱，从而导致了因病返贫、因病致贫现象时有发生。而贫困容易导致比较差的健康状况，健康状况不好又会影响经济收入，形成贫困和疾病的恶性循环，即"健康贫困陷阱"（health poverty trap）。

根据第五次卫生服务调查数据，2013 年陕西省低收入人口的灾难性卫生支出发生率为 28.13%，较陕西省全人群灾难性卫生支出发生率 18.14% 高 9.99 个百分点。同时，陕西省低收入人口两周患病率与慢性病患病率较 2008 年快速提高，高于居民平均水平。

在两周患病率方面，2013 年陕西省低收入人口两周患病率为 22.90%，较 2008 年水平 16.78% 提高 6.12 个百分点，较陕西省居民平均水平 21.40% 高 1.50 个百分点。其中，城市低收入人口两周患病率为 24.45%，较 2008 年水平 13.56% 提高 10.89 个百分点，较城市居民平均水平 24.72% 低 0.27 个百分点；农村低收入人口两周患病率为 22.15%，较 2008 年水平 17.64% 提高 4.51 个百分点，较农村居民平均水平 19.44% 高 2.71 个百分点；陕南低收入人口两周患病率为 21.95%，较陕南居民平均水平 20.74% 高 1.21 个百分点；关中低收入人口两周患病率为 22.44%，较陕南居民平均水平 22.18% 高 0.26 个百分点；陕北低收入人口两周患病率为 25.70%，较陕北居民平均水平 20.34% 高 5.36 个百分点（表 2-33）。

表 2-33　2013 年陕西省及低收入人口两周患病率

区域	低收入人口		陕西省	
	例数（人）	比例（%）	例数（人）	比例（%）
城乡				
城市	1139	24.45	5272	24.72
农村	1854	22.15	7039	19.44
地域				
陕南	976	21.95	3924	20.74
关中	1360	22.44	6455	22.18
陕北	648	25.70	1932	20.34
合计	2984	22.90	12 311	21.40

在慢性病患病率方面，2013 年陕西省低收入人口慢性病患病率为 28.37%，较 2008 年水平 16.71% 提高 11.66 个百分点，较陕西省居民平均水平 25.01% 高 3.36 个百分点。其中，城市低收入人口慢性病患病率为 27.24%，较城市居民平均水平 26.29% 高 0.95 个百分点；农村低收入人口慢性病患病率为 29.00%，较农村居民平均水平 24.26% 高 4.74 个百分点。

第三节　基于健康生态学模型的健康问题影响因素研究

研究以健康生态学理论为指导，构建健康生态学模型，从个体特质与行为方式、人际网络、生活和工作条件三个层面，划分陕西省居民健康问题的影响因素，并对其作用机制进行深入分析。

一、健康生态学理论模型构建

生态学起源于生物科学，其观点主要强调环境对人行为的影响，之后被引用到行为科学和公共卫生领域，并以此为中心衍生出多种生态学理论、模型和框架，如疾病生态学、健康生态学等，已经成为总结和指导预防医学和公共卫生实践的重要理论模型[5]。健康生态学（health ecological model）模式源于 1996 年 Richard[6]在健康促进项目中的健康生态学模型的实践思想，它强调人群健康是个体因素、卫生服务及物质和社会环境因素相互依赖和相互作用的结果，且这些因素间也相互依赖和相互制约，以多层面上交互作用来影响群体的健康。

布朗芬布伦纳（Bronfenbrenner）[7]把环境因素分为四个层面：微小系统、中间系统、外部系统和宏观系统。微小系统是个体交往或活动的直接环境，个体身在其中受其行为角色、人际关系的直接影响，如个人的人际网络、家庭关系等；中间系统是指所处两个或多个微小系统之间的相互作用与联系，如个人所处的家庭环境和工作环境之间的相互影响和相互作用，进而影响个人行为；外部系统是指个体未直接参与但会对他们的健康发展产生影响的系统；宏观系统是指存在于个体所处的文化、亚文化和宏观经济政策环境等，它直接或间接地影响着个体和人群的行为及健康产出[8]。

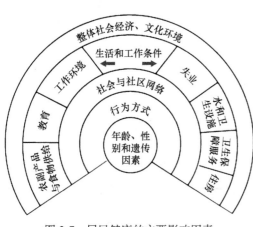

图 2-7　居民健康的主要影响因素

生态学四大系统中包含的变量很多，具体研究中，一些学者选择针对具体研究人群和研究内容对模型进行调整，如 Gregson[9]将上述环境细化为组织、社区和社会等具体环境，Reifsnider[10]则针对儿童和成年人生活环境的差异构建了不同的生态学模型，Dahlgren[11]通过建立模型分析了潜在影响公众健康的因素。健康的决定因素总体上可分为五个层面[12-13]，各个层面的因素逐层向内产生影响，并最终体现为个人的健康状况；人们自身的遗传状况虽不可改变，但所有外层因素却共同作用于其后代的遗传因素（图 2-7）。

借鉴上述学者研究成果，本研究将健康生态学模型的结构分为五层：第一层是个人特质，包括年龄、性别、种族、其他的生物学因素及一些疾病的易感基因等[14]；第二层是行为方式[15]；第三层是社会、家庭和社区的人际网络[16]；第四层是生活和工作条件，包括职业因素、社会经济地位（收入、教育）、自然环境（病原生物因素、化学因素和物理因素）和人造环境（如交通、供水和卫生设施、住房及城市规划因素）、医疗卫生服务等[17]；第五层是宏观政策，包括全球水平、国家水平乃至当地的社会（包括引起对种族、性别及其他差别的歧视、偏见的有关经济公平性、城市化、人口流动、文化价值观、观念和政策等）、经济、文化、卫生和环境条件，以及有关的政策等[18]（图 2-8）。

其中，宏观政策因素是影响人口健康的背景因素，这些因素间接影响着个体行为方式、人际网络、生活和工作条件、个人特质，是健康问题"原因背后的原因"；个体行为方式、人际网络、生活和工作条件因素处于健康生态学模型中的中间位置，对居民健康产生直接影响，是导致健康问题的关键因素；个人特质因素是影响健康的生物学因素，包括与健康相关的年龄、性别等人口特征及遗传因素。虽然大量的调查研究结果表明，慢性病等健康

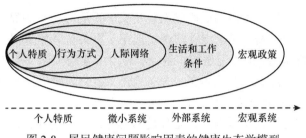

图 2-8　居民健康问题影响因素的健康生态学模型

问题与年龄及遗传因素密切相关，但是此类因素受政策与外界环境短期影响较小，属于不易变更的健康问题影响因素。因此，本研究在此不对宏观政策等背景因素与个人特质等生物学因素进行分析，主要针对个体行为方式、人际网络、生活和工作条件三个层面的健康问题影响因素进行深入探讨。

二、个体行为方式层面

健康生态学中的个体行为方式包括个人在生活中维护和促进自身健康的能力及所有与身心健康相关的行为。世界卫生组织指出，常见、可变更的不良的个体行为方式（不健康饮食习惯、身体活动不足、吸烟与有害性饮酒）是导致慢性病高发的主要因素。另外，健康素养水平是因，主要包括居民控制不良行为方式，进行自我健康管理能力的体现。本部分着重依据以上五大因素对陕西省居民慢性病问题的影响进行分析。

（一）健康素养水平低

健康素养是指个人获取和理解基本健康信息和服务，并运用这些信息和服务做出正确决策，以维护和促进自身健康的能力。健康素养水平与慢性病的发生密切相关。各项研究表明，良好的健康素养可以改善健康知识和对慢性疾病（如高血压、糖尿病、哮喘）的自我管理等，缺乏健康素养的慢性病患者，对于疾病和治疗知识了解甚少，导致他们经常忽略疾病的预防性治疗，出现严重后果的危险性大幅增加。

陕西省居民健康素养水平低于全国平均水平。我国于 2008 年开始在全国展开居民健康素养调查，《2013 年中国居民健康素养监测报告》结果显示，2013 年全国居民健康素养水平为 9.48%，陕西省居民健康素养水平为 7.08%，较同时期西部平均水平 6.93%高 0.15个百分点，较东部地区平均水平 12.81%低 5.73 个百分点，较中部地区平均水平 7.10%低0.02 个百分点。健康素养水平较低意味着慢性病高危人群改善健康知识不足，慢性病患者对慢性病的自我管理能力较差，不利于慢性病的预防和控制。

（二）不健康饮食习惯

根据世界卫生组织估计，高脂、高盐、高糖膳食导致每年至少 1400 万人死亡，不合理膳食（高脂、高糖、高盐）所致死亡占慢性病死因的 40.0%。与慢性病相关的不健康饮食习惯（unhealthy diet）种类较多，主要包括蔬菜和水果摄入不足、脂肪摄入过多及钠盐摄入过多等。

充足的蔬菜和水果摄入可以降低心脑血管疾病、胃癌和结直肠癌的发病风险，相对于高能量饮食（高脂肪和高糖）对于肥胖的诱发作用，以蔬菜和水果摄入为主的低能量饮食对此却有积极的预防作用。世界卫生组织估计，2012 年全球约有 170 万人的死亡与蔬菜和水果的摄入不足有关，占总死亡人数的 2.8%，其所致伤残调整生命年（disability adjusted life year，DALY）约为 1600 万人年，占总 DALY 的 1.0%。

摄入油脂类食物可导致血压升高，尤其是动物性油脂，它含有大量的饱和脂肪酸，而饱和脂肪酸与血压升高和动脉粥样硬化的发病率均呈正相关。长时间摄入过量的油脂可导致高脂血症，高脂血症是心脑血管系统疾病、2 型糖尿病的重要危险因素。

饮食中钠盐摄入过多是高血压、心脑血管疾病等慢性病的重要危险因素，高盐可使高血压发病的风险性增加 30%。世界卫生组织推荐人每日食盐的摄入应低于 5 克，钠的摄入应低于 2 克，从而预防心脑血管疾病。2010 年全球因心脑血管疾病导致的死亡约有 165 万人与高钠摄入有关。英国、日本、美国和加拿大等均已推出大规模的限盐运动，中国的限制食盐摄入工作仍然是其公共健康领域巨大的挑战。

《中国居民膳食指南》提倡，人均每日食盐量应少于 6 克，人均每日食用油摄入量应少于 25 克，人均每日蔬菜和水果摄入量应多于 400 克。但 "2010 年中国慢病监测" 数据显示，我国居民家庭人均每日食盐、油脂摄入过量，超过一半家庭人均每日蔬菜和水果摄入量不足。我国居民家庭人均每日食盐摄入量为 10.6 克，超出标准摄入量 4.6 克，其中，有 72.6%的家庭摄入量超过 6 克，27.5%的家庭超过 12 克，18.1%的家庭超过 15 克；我国居民家庭人均每日烹调用油摄入量为 49.1 克，超出标准摄入量 24.1 克，其中，有 83.4%的家庭超过 25 克，35.2%的家庭超过 50 克；人均每日蔬菜和水果摄入量为 420.4 克，超出标准摄入量 20.4 克，但其中人均每日蔬菜和水果摄入量不足 400 克的比例占 52.8%。

2012 年陕西省居民家庭人均每日食盐摄入量达 18 克，超出标准摄入量达 12 克。《全省食物与营养发展实施计划（2014—2020 年）》（陕政办发〔2014〕116 号）指出，目前陕西省关中、陕北、陕南地区也存在不合理膳食的问题。关中地区的不健康饮食习惯主要以面食为主，高能量、高脂肪、高盐饮食导致营养性疾病发病率较高；陕北地区的不健康饮食习惯主要为蔬菜和水果摄入量低；陕南地区则存在食物热量摄入不足等问题。

（三）身体活动不足

随着科学技术的发展，生产、生活日益现代化，许多繁重的体力劳动逐渐被自动化设备所代替，人们的劳动强度逐渐降低，缺乏身体活动的问题逐渐突显。目前，身体活动不足（physical inactivity or insufficient physical activity）已成为全球健康的第四大危险因素，仅次于高血压、吸烟，与高血糖相近，是导致心脑血管疾病、糖尿病、肥胖等慢性病的重要危险因素。

根据世界卫生组织估计，每年约有 320 万人因缺乏身体活动而死亡，21%～25%的乳腺癌和直肠癌、27%的糖尿病和 30%缺血性心脏病等慢性病可归因于缺乏身体活动。缺乏足够的体力活动与罹患心脑血管疾病、糖尿病和肥胖关系密切，并可增加患直肠癌、乳腺癌、高血压、血脂异常、骨质疏松、抑郁症和焦虑症的危险性。与经常运动和锻炼的健康男性相比，缺少运动和锻炼的男子死亡的危险要高出 2～3 倍，死于心血管疾病的危险要高出 3～5 倍。缺乏运动和锻炼对健康的危害不亚于高血压、高胆固醇、糖尿病及吸烟对健康的危害。美国已将缺乏运动列为慢性病的主要危险因素。

陕西省经常参加体育锻炼的人口比例仍需进一步提高。《陕西省全民健身实施计划（2011—2015 年）》实施效果评估结果显示，陕西省经常参加体育锻炼的人数所占比例为35.0%，排名居于全国各省第 13 位，较东部地区平均水平 38.1% 低 3.1 个百分点。

（四）吸烟

大量的流行病学调查资料表明，吸烟是心脑血管疾病、癌症、慢性呼吸系统疾病、糖尿病等慢性病的主要危险因素。人体吸烟时，烟雾中的有害物质进入血液循环，引起各系统、组织、器官发生病变，如癌症、高血压、冠心病、脑卒中、消化性溃疡、慢性支气管炎、肺气肿等多种疾病。其病变的严重程度取决于开始吸烟的年龄、吸烟量的多少及持续吸烟的时间。开始吸烟年龄越小，吸烟量越多，吸烟时间越长，即吸烟指数越大，对人体的危害程度越深。

根据《2015 中国成人烟草调查报告》，全国有 3.16 亿吸烟者，吸烟人数较 5 年前增长1500 万。吸烟带来了沉重的疾病负担，每年约 136.6 万人死于吸烟相关疾病，约 10 万人死于二手烟所导致的相关疾病。吸烟已成为我国严重的公共卫生问题之一，烟草成瘾正在成为我国人民健康的第一隐性杀手。近年来人群吸烟率有所下降，但吸烟者吸烟量增加，开始吸烟的年龄提前：男性开始吸烟的平均年龄从 20 世纪 80 年代的 22 岁提前到 18 岁；女性由 25 岁提前到 20 岁。此外，还有约 7.4 亿非吸烟者遭受被动吸烟的危害，大多数家庭、公共场所和工作场所存在暴露于被动吸烟的危险。

陕西省吸烟问题较为严重。根据陕西省卫生宣传教育中心统计报告，2015 年陕西省成人吸烟率为 29.9%，根据《2015 中国成人烟草调查报告》，陕西省成人吸烟率较全国平均水平 27.7% 高 2.2 个百分点，较西部地区平均水平 30.0% 低 0.1 个百分点，较东部地区平均水平 25.4% 高 4.5 个百分点，较中部地区平均水平 28.3% 高 1.6 个百分点。高吸烟率进一步加重了陕西省慢性病负担。

（五）有害性饮酒

适量饮酒对成人不会造成身体伤害，但有害性饮酒是心脑血管疾病、糖尿病、癌症、消化系统疾病和精神障碍等慢性病的危险因素。根据世界卫生组织估计，2012 年全球约有330 万人的死亡与有害性饮酒有关，占全球总死亡人数的 5.9%，其中由心脑血管疾病和糖尿病导致的死亡占饮酒所致死亡的 33.4%，由癌症导致的死亡占 12.5%，由肝硬化导致的死亡占 16.2%。饮酒所造成的 DALY 约占全球总 DALY 的 5.1%。

世界卫生组织采用标准饮酒量作为测量饮酒的量度单位，按照每日饮酒量不同将危险水平分为有害饮酒、危险饮酒和适度饮酒三级。根据我国"2010 年中国慢病监测"调查结果，2010 年我国 18 岁及以上居民危险饮酒的比例为 8.1%，有害饮酒的比例为 9.3%。

陕西省居民危险饮酒率低于全国平均水平。我国第五次卫生服务调查数据显示，陕西省居民经常饮酒人数占比（每周至少饮酒 3 次）为 3.8%，较全国平均水平 9.5% 低 5.7 个百分点；陕西省饮酒者（每周饮酒至少 1 次）平均每次饮酒 2.39 单位，较全国平均水平3.20 单位低 0.81 个单位。

三、人际网络层面

健康生态学模型中人际网络层面的健康影响因素是指社会、家庭和社区的人际网络关系，其具体表现形式可以归纳为社会支持。世界卫生组织在《2013—2020年精神卫生综合行动计划》中提出，精神卫生和精神疾病的决定因素不仅包括个人特征，如是否有能力控制自己的思想、情感、行为及与他人的交往，而且包括社会、文化、经济、政治和环境因素，如国家政策、社会保护、生活水平工作条件及社区的社会支持。因此，社会支持是影响居民健康尤其是精神卫生的重要因素。

世界卫生组织对精神卫生的定义：精神卫生是一种健康状态，在这种状态中，每个人能够认识到自己的潜力，能够应付正常的生活压力，能够有成效地从事工作，并能够对其社区做出贡献。目前陕西省居民精神卫生问题在一定程度上反映出社会支持仍存在不足。因此，本研究通过分析社会支持对陕西省居民精神卫生问题的影响，为进一步提出政策建议提供依据。

社会支持是指个体通过社会互动关系所获得的能减轻心理应激反应、缓解精神紧张状态、提高社会适应能力的支持与帮助，除了情感支持和实际支持，还包括社会交往或社会活动。主要包括四个层面：社会支持是人与人之间的一种社会互动关系；帮助行为能同时产生社会支持；社会支持是通过社会关系、个体与他人或群体间所互换的社会资源而形成；它涉及行为、认知、情绪、精神等方面的系统心理活动。社会支持分为正式组织社会支持和非正式组织社会支持。正式组织社会支持的主体是各级政府、机构、企业、社区等正式组织，它们提供如社会保障制度、医疗保障制度、助老敬老政策等支持形式；非正式组织社会支持的主体是家庭成员、邻里、朋友、同龄群等，它们提供情感、行为和信息支持等。本研究主要探讨社区、机构、企业等正式组织提供的社会支持对居民健康的影响。

（一）社区服务组织和机构提供的社会支持

社区服务组织和机构所提供的社会支持的对象是以老年人、残疾人、未成年人、烈军属及其他处于生活困难和心理危机中的社区成员。针对普通人群，社区服务组织和机构通过提供心理咨询，普及精神卫生知识，促进居民精神健康水平。一是在例行的对社区居民进行健康体检的过程中，有针对性地进行心理活动的评估，尤其是对重点人群，如妇女在孕产期的情绪状态，老年人的记忆、智力活动等，以早期发现抑郁症、老年期痴呆等。二是通过举办科普讲座、开展咨询活动、发放科普宣传读物、制作宣传展板等形式，向社区居民普及精神卫生知识，促进其精神健康水平。

针对精神疾病患者，社区服务组织和机构通过建立疾病档案，定期随访，对重症精神疾病进行管理治疗。首先，通过对社区精神疾病患者进行线索调查，建立一套完整的连续的疾病档案；其次，由于精神疾病自身的特点，尤其是以精神分裂症为主的重症精神疾病，患者多不承认有病，不主动治疗，特别是在疾病的严重期，所以需要对社区的精神疾病患者给予更多的关怀和看护。个案管理员，每个月至少一次主动对建档立卡的社区精神疾病患者进行家庭随访，通过随访与患者及其家属保持密切联系，并取得患者的信任和配合。

陕西省已全面开展精神疾病患者筛查和建立健康档案工作，社区卫生服务中心和乡镇卫生院建立居家重症精神疾病患者的健康档案，定期进行随访，确保患者能够得到及时规范的治疗。目前陕西省精神疾病防治康复工作已经实现全覆盖。2013 年共对 20.27 万名精神疾病患者进行综合防治康复，较 2012 年 20.49 万人略有降低；精神疾病患者监护率为 58.18%，较 2012 年 57.39% 提高 0.79 个百分点；精神疾病患者显好率为 66.73%，较 2012 年 37.84% 提高 28.89 个百分点；社会参与率达到 55.24%，较 2012 年 31.47% 提高 23.77 个百分点。

（二）专业精神卫生机构所提供的心理救助与预防保健

从发达国家和较发达国家的经验看，专门的心理卫生机构在个体心理健康的预防保健尤其是对个体心理危机的干预和救援中，发挥着不可替代的作用。《陕西省人民政府办公厅关于转发省卫生计生委等部门省精神卫生工作实施方案（2015～2020 年）的通知》（陕政办发〔2016〕7 号）的内容显示，2015 年陕西省共有精神卫生专业机构 89 家，精神科床位 7815 张，精神科医师 847 人，精神卫生服务资源十分短缺且分布不均，尚有 54 个县（市、区）未开设精神科门诊或心理治疗门诊，全省精神科医师占比为 2.25 名/10 万人，尚未达到 2.80 名/10 万人的国家要求，精神障碍社区康复体系尚未建立。

（三）企业单位提供的社会支持

随着现代企业制度的逐步建立和党政机关、行政事业管理体制的深化改革，各种企业单位已不再像计划经济体制下那样承担繁重的社会负担，即所谓的"单位办社会"。但这并不意味着它们无须承担应有的社会责任，即便是在完全的市场经济体制下，各种工作单位作为社会组织仍应承担相应的社会责任，通过为职工缴纳医疗、养老保险金和增加职工收入等方式为职工提供物质性社会支持；通过为职工提供安全舒适的工作环境、营造健康和谐的社会心理环境等方式为职工提供精神上的社会支持。

四、生活和工作条件层面

健康生态学模型中生活和工作条件层面的健康影响因素包括自然环境（病原生物因素、化学因素和物理因素），人造环境（如交通、供水和卫生设施、住房及城市规划因素）等。

（一）自然环境

1. 空气污染

空气污染主要来源于能源使用、汽车尾气排放和工业生产。随着经济增长，工业活动和人均能源消耗的不断增加，空气污染的污染源呈不断扩大趋势。严重的空气污染危害居民的呼吸系统健康，对老年人、儿童和慢性呼吸系统疾病患者的危害尤为严重。根据世界卫生组织《2010 年全球疾病负担报告》估算，中国因空气污染导致 120 万人早死及 2500 万人 DALY 损失，空气污染给居民带来了严重的健康损失。

陕西省空气质量情况不容乐观。根据《2015 年陕西省环境状况公报》，2015 年，陕西省 13 个市（区）空气质量平均优良天数比率为 69.50%。根据《2015 年中国环境状况公报》，陕西省13个市(区)空气质量平均优良天数比率较全国平均水平76.70%低7.20个百分点，较东部地区平均水平72.53%低3.03个百分点，较中部地区平均水平74.56%低5.06个百分点，较西部地区平均水平82.81%低13.31个百分点。

2. 水污染

水污染主要来源于生产、生活中所产生的化学和生物废物的直接排放。未经处理的生活、生产污水的直接排放，以及化肥、农药使用、处置不当，对河流、湖泊等水体造成严重污染，导致伤寒、霍乱、细菌性痢疾、甲型肝炎等传染性疾病高发，水体重金属污染甚至会引发癌症。

陕西省属于快速工业化和农业集约化发展的地区，存在较为严重的水污染问题。根据《2015年陕西省环境状况公报》，2015年，陕西省河流水质达到或好于Ⅲ类水体比例为56.50%。根据《2015年中国环境状况公报》，陕西省河流水质达到或好于Ⅲ类水体比例，较全国平均水平64.50%低8个百分点，较中部地区平均水平66.68%低10.18个百分点，较西部地区平均水平76.25%低19.75个百分点。

3. 土壤污染

土壤污染主要来源于生产、生活中污水排放及化肥、农药的过量使用。随着工农业生产的发展，产生的污水、垃圾数量与化肥、农药的使用量不断增加，污染物大量进入土壤，使土壤中的有机物质、重金属元素、病原体及其他有毒有害物质不断增加，引发重金属中毒、心血管功能障碍等疾病。

《2013年全国土壤污染状况调查公报》显示，全国土壤总超标率为16.1%，其中重度污染比例为1.1%，我国土壤环境状况总体不容乐观，部分地区土壤污染较重，耕地土壤环境质量堪忧，工矿业废弃地土壤环境问题突出。

（二）人造环境

1. 城乡环境卫生

健康与环境卫生息息相关，良好的环境卫生对于更好地预防疾病、改善营养状态和在医疗环境中提供优质护理等具有关键作用。不良的环境卫生，如较差的卫生供水设备，不适当的下水道与垃圾处理等，导致居民长期直接与环境中的生物病原体接触，引发霍乱、腹泻、痢疾、甲型肝炎、伤寒和脊髓灰质炎等疾病。世界卫生组织提出，不良环境卫生是全世界一大疾病起因，许多疾病的预防完全可以通过加强饮用水安全、改善环境卫生和个人卫生状态来达到。根据世界卫生组织2012年的调查数据，仅腹泻一个病症就占DALY全球疾病负担的3.6%，且每年导致150万人死亡。据估计，这一负担的58%或每年84.2万例的死亡归因于不安全的饮用水、环境卫生差和个人卫生习惯不良，其中包括36.1万名5岁以下儿童死亡。

而改善环境卫生对家庭和整个社区的卫生具有已被确认的显著有益影响。卫生也涉及通过垃圾收集和废水处理等服务来保持清洁的环境。世界卫生组织2012年的一项研究计算得出，向环境卫生每投资1美元，就能得到卫生成本降低5.50美元的回报，此外还能实现更高的生产力和更少的过早死亡。

陕西省城乡污水处理低于全国平均水平。根据《2015 年陕西省城乡建设统计公报》，2015 年陕西省城市污水处理率达 91.68%。根据《2015 年国家城乡建设统计公报》，陕西省城市污水处理率较全国 91.90%的平均水平低 0.22 个百分点；县城污水处理率达 84.63%，较全国 85.22%的平均水平低 0.59 个百分点；行政村生活污水处理率为 4.13%，较全国 11.40%的平均水平低 7.27 个百分点。

陕西省城市与县城垃圾无害化处理率高于全国平均水平，行政村垃圾处理率低于全国平均水平。2015 年陕西省城市垃圾无害化处理率达 98.07%，较全国 94.10%的平均水平高 3.97 个百分点；县城垃圾无害化处理率达 91.07%，较全国 79.04%的平均水平高 12.03 个百分点；行政村垃圾无害化处理率为 53.22%，较全国 62.20%的平均水平低 8.98 个百分点。

陕西省城市用水普及率低于全国平均水平，县城用水普及率、行政村集中供水比例均高于全国平均水平。2015 年陕西省城市用水普及率达 97.07%，较全国 98.07%的平均水平低 1.00 个百分点；县城用水普及率达 90.21%，较全国 89.96%的平均水平高 0.25 个百分点；行政村集中供水比例为 71.75%，较全国 62.20%的平均水平高 9.55 个百分点。

2. 食品药品安全

食品药品是人类赖以生存和发展的必需品，食品药品安全直接影响居民身体健康与生命安全。摄入劣质的食品药品会导致人体食物中毒、肠道传染病等一系列食源性疾病，甚至危及生命安全。根据亚洲开发银行和世界卫生组织的联合报告估计，我国每年发生的食源性疾病人数达到 4 亿以上。

根据《陕西省"十三五"食品药品安全规划》(陕食药监发〔2016〕62 号)，目前陕西省食品药品安全仍存在以下突出问题：从食品安全的形势看，环境因素导致的食品污染日趋显现，农兽药残留超标问题易发、多发，非法添加、滥添加等问题屡禁不止。食品安全面临着体量大、食性杂、企业规模小、农业投入品使用多、舆论多变等复杂形势。"多、小、散、乱、差"的状况短期难以改变；从药品安全的形势看，药品安全面临着企业规模化、标准化程度低，产品低水平重复，部分药品质量较差，技术创新能力弱，药品申报质量不高，营销模式复杂等安全问题。

第四节 健康问题预防及控制现状评价

基于陕西省居民健康问题影响因素分析，本研究通过构建"结构—过程—结果"评价方法，分别从健康生态学模型中的个人行为方式层面、人际网络层面与生活和工作条件层面的健康问题影响因素入手，评价"十二五"期间陕西省健康问题的预防及控制现状。

一、个体行为方式层面

针对个人层面中的行为方式因素，陕西省采取了健康教育与健康管理两方面措施，以提高居民的健康素养，培养良好的个人行为方式，达到预防及控制慢性病的目的。

（一）健康教育现状

健康教育是通过信息传播和行为干预，帮助个人和群体掌握卫生保健知识，树立健康观念，自愿采纳有利于健康行为方式的教育活动与过程。健康教育的目的是消除或控制影响健康的危险因素，预防疾病，促进健康，提高生活质量，其核心是促进行为改变。健康教育的教育活动是有计划、有组织、有系统和有评价的，它的核心是教育人们树立健康意识，养成良好的行为和生活方式。它与传统意义上的卫生宣传不同。健康教育的实质是一种干预，它提供人们行为改变所必需的知识、技术与服务等，使人们在面临促进健康、疾病的预防、治疗、康复等各个层次的健康问题时，有能力做出行为抉择，也是创造健康社会环境的"大卫生"系统工程的一部分。

基于健康教育的概念，根据 Donabedian 的质量三环节理论，构建陕西省健康教育"结构—过程—结果"评估框架（表 2-34）。

表 2-34　陕西省健康教育现状评估框架

项目	结构	过程	结果
指标	组织机构	健康教育活动	居民健康素养
	健康教育机构数量	健康教育项目	不良生活方式控制
	健康教育人员数量与结构	全民健身运动	居民体育锻炼情况
	健康教育经费		
	健康教育设备及设施		

资料来源：政策文件、统计数据

1. 结构评价

（1）组织机构：为确保市、县、乡有机构有人员承担健康教育与健康促进职责，解决全省基层健康教育工作阵地、人员队伍、经费保障不足的问题，陕西省卫生计生委发布《关于优化整合妇幼保健和计划生育技术服务资源的实施意见》（以下简称《实施意见》），规定在各级妇幼保健计划生育服务中心（站）加挂健康教育中心牌子（已独立设置的保持不变），隶属当地卫生计生行政部门管理，明确了各级健康教育中心的主要任务。

市、县级健康教育中心的主要任务：开展健康促进与健康教育方法与策略研究；负责辖区内健康促进与健康教育及下级健康教育机构的业务指导；组织开展健康促进与健康教育有关人员的培训，推广健康促进与健康教育适宜技术；开展健康传播活动和健康素养监测，开展健康促进、健康教育需求与效果评估。

乡镇健康教育中心的主要任务：组织实施辖区内健康促进与健康教育普及推广工作；开展健康促进与健康教育有关人员的培训；围绕国家健康教育服务项目，开展健康传播活动，向公众传播预防疾病、促进健康的相关理念、知识和技能，提高公众健康素养；按照上级健康教育机构要求，及时收集、整理和上报健康促进与健康教育有关信息；协助上级健康教育机构，开展健康危险因素和健康素养监测，开展健康促进、健康教育需求与效果评估。

另外，《实施意见》在人员编制、机构建设及人才培养机制上做出了明确规定：在推进人员编制整合方面，健康教育服务机构应按照国家有关标准，结合地方实际，合理配备人员；在完善机构建设方面，健康教育服务人群广、任务重，须加大投入，重点支持市、县、镇级健康教育服务机构标准规范建设，改善业务用房和装备条件；在人才培养机制方面，制定健康教育人才队伍建设规划，并将之纳入全省卫生计生人才队伍建设规划。

（2）健康教育机构数量："十二五"期间，陕西省健康教育机构数量基本保持稳定。在机构数量方面，健康教育机构数量由 2011 年 121 个增长至 2015 年 123 个，其中，专业健康教育机构数量由 2011 年 4 个增长至 2015 年 5 个。

（3）健康教育人员数量及结构："十二五"期间，编制人员数量有所增长，高学历人员比例有所提高，无职称人数占比有所降低。在人员数量方面，2015 年健康教育机构编制人数由 2011 年 451 人增长至 2015 年 478 人，增幅为 5.99%。

在学历结构方面，陕西省健康教育机构人员低学历（大专及以下学历）人数占比有所降低，高中学历人数占比由 2011 年 4.5% 下降至 2015 年 3.3%，降低 1.2 个百分点；中专学历人数占比由 2011 年 16.7% 下降至 2015 年 14.1%，降低 2.6 个百分点。高学历（大学本科及研究生学历）人数占比有所提高，大学本科学历人数占比由 2011 年 28.9% 上升至 2015 年 32.1%，提高 3.2 个百分点；研究生学历人数占比由 2011 年 2.3% 上升至 2015 年 3.3%，提高 1.0 个百分点。

在职称结构方面，无职称人数占比有所降低，由 2011 年 32.8% 下降至 2015 年 31.5%，降低 1.3 个百分点；初级职称人数占比有所提高，由 2011 年 37.6% 上升至 2015 年 38.7%，提高 1.1 个百分点；中级职称人数占比有所降低，由 2011 年 25.1% 下降至 2015 年 24.4%，降低 0.7 个百分点；高级职称人数占比呈现波动变化趋势，2011 年占比最低，为 4.5%，2014 年占比最高，为 6.1%。

（4）健康教育经费："十二五"期间，陕西省健康教育机构经费投入总体保持增长趋势，2015 年健康教育经费为 4771.5 万元，较 2011 年 2811.6 万元的水平提高 69.7%（图 2-9）。

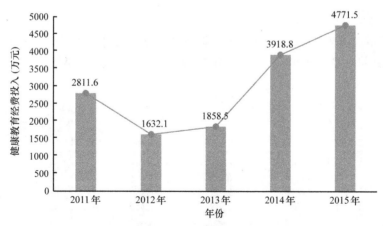

图 2-9 健康教育经费投入

（5）健康教育设备及设施："十二五"期间，陕西省健康教育机构设备数量及设施规模总体保持稳定增长趋势，其中，办公用房面积由 2011 年 8602 平方米增长至 2015 年 14 217 平方米，增幅达 65.3%；照相机数量由 2011 年 163 个增长至 2015 年 194 个，增幅达 19.0%；摄像机数量由 2011 年 74 个增长至 2015 年 92 个，增幅达 24.3%；专业设计用电脑数量由 2011 年 179 台增长至 2015 年 217 台，增幅达 21.2%；多媒体投影设备数量由 2011 年 94

台增长至 2015 年 103 台,增幅达 9.6%。

2. 过程评价

(1)公众健康教育活动次数:"十二五"期间,陕西省健康教育机构开展公众健康教育活动次数总体保持增长趋势,2015 年健康教育机构开展公众健康教育活动次数为 7721 次,较 2011 年 1722 次的水平增长约 3.5 倍。

(2)媒体宣传:"十二五"期间,陕西省健康教育机构传统媒体(电视台、广播电台、报刊)宣传活动数量呈现先增后降的趋势,网站等新媒体保持逐年增长趋势。其中,与电视台合办栏目个数由 2011 年 84 个增长至 2013 年 368 个,2015 年降低至 288 个,栏目总时长由 2011 年 3025 小时增长至 2013 年 12 867 小时,2015 年降低至 6274 小时;与广播电台合办栏目个数由 2011 年 43 个增长至 2013 年 65 个,2015 年降低至 43 个,栏目总时长由 2011 年 1887 小时增长至 2013 年 5208 小时,2015 年降低至 1247 小时;与报刊合办栏目个数由 2011 年 30 个增长至 2014 年 48 个,2015 年降低至 42 个,刊登次数由 2011 年 302 次增长至 2013 年 1050 次,2015 年降低至 742 次。相比之下,网站等新型健康教育宣传媒体保持逐年增长趋势,主办网站数由 2011 年 31 个增长至 2013 年 98 个,增长约 2.2 倍。

(3)全民健身运动:"十二五"期间,陕西省体育局资料显示,陕西省体育部门先后举办元旦新年登高活动、"美丽乡村"篮球联赛、留坝首届冰雪节、"丝绸之路"中国越野拉力赛、杨凌马拉松赛等重大赛事,活动 30 余项,参与群众达数万人,极大地调动了群众参与运动、参与锻炼的热情,发挥了赛事活动的示范引领作用。加强县级国民体质监测站点建设,继续开展国民体质检测"三秦行"活动,为群众科学健身提供指导。统计数据显示,城乡居民体育健身意识普遍增强,体育健身逐步成为更多人的日常生活方式。

3. 结果评价

(1)居民健康素养:2012～2015 年,陕西省居民健康素养水平逐年提升,截至 2015 年,居民健康素养水平为 8.30%,较 2012 年提高了 2.79 个百分点,增幅达 50.64%(图 2-10)。

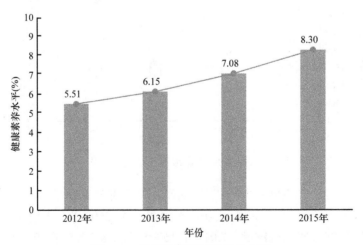

图 2-10　陕西省居民健康素养水平

资料来源:陕西省卫生计生事业发展统计公报

（2）不良生活方式控制情况：在控烟方面，第五次卫生服务调查数据显示，2013 年陕西省 20.38% 的吸烟者已经戒烟，较 2008 年 2.72% 的水平大幅提高，其中城市居民戒烟率为 24.10%，较农村居民 17.91% 的水平高 6.19 个百分点；陕南、关中、陕北地区的戒烟率分别为 14.94%、23.77%、21.59%，关中、陕北地区的戒烟率明显高于陕南地区（表 2-35）。

表 2-35　15 岁及以上居民戒烟情况

区域	戒烟		未戒烟	
	例数（人）	百分比（%）	例数（人）	百分比（%）
城乡				
城市	754	24.10	2375	75.90
农村	845	17.91	3873	82.09
地域				
陕南	395	14.94	2249	85.06
关中	880	23.77	2282	76.23
陕北	324	21.59	1177	78.41
合计	1599	20.38	6248	79.62

年龄较大的人群戒烟率较高，女性戒烟率明显高于男性。75 岁及以上年龄组的戒烟率最高，为 45.59%；65～74 岁组戒烟率次之，为 36.11%，戒烟率最低的是 25～34 岁组，为 8.24%；女性 53.98% 的戒烟率明显高于男性 18.86% 的水平，高 35.12 个百分点（表 2-36）。

表 2-36　戒烟率的性别和年龄别分析

指标	戒烟		未戒烟	
	例数（人）	百分比（%）	例数（人）	百分比（%）
性别				
男性	1416	18.86	6092	81.14
女性	183	53.98	156	46.02
年龄组（岁）				
15～24	30	9.01	303	90.99
25～34	66	8.24	735	91.76
35～44	224	13.43	1444	86.57
45～54	300	15.87	1590	84.13
55～64	412	24.35	1280	75.65
65～74	381	36.11	674	63.89
75～	186	45.59	222	54.41

在限酒方面，第五次卫生服务调查数据显示，2013 年陕西省居民的饮酒率为 18.20%，其中城市居民为 19.32%，较农村居民 17.56% 的水平高 1.76 个百分点，陕南、关中、陕北地区的饮酒率分别为 20.20%、16.16%、20.76%，陕北、陕南地区明显高于关中地区（表 2-37）。

表 2-37　陕西省居民饮酒情况

区域	饮酒		不饮酒	
	例数（人）	百分比（%）	例数（人）	百分比（%）
城乡				
城市	3409	19.32	14 239	80.68
农村	5359	17.56	25 156	82.44
地域				
陕南	3123	20.20	12 334	79.80
关中	4022	16.16	20 865	83.84
陕北	1623	20.76	6196	79.24
合计	8768	18.20	39 395	81.80

（3）居民体育锻炼情况：体育锻炼指每周至少一次主动参加体育训练或比赛（如田径、游泳、球类活动等），不包括被动的身体锻炼，如由于工作和生活需要坚持的运动（如骑车、从事体力劳动等）。

在体育锻炼次数方面，第五次卫生服务调查显示：陕西省居民业余时间每周参加体育锻炼者占 24.17%，每周锻炼次数不到 1 次的占 1.69%，1～2 次的占 5.75%，3～5 次的占 5.73%，6 次及以上的占 11%。其中陕西省居民中城市地区参加体育锻炼的比例为 37.28%，比 2008 年的水平 47.45% 降低了 10.17 个百分点；陕西省居民中农村地区参加体育锻炼的比例为 16.55%，比 2008 年 13.63% 的水平增加了 2.92 个百分点。

在体育锻炼强度方面，居民锻炼强度轻度者占比最高，为 65.02%，中度者为 33.89%，重度者为 1.08%。陕西省居民每周参加体育锻炼的城市地区中锻炼强度为轻度者占 67.07%，中度者为 31.94%，重度者为 0.99%；农村地区轻度者占 62.35%，中度者为 36.45%，重度者为 1.20%。农村居民体育锻炼强度高于城市居民。

（二）健康管理现状

健康管理源自自然科学对人体生命过程的认识，是对个体或群体的健康进行全面监测、分析、评估，提供健康咨询和指导及对健康危险因素进行干预的全过程。其针对的是个体或人群的身体健康问题，慢性病的种种引发因素，是以预防慢性病为目标的疾病控制过程，是在此基础上逐渐形成的针对诊断、寻找慢性病相关危险因素而采取一系列"科学措施"的一种模式。世界卫生组织研究发现，健康管理是预防和控制慢性病的有效手段，并提出慢性病管理的新模式：以预防为主，全社会包括慢性病患者、医疗机构与政府共同参与慢性病的长期管理，通过加强卫生保健人员与患者的交流，充分利用社区有限的资源，共同应对慢性病问题。

基于健康管理的概念，根据 Donabedian 的质量三环节理论，构建陕西省健康教育"结构—过程—结果"评估框架（表 2-38）。

表 2-38　陕西省健康管理现状评估框架

项目	结构	过程	结果
指标	机构设置	慢性病健康管理	慢性病健康管理结果
	主要服务对象及内容	老年人健康管理	老年人健康管理结果
		妇女儿童健康管理	妇女儿童健康管理结果
		健康体检	健康体检率
		健康档案管理	健康档案建档率

资料来源：政策文件、统计数据

1. 结构评价

（1）机构设置：陕西省健康管理机构的范畴主要包括：一是健康管理医学服务机构，主体是设置在各级医疗机构中的体检中心、健康管理中心、独立的健康管理（体检）机构，依托新型农村合作医疗、城市社区卫生服务中心、功能社区卫生机构建立的健康管理服务机构；二是健康管理非医学服务机构，以休闲、美容、养生、保健、运动与康复为主要内容的健康服务；三是整合式健康管理服务机构，以疗养院、高端健康会所、老年颐养中心（基地）为依托，开展健康管理服务。目前陕西省健康管理服务主要依托医疗卫生机构开展。

（2）主要服务对象及内容：目前陕西省健康管理主要内容包括慢性病患者健康管理、老年人口健康管理、妇女儿童健康管理。其中，慢性病患者健康管理对象主要是高血压、糖尿病患者，主要服务内容包括高血压与糖尿病筛查、患者面对面随访、对患者进行健康检查；老年人口健康管理对象为 65 岁及以上老人，主要服务内容包括老年人生活方式和健康状况评估、健康检查与健康评价等；孕产妇健康管理服务对象为省内居住的所有孕产妇，主要服务内容包括孕妇健康状况评估、开展孕早期个人卫生、心理和营养保健指导、自我监护方法指导、分娩准备教育和母乳喂养指导、产前随访、产后访视、产后健康检查；儿童健康管理服务对象为省内居住的所有 0～6 岁儿童，主要服务内容包括新生儿家庭访视，新生儿满月随访，婴幼儿健康管理（心理行为发育、母乳喂养、辅食添加、伤害预防、常见疾病防治等健康指导），儿童体检，儿童体重，身长测量等。

2. 过程评价

（1）慢性病管理：在高血压患者降压药物使用方面，第五次卫生服务调查数据显示，2013 年陕西省高血压患者降压药物的服用情况为：56.65% 的患者能按医嘱每天服用，36.39% 的患者偶尔或必要时服用，6.96% 的患者从不服用。城市居民按医嘱每天服用降压药物的比例高于农村居民，陕南地区低于全省平均水平。城市居民 65.35% 的居民按医嘱每天服用降压药物，较农村 50.93% 的水平高 14.42 个百分点；陕北、关中、陕南地区居民按医嘱每天服用降压药物的比例由高到低依次为 67.57%、58.66% 和 48.66%（表 2-39）。

表 2-39　高血压患者降压药物的使用情况

地域	按医嘱每天服用		偶尔或必要时服用		从不服用	
	例数（人）	百分比（%）	例数（人）	百分比（%）	例数（人）	百分比（%）
城乡						
城市	1620	65.35	692	27.91	167	6.74
农村	1920	50.93	1582	41.96	268	7.11
地域						
陕南	978	48.66	859	42.74	173	8.61
关中	1989	58.66	1222	36.04	180	5.31
陕北	573	67.57	193	22.76	82	9.67
合计	3540	56.65	2274	36.39	435	6.96

在高血压患者血压防治方面，第五次卫生服务调查数据显示，2013 年陕西省高血压患

者最近一次测量血压的时间分布为：1周内测量过血压的占比最高，为40.7%，1个月以内测过血压的占34.71%，3个月以内测过血压的占16.27%，4个月以后越来越低。而农村地区则是1个月以内测过血压的比例最高，占38.05%，其次是1周内测过血压的占33.83%，3个月内测过血压的占12.78%。

在高血压的管理方面，陕西省高血压患者3个月内接受过医务人员高血压防治指导的比例有所提高，其中城市居民接受过指导的比例有所降低，但仍低于农村居民，陕南地区明显高于关中和陕北地区。第五次卫生服务调查数据显示，2013年陕西省高血压患者3个月内接受过医务人员高血压病防治指导的占76.02%，比2008年69.90%的水平提高了6.12个百分点。城市地区3个月内接受过医务人员高血压防治指导的占65.13%，较2008年73.30%的水平降低了8.17个百分点；农村地区为83.31%，较2008年64.70%的水平提高了18.61个百分点，城市低于农村。陕南、关中、陕北地区3个月内接受过医务人员高血压防治指导的比例分别为85.89%、70.40%、74.80%（表2-40）。

表2-40　高血压患者近3个月内接受高血压防治指导的情况

区域	是		否	
	例数（人）	百分比（%）	例数（人）	百分比（%）
城乡				
城市	1649	65.13	883	34.87
农村	3154	83.31	632	16.69
地域				
陕南	1759	85.89	289	14.11
关中	2400	70.40	1009	29.60
陕北	644	74.80	217	25.20
合计	4803	76.02	1515	23.98

在降糖药物的服用方面，第五次卫生服务调查数据显示，2013年陕西省糖尿病患者降糖药物的服用情况为：70.84%的患者能按医嘱每天服用，19.33%的患者偶尔或必要时服用，9.84%的患者从不服用。城市居民按医嘱每天服用降糖药物的比例高于农村居民，陕南地区低于全省平均水平。城市居民79.25%的居民按医嘱每天服用降糖药物，较农村59.30%的水平高19.95个百分点；陕北、关中、陕南地区居民按医嘱每天服用降糖药物的比例由高到低依次为81.07%、72.50%和61.20%（表2-41）。

表2-41　糖尿病患者降糖药物的使用

区域	按医嘱每天服用		偶尔或必要时服用		从不服用	
	例数（人）	百分比（%）	例数（人）	百分比（%）	例数（人）	百分比（%）
城乡						
城市	531	79.25	82	12.24	57	8.51
农村	290	59.30	142	29.04	57	11.66
地域						
陕南	183	61.20	79	26.42	37	12.37
关中	501	72.50	129	18.67	61	8.83
陕北	137	81.07	16	9.47	16	9.47
合计	821	70.84	224	19.33	114	9.84

注：统计结果最多取到小数点后两位，全书同此

在监测血糖方面，陕西省第五次卫生服务调查数据显示，1个月内量过血糖的患者比例最高，占65.33%，3个月以内测过血糖的占19.38%，半年内测过血糖的占7.10%，半年以前测过血糖的占8.19%。城市居民1个月内测过血糖的患者比例高于农村居民，陕北、陕南地区低于全省平均水平。城市居民1个月内测过血糖的患者比例为69.58%，较农村59.14%的水平高10.44个百分点；关中、陕北、陕南地区居民1个月内量过血糖的患者比例由高到低依次为67.72%、63.16%和61.45%（表2-42）。

表2-42　糖尿病患者测量血糖的时间情况

区域	1个月内		3个月内		半年内		半年以前	
	例数（人）	百分比（%）	例数（人）	百分比（%）	例数（人）	百分比（%）	例数（人）	百分比（%）
城乡								
城市	494	69.58	131	18.45	40	5.63	45	6.34
农村	288	59.14	101	20.74	45	9.24	53	10.88
地域								
陕南	204	61.45	70	21.08	28	8.43	30	9.04
关中	470	67.72	131	18.88	45	6.48	48	6.92
陕北	108	63.16	31	18.13	12	7.02	20	11.70
合计	782	65.33	232	19.38	85	7.10	98	8.19

（2）老年人健康管理：2013～2015年老年人口接受健康管理人数先增后减，老年人口健康管理率逐年降低。2013～2015年接受健康管理人数分别为289.14万人、298.18万人和279.79万人，年均增幅分别约为3.13%和−6.17%（图2-11）。

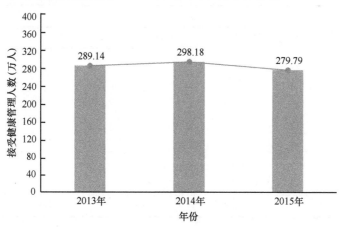

图2-11　老年人接受健康管理人数

（3）妇女儿童健康管理：在产前检查次数方面，第五次卫生服务调查数据显示，2013年陕西省每名妇女最后一次分娩前的产前检查次数平均为6.42次，高于全国6.30次的平均水平。妇女中产前检查次数在5次及以上者所占比例为66.11%，较全国69.10%的平均水平低2.99个百分点；在产后访视率方面，第五次卫生服务调查数据显示，2013年陕西省产后访视率为62.92%，较全国64.20%的平均水平低1.28个百分点。

在儿童健康体检方面，城市儿童在1岁以下应体检4次、1～2岁应体检2次，2～3

岁应体检 1 次；农村的儿童在 1 岁以下应体检 3 次、1～2 岁应体检 2 次，2～3 岁应体检 1 次。第五次卫生服务调查数据显示，2013 年陕西省 1 岁以下儿童的体检率为 83.33%，较全国 79.50% 的平均水平高 3.83 个百分点；1～2 岁组为 79.88%，较全国 74.40% 的平均水平高 5.48 个百分点；2～3 岁组为 70.97%，较全国 71.70% 的平均水平低 0.73 个百分点。

（4）健康档案管理："十二五"期间，陕西省全面推行健康档案管理，2013～2015 年城乡居民健康档案累计建档人数先减后增，总体保持增长趋势。2013～2015 年城乡居民健康档案累计建档人数分别为 3582.76 万人、3345.13 万人和 3576.04 万人，年均增幅分别为 –6.63% 和 6.90%；城乡居民电子健康档案累计建档人数分别约为 3288.77 万人、3091.31 万人和 3343.58 万人，年均增幅分别约为 –6.00% 和 8.16%（表 2-43）。

表 2-43　2013～2015 年城乡居民健康档案管理情况　　　　（单位：万人）

指标	2013 年	2014 年	2015 年
健康档案累计建档人数	3582.76	3345.13	3576.04
电子健康档案累计建档人数	3288.77	3091.31	3343.58

（5）健康体检：根据 2013 年陕西省第五次卫生服务调查，陕西省居民中近 12 个月内进行过健康检查的占 36.43%。城市居民进行过健康检查的比例高于农村居民，关中、陕北地区低于全省平均水平。陕西省居民城市地区近 12 个月内进行过健康检查的占 42.06%，比农村地区的 33.15% 高 8.91 个百分点。陕南、关中、陕北地区陕西省居民近 12 个月内进行健康检查的比例分别为 39.54%、35.35%、33.72%（表 2-44）。

表 2-44　陕西省居民进行健康体检的情况

区域	是		否	
	例数（人）	百分比（%）	例数（人）	百分比（%）
城乡				
城市	7525	42.06	10 364	57.94
农村	10 190	33.15	20 548	66.85
地域				
陕南	6179	39.54	9450	60.46
关中	8866	35.35	16 215	64.65
陕北	2670	33.72	5247	66.28
合计	17 715	36.43	30 912	63.57

在妇女健康检查方面，在调查前一年内做过妇科健康检查的女性占 40.08%，城市女性为 39.52%，较农村女性 40.40% 的水平低 0.88 个百分点；在调查前一年内做过宫颈涂片检查的女性占 26.87%，城市女性为 27.73%，较农村女性 34.01% 的水平低 6.28 个百分点；在调查前一年内做过乳腺检查的女性占 24.45%，城市女性为 27.29%，较农村女性 22.82% 的水平高 4.47 个百分点。各项检查率在城乡之间差异较明显（表 2-45）。

表 2-45　15~64 岁女性的健康检查

区域	妇科检查		宫颈涂片检查		乳腺检查	
	例数（人）	百分比（%）	例数（人）	百分比（%）	例数（人）	百分比（%）
城市	2914	39.52	1871	27.73	2012	27.29
农村	5206	40.40	3573	34.01	2941	22.82
合计	8120	40.08	5444	26.87	4953	24.45

3. 结果评价

（1）慢性病健康管理效果：在高血压患者规范管理率方面，2013~2015 年陕西省高血压患者规范管理率分别为 61.43%、89.27%、89.00%，2015 年较 2013 年提高 27.57 个百分点，较 2014 年降低 0.27 个百分点。

在血压正常患者比例方面，第五次卫生服务调查数据显示，2013 年陕西省血压正常者占 48.49%，血压不正常者占 36.37%，还有 15.14% 的高血压患者不清楚自己的血压目前是否正常。城市居民血压正常者的比例高于农村居民，陕北、陕南地区低于全省平均水平。城市居民血压正常者的比例为 55.83%，较农村 43.54% 的水平高 12.29 个百分点；关中、陕北、陕南地区居民血压正常者的比例由高到低依次为 55.50%、43.14% 和 39.09%（表 2-46）。

表 2-46　高血压患者血压情况

区域	正常		不正常		不清楚	
	例数（人）	百分比（%）	例数（人）	百分比（%）	例数（人）	百分比（%）
城乡						
城市	1431	55.83	813	31.72	319	12.45
农村	1656	43.54	1502	39.50	645	16.96
地域						
陕南	812	39.09	938	45.16	327	15.74
关中	1907	55.50	1048	30.50	481	14.00
陕北	368	43.14	329	38.57	156	18.29
合计	3087	48.49	2315	36.37	964	15.14

在糖尿病患者健康管理率方面，2013~2015 年陕西省高血压患者规范管理率分别为 26.22%、31.80%、28.00%，2015 年较 2013 年提高 1.78 个百分点，较 2014 年降低 3.80 个百分点，糖尿病患者健康管理率仍需进一步提高。

在血糖正常患者比例方面，第五次卫生服务调查数据显示，2013 年陕西省血糖正常者占 40.85%，血糖不正常者占 41.01%，还有 18.14% 的糖尿病患者不清楚自己的血糖目前是否正常。城市居民血糖正常者的比例高于农村居民，陕北、陕南地区低于全省平均水平。城市居民血糖正常者的比例为 47.18%，较农村 31.47% 的水平高 15.71 个百分点；关中、陕南、陕北地区居民血糖正常者的比例由高到低依次为 41.97%、39.89% 和 38.15%（表 2-47）。

表 2-47　糖尿病患者血糖情况

区域	正常		不正常		不清楚	
	例数（人）	百分比（%）	例数（人）	百分比（%）	例数（人）	百分比（%）
城乡						
城市	351	47.18	297	39.92	96	12.90
农村	158	31.47	214	42.63	130	25.90
地域						
陕南	140	39.89	141	40.17	70	19.94
关中	303	41.97	303	41.97	116	16.07
陕北	66	38.15	67	38.73	40	23.12
合计	509	40.85	511	41.01	226	18.14

（2）老年人口健康管理结果：2013～2015 年老年人口健康管理率分别为 87.88%、84.97%、81.07%，2015 年较 2013 年降低 6.81 个百分点；在老年人口健康体检表完整率方面，2015 年老年人口健康体检表完整率为 92.83%，较 2014 年 81.25%的水平提高 11.58 个百分点。

（3）妇女儿童健康管理结果：在孕产妇健康管理率方面，2013～2015 年陕西省孕产妇健康管理率逐年提高，分别为 95.37%、97.04%、97.77%，2015 年较 2013 年提高 2.40 个百分点。

在儿童系统管理率方面，2013～2015 年陕西省儿童系统管理率逐年降低，分别为 95.99%、93.68%、91.61%，2015 年较 2013 年降低 4.38 个百分点。

在儿童健康管理率方面，2014、2015 年陕西省儿童健康管理率分别为 96.00%、94.60%，2015 年较 2014 年降低 1.40 个百分点。

在儿童体检达标率方面，第五次卫生服务调查数据显示，2013 年陕西省 1 岁以内儿童体检次数达标率为 18.60%、1～42 岁组 64.71%、2～3 岁组为 70.80%，随着儿童年龄增大和要求体检次数的减少，体检次数达标率随年龄增大而提高。

（4）健康档案建档率：2013～2015 年城乡居民健康档案累计建档率先减后增，总体保持增长趋势。2013～2015 年城乡居民健康档案累计建档率分别为 91.23%、87.09%和 92.54%，2015 年较 2013 年提高 1.31 个百分点；城乡居民电子健康档案累计建档率分别为 83.74%、81.50%和 86.53%，2015 年较 2013 年提高 2.79 个百分点（表 2-48）。

表 2-48　2013～2015 年城乡居民健康档案建档率　　　　（单位：%）

指标	2013 年	2014 年	2015 年
健康档案累计建档率	91.23	87.09	92.54
电子健康档案累计建档率	83.74	81.50	86.53

二、人际网络层面

人际网络层面的社会支持对居民精神卫生具有显著影响。社区及专业精神卫生机构提供的社会支持，包括健康指导、康复训练等，在精神卫生问题的预防和控制中发挥着关键作用。研究根据 Donabedian 的质量三环节理论，构建陕西省社会支持工作"结构—过程—结果"评估框架，对精神卫生问题社会支持工作现状进行评价（表 2-49）。

表 2-49　陕西省精神卫生工作现状评估框架

项目	结构	过程	结果
指标	精神卫生工作方案 设施建设及人员配备	居民心理健康指导 精神疾病患者管理 精神疾病患者康复训练	精神疾病患者管理率 重症精神疾病患者监护率、显好率、肇事率

资料来源：政策文件、统计数据

1. 结构评价

（1）精神卫生工作方案：为应对心理应激因素日益增加，焦虑症、抑郁症等常见精神障碍及心理行为问题逐年增多等精神卫生问题，2016 年陕西省政府颁布《陕西省精神卫生工作实施方案》，主要在以下方面提出精神卫生工作的主要任务：

一是加快推进省级精神卫生专业机构和市、县（区）级精神卫生专业机构建设，加快推动县级精神疾病专科医院和县医院精神（心理）科建设。

二是社区精神卫生机构要定期组织开展严重精神障碍患者筛查工作，全面掌握辖区内患者病情及治疗情况。

三是建立精神障碍社区康复服务体系，大力推广"社会化、综合性、开放式"的精神障碍和精神残疾康复工作模式，各级精神卫生专业机构要加强对社区康复机构的技术指导，开办多种形式的社区康复机构。

四是依托现有精神科医师、心理治疗师、社会工作师和护士，分级组建突发事件心理危机干预队伍，定期开展培训和演练，发生突发事件后及时组织开展心理援助。

五是开展在精神科从业但执业范围为非精神卫生专业医师的变更培训，以及增加县级综合医院和乡镇卫生院（社区卫生服务中心）中临床类别执业医师或全科医师精神卫生执业范围的上岗培训。

（2）设施建设及人员配备："十二五"期间，社区康复工作实现全覆盖，截至 2015 年，陕西省共有精神卫生专业机构 89 家，精神科床位 7815 张，精神科医师 847 人。社区康复站数量由 2011 年 1073 个上升至 2013 年 1282 个，增幅约为 19.48%；社区康复协调员由 2011 年 3494 人上升至 2013 年 8769 人，增幅约为 150.97%；在孤独症儿童健康服务方面，建立了 2 个省级孤独症儿童康复训练机构（表 2-50）。

表 2-50　2011～2013 年陕西省社区康复机构与人员数量

年份	社区康复站数（个）	社区康复协调员数（人）	省级孤独症儿童康复机构数（个）
2011 年	1073	3494	2
2012 年	1198	7317	2
2013 年	1282	8769	2

资料来源：2013 年陕西省残疾人事业发展统计公报

2. 过程评价

（1）居民心理健康指导：陕西省社区服务机构通过社区居民健康体检、组织心理咨询师进社区等方式，对居民心理健康状况进行评估，尤其是重点人群，如妇女在孕产期的情绪状态、老年人的记忆、智力活动等，以早期发现抑郁症、老年期痴呆等精神疾病。另外，通过举办科普讲座、开展咨询活动、发放科普宣传读物、制作宣传展板等形式，向社区居民普及精神卫生知识，有效开展社区心理健康知识普及，促进其精神健康水平提高。

（2）重症精神疾病患者管理："十二五"期间，陕西省全面推行健康档案管理，2013～2015年重症精神疾病患者已管理（年内至少随访一次）患者数先减后增，总体保持增长趋势。2013～2015年已管理患者数分别为116 000人、115 993人和130 673人，年均增幅分别约为-6.03/10万和12.66%；2014年和2015年规范管理（每年按照规范要求进行管理）的患者数分别为70 378人和108 537人，2015年较2014年提高约54.22%（表2-51）。

表2-51　陕西省精神病患者管理情况　　　　　　　　　　　　　　（单位：人）

年份	已管理（年内至少随访一次）患者数	规范管理的患者数
2013 年	116 000	—
2014 年	115 993	70 378
2015 年	130 673	108 537

（3）精神疾病康复训练："十二五"期间，陕西省大力推广"社会化、综合性、开放式"精神疾病防治康复工作，全省精神疾病防治康复工作已经实现全覆盖。2013年共对20.27万名重症精神疾病患者进行综合防治康复，较2012年20.49万人略有降低。孤独症儿童康复训练人数大幅增长，由2012年60人上升至2013年282人，增长3.7倍（表2-52）。

表2-52　2012、2013年陕西省精神疾病患者康复训练情况

年份	康复训练人数（万人）	孤独症儿童康复训练人数（人）
2012 年	20.49	60
2013 年	20.27	282

3. 结果评价

2013年陕西省精神疾病患者监护率、显好率、社会参与率和肇事率较上年度有所提高，解除关锁病人数较上年度有所下降。其中，监护率为58.18%，较2012年57.39%提高0.79个百分点；显好率为66.73%，较2012年37.84%提高28.89个百分点；社会参与率达到55.24%，较2012年31.47%提高23.77个百分点；肇事率为0.12%，较2012年0.08%提高0.04个百分点；解除关锁病138人，较2012年146人略有降低（表2-53）。

表2-53　2012、2013年陕西省精神疾病患者健康管理结果

年份	监护率（%）	显好率（%）	社会参与率（%）	肇事率（%）	解除关锁病人数（人）
2012 年	57.39	37.84	31.47	0.08	146
2013 年	58.18	66.73	55.24	0.12	138

在重症精神疾病患者管理效果方面，2013～2015年重症精神疾病患者管理率逐年提高。2013～2015年重症精神疾病患者管理率分别为82.50%、91.00%和93.00%，2015年较

2013 年提高 10.50 个百分点；2014 年和 2015 年患者规范管理率分别为 60.67% 和 83.00%，2015 年较 2014 年提高 22.33 个百分点；2014 年和 2015 年重症精神疾病患者稳定率分别为 65.20% 和 77.15%，2015 年较 2014 年提高 11.95 个百分点（表 2-54）。

表 2-54　重症精神疾病患者管理效果

年份	患者管理率（%）	患者规范管理率（%）	重症精神疾病患者稳定率（%）
2013 年	82.50	—	
2014 年	91.00	60.67	65.20
2015 年	93.00	83.00	77.15

三、生活和工作条件层面

（一）自然环境保护现状

自然环境是影响居民健康的重要因素，自然环境保护是针对空气、水和土壤污染问题进行治理，创造良好的生活环境，进而提高居民健康水平。根据 Donabedian 的质量三环节理论，构建陕西省自然环境保护工作"结构—过程—结果"评估框架（表 2-55）。

表 2-55　陕西省自然环境保护现状评估框架

项目	结构	过程	结果
指标	环境保护政策法规	空气环境保护行动	空气质量优良天数比率
	环境保护规划	水环境保护行动	水质达到或好于Ⅲ类水体比率
	环境监管体系	土壤环境保护行动	土壤

资料来源：政策文件、统计数据

1. 结构评价

（1）环境保护政策法规：在环境保护政策法规方面，陕西省针对各类污染问题，颁布了一系列政策法规：一是《陕西省环境保护条例》。为了保护和改善环境，防治污染和其他公害，保障人体健康，促进经济社会全面协调可持续发展，陕西省颁布该条例作为全省环境保护工作的指导性文件。主要内容：环境功能区划与环境保护规划、环境监督管理、污染防治、环境风险防范与应急处置及法律责任等方面的详细规定。二是针对空气污染、水污染及土壤污染问题专门颁布的系列法规。主要包括《陕西省大气污染防治条例》《陕西省水土保持条例》《陕西省地下水条例》和《陕西省固体废物污染环境防治条例》，针对空气、水、土壤等自然环境的保护做出详细规定。三是强化政策引领，制定实施了火电行业脱硝电价、水泥行业脱硝建设补助、燃煤锅炉黄标车淘汰补助、排污权质押融资、绿色电价等系列环境经济政策。另外，通过环境违法有奖举报、燃煤锅炉拆改公示、总量刷卡管理等创新性制度措施，进一步推进环保工作的开展。

（2）环境保护规划：陕西省政府颁布《陕西省"十二五"环境保护规划》《陕西省"十三五"环境保护规划》，在总结上一时期的工作成效、主要问题及面临的机遇和挑战的基础上，提出环境保护工作的指导思想、基本原则、规划目标、各项环境保护工程和保障机制，为该时期的环境保护工作提供指导。

（3）环境监管体系："十二五"期间，陕西省建立起以环境监测监察执法能力为核心的环境监管体系。陕西省环境监察局更名并升格为副厅级建制，设立了副厅级建制的省大气污染治理办公室，新增各级环境监测站27家，西安、咸阳等7个市实现县级监测机构全覆盖。省级监测站监测项目扩大2倍，市级和县级站扩项40%以上。全省环境监察机构标准化建设达标率达到85%。新改建143个空气质量自动监测站、22个水质自动监测站和5个辐射环境自动监测站，新增56个地表水监测断面和2个核预警自动监测点，初步建成县（区）空气自动监测站、主要河流水质自动监测站、重要目标核与辐射监测点位全覆盖的监测网络。改造升级73个环境监控中心，建成"陕西省环境空气质量实时发布平台"等信息网络平台，建成覆盖全省环保机构的环保专网，国控重点污染源实现了在线监测。建成了大气细粒子重点实验室等4个省级重点实验室、1个物联网工程技术中心。陕北、关中、陕南3个区域建成环境应急物资储备库，为环境应急工作提供了有力保障。

2. 过程评价

（1）空气环境保护行动：实施"治污降霾·保卫蓝天"行动。以关中地区空气质量按新标准全面达标为目标，全面实施国务院《大气污染防治行动计划》和省政府《陕西省"治污降霾·保卫蓝天"五年行动计划（2013—2017年）》。建立区域大气联防联控长效机制，实行以大气环境质量改善为目标的考核办法，全面落实政府区域治理责任。大力开展燃煤企业、燃煤锅炉、机动车、道路及建筑施工等大气污染整治，加快"气化陕西"步伐，大力实施"煤改气"工程，从根本上改变燃料结构，不断深化细颗粒物（$PM_{2.5}$）、可吸入颗粒物（PM_{10}）、二氧化硫、氮氧化物、挥发性有机物污染控制，加强技术研究与管理对策研究。严格实施大气排污总量控制，把二氧化硫、氮氧化物、烟粉尘和挥发性有机物污染排放总量作为环评审批的前置条件。实行大气污染物排放量等量或倍量削减，大气环境质量超标城市，对新受理的排放大气污染物的项目，实行倍量削减替代，实现增产减污。关中地区所有火电、钢铁、石化、水泥、有色、化工等企业及燃煤锅炉项目要执行大气污染物特别排放限值。关中地区除热电联产外，禁止审批新建燃煤发电项目。实施污染企业"退城入区"计划，全面落实国家淘汰落后产业政策，控制区域复合型大气污染。建立雾霾观测预报预警机制，做好极端不利气象条件下雾霾污染应急处置。创建关中"环保模范城市群"，提升关中城市群大气环境质量。

（2）水环境保护行动：实施"一河两江"清水行动。以流域水质全面达标为目标，全面开展产业结构调整、调水引流、控源截污、生态修复及小流域综合整治，加快实施污水处理厂建设和提标改造工程，推动"一河两江"水质持续改善。严格执行《渭河流域水污染防治三年行动方案》，全面落实政府区域治理责任，实施跨行政区域河流交界断面水质保护目标管理考核，确保渭河入黄断面稳定达到Ⅳ类水质，按期实现水质三年基本变清的目标。大力开展汉江、丹江综合整治，推进流域污水、垃圾处理设施和规模化畜禽养殖污染治理设施建设，推广黄姜皂素等农产品加工项目的清洁生产技术和循环利用技术，确保南水北调中线工程水源地水质安全。全面完成乡镇以上政府集中式饮用水水源保护区划定工作，实施重点水源地保护工程，定期公布水质监测结果，确保饮用水安全。规范保护区建设和管理，取缔保护区内违法建设项目，建立饮用水源污染事故防范预警应急体系。加大地下水环境保护和污染防治力度，实行区域地下水开采总量和地下水水位"双控制"，严防地下水污染。

（3）土壤环境保护：建立土壤环境质量监测网络。合理设置全省土壤环境质量国控监测点位，建立全省土壤环境质量国控监测网络。根据工作需要，补充设置土壤环境质量省控监测点位，增加特征污染物监测项目。

开展土壤环境质量调查。在现有土壤调查和例行监测及专项研究的基础上，制订土壤污染状况详查方案，以农用地和重点行业企业用地为重点，开展土壤污染状况详查。查明农用地土壤污染的面积、分布及对农产品质量的影响程度；掌握重点行业企业用地中的污染地块分布及环境风险情况。建立土壤环境质量状况定期调查制度，每10年开展1次。

提高土壤环境信息化管理能力。利用环境保护、国土资源、住房城乡建设、农业、林业、工业和信息化等部门相关数据，建立土壤环境基础数据库，加快建立全省土壤环境信息化管理平台。借助移动互联网、物联网等技术，拓宽数据获取渠道，实现数据动态更新。加强数据共享，编制资源共享目录，明确共享权限和方式，发挥土壤环境大数据在污染防治、城乡规划、土地利用、农业生产及趋势研究等方面的作用。

3. 结果评价

"十二五"期间，陕西省空气质量总体呈现下降趋势，水环境质量有所提高。根据陕西省环境状况公报，在空气质量方面，2010～2013年陕西省空气质量优良天数比例稳定在85%以上，但在2014年，空气质量优良天数比例跌至63.1%，空气环境质量严重恶化。2015年，陕西省空气质量优良天数比例为69.5%，比2014年提高6.4个百分点，空气环境质量状况有所好转；在水环境质量方面，陕西省水质达到或好于Ⅲ类水体比例由2011年的48.2%的水平上升至2015年56.5%，提升了8.3个百分点，增幅约为17.2%（表2-56）。

表2-56 2011～2015年陕西省自然环境质量状况 （单位：%）

年份	空气质量优良天数比例	水质达到或好于Ⅲ类水体比例
2011年	89.7	48.2
2012年	89.2	51.7
2013年	85.8	54.2
2014年	63.1	51.8
2015年	69.5	56.5

资料来源：陕西省环境状况公报

（二）食品药品安全工作现状

食品药品是居民生活的必需品，食品药品安全工作对于准确判断食品药品质量、有效防范食品药品质量风险等方面发挥着十分重要的作用，是保障食品药品安全的重要手段，对于提升居民健康水平具有重要意义。根据 Donabedian 的质量三环节理论，构建陕西省食品药品安全工作"结构—过程—结果"评估框架（表2-57）。

表2-57 陕西省食品药品安全工作现状评估框架

项目	结构	过程	结果
指标	组织机构 食品药品安全政策法规 食品药品安全规划	食品药品抽检次数 食品药品安全风险监测 食品药品质量公告发布	食品药品质量抽检合格率

资料来源：政策文件、统计数据

1. 结构评价

（1）组织机构：食品药品安全工作主要由各级政府食品药品监督管理部门负责。根据《国务院关于地方改革完善食品药品监督管理体制的指导意见》（国发〔2013〕18号），设立陕西省食品药品监督管理局，负责全省食品药品安全监督管理工作。各市、县级政府设立食品药品安全监督管理机构，负责辖区内食品药品安全工作，业务上接受上级主管部门的指导。其内设机构及职能包括以下方面：

1）政策法规部门。参与起草食品药品监督管理的地方性法规、政府规章草案；承担规范性文件的合法性审核工作；组织开展食品、药品、医疗器械、化妆品监督管理的调查研究，并提出政策建议；承担行政执法监督、行政复议、行政应诉、行政听证等工作；拟定食品药品安全规划，并组织实施。

2）根据食品种类进行分类，与食品安全相关的部门。主要包括：肉制品及工业加工食品监管部门、乳制品及饮品监管部门、食品添加剂和调味品监管部门、餐饮服务监管部门和食用农产品流通监管部门。承担各类食品安全监督管理职责；负责制订和实施各类食品安全监管规范；开展食品安全监督抽检；组织调查处理相关质量安全事故。

3）与药品安全相关的部门。主要包括：保健品监管部门、药品化妆品生产监管部门、药品化妆品市场监管部门和医疗器械监管部门。承担组织药品经营质量管理规范实施工作，负责相关企业市场准入、认证和日常监管工作；承担药品流通领域实施处方药、非处方药、中药材、中药饮片规范管理工作；负责组织化妆品市场日常监管工作；依法承担医疗器械的注册和监督管理工作；监督实施医疗器械质量管理规范；组织开展医疗器械不良事件监测、再评价工作。

4）投诉举报和广告监管部门。负责全省保健食品、药品、医疗器械广告内容的审查，并对批准的广告进行检查，对违法广告提出处理建议，并移交工商部门；负责统一受理食品生产、流通、餐饮服务环节安全和药品、保健用品、化妆品、医疗器械等的研制、生产、流通、使用方面违法行为的投诉举报工作；负责食品药品行政许可受理工作。

（2）食品药品安全政策法规："十二五"期间，陕西省政府颁布了一系列政策法规确保食品药品安全，主要包括以下内容：

一是在食品安全方面，主要包括《陕西省食品生产监督管理办法（试行）》等一系列规范性文件。《陕西省食品生产监督管理办法（试行）》详细规定了食品生产中的原材料采购、食品添加剂、生产过程控制的各项规范及食品仓储运输管理的注意事项。另外，办法中建立了食品质量安全检验、食品召回及监督管理制度，对食品生产、运输环节进行严密监管，确保食品安全。在《陕西省食品生产监督管理办法（试行）》基础上，还颁布了《陕西省食品添加剂监督管理办法（试行）》《陕西省保健食品生产流通许可管理办法（试行）》《陕西省食品药品投诉举报管理办法》《陕西省网络订餐食品安全监督管理办法（试行）》等一系列各类食品监督管理办法，形成了较为完善的食品安全监督管理体系。

二是在药品安全方面，加强对医疗机构药品和医疗器械的管理，保障人体安全有效地使用药品和医疗器械。陕西省人民政府颁布《陕西省医疗机构药品和医疗器械管理办法》，对全省医疗机构，包括医院、妇幼保健院、卫生院、疗养院、门诊部（含个体）、诊所（含个体）、卫生所（室）、急救中心（站）、疾病防治院（所、站）、护理院（站）、社区卫生服务中心（站）等从事疾病预防、诊断、治疗、保健活动的诊疗机构和计划生育技术服务机构的药品及医疗器械的使用进行监管。同时，为进一步加强食品药品安全监督管理，推进诚信体系建设，完善行业禁入和退出机制，落实生产经营者主体责任，对食品药品严重违法行为形成惩戒合力，制定《食品药品安全"黑名单"办法》。

（3）食品药品安全规划：陕西省政府颁布《陕西省"十二五"食品药品安全规划》《陕西省"十三五"食品药品安全规划》，对各个时期的食品药品安全工作的安全基础与发展环境、指导思想与发展目标、主要任务与重要项目、保障措施和落实责任进行明确规定，为食品药品工作开展提供指导。

2. 过程评价

（1）食品药品抽检：在食品安全方面，按时制订并开展食品安全抽检计划，根据陕西省食品药品监督管理局数据，2016 年共完成食品安全监督抽检共 21 435 批次；在药品安全方面，2016 年共完成药品抽验 5750 批次；2015 年共抽验医疗器械产品 505 批次。

（2）食品药品安全风险监测："十二五"期间，陕西省食品安全监管部门围绕违法添加非食用物质和滥用食品添加剂、农产品、食品生产加工、进出口、流通、餐饮消费、禽畜屠宰、保健食品、食品安全风险监测和预警、诚信体系建设等方面进行集中整顿。启动包括化学污染物及有害因素监测、食源性致病菌监测和食源性疾病监测三大内容的食品安全风险监测工作。

2016 年累计报告食源性疾病病例 8590 例，较 2015 年增加 370%；超额完成食品化学污染物及有害因素监测、食品微生物及其致病因子监测，设置风险监测采样点 1186 个，样品完成率达 129%、监测数据完成率达 150%。联合有关单位开展了食品中兽药残留食品安全风险监测。全年备案企业标准 1143 份，发布修订地方标准 8 项，立项 6 项。强化能力建设，组织业务培训，累计培训食品风险监测及标准人员 1150 人次，较上年增加 130%。

（3）食品药品质量公告发布：食品药品安全信息的及时发布能为陕西省居民了解食品安全形势，保护自身权益提供保障。陕西省各级政府食品药品监督管理局根据年度食品抽检计划，及时发布各不合格食品通告。2016 年共发布食品抽检通告 39 次，主要内容包括不合格产品的名称、生产企业、超标项目。并在每季度及每月定时发布《食品安全监督抽检分析情况通告》，对食品安全情况进行统计，总结当前食品安全形势。

陕西省药品质量公告主要内容：药品抽验批次数量及合格率，不符合规定药品的生产单位、生产批号、被抽样单位和不符合规定项目等信息。2016 年陕西省药品质量公告发布频率较 2015 年大幅提升。2016 年陕西省食品药品监督管理局共发布 5 份药品质量公告，较 2015 年 2 份的数量提高 1.5 倍。相比于药品质量公告，陕西省医疗器械质量公告发布频率为每年一次，主要内容包括医疗器械产品抽检批次、合格率及不符合标准规定产品名单。

3. 结果评价

在食品安全方面，按时制订并开展食品安全抽检计划，总体合格率为 97.6%，较上年度 97.9% 下降 0.3 个百分点；不合格产品中主要有微生物污染，超范围、超限量使用食品添加剂，质量指标不符合标准，农药兽药残留不符合标准等问题。在药品安全方面，2016 年药品抽检总体合格率为 98.8%，较上年度 95.5% 增加 3.3 个百分点；不合格产品主要集中在中药材、中药饮片、中成药等方面。2016 年医疗器械质量监督抽验合格率为 97.6%，较上年度增加 0.2 个百分点。

（三）环境卫生工作现状

环境卫生工作目的是为居民提供良好的日常生活环境，包括：生活垃圾与污水处理、卫生设施建设、绿化、饮用水等，与居民健康息息相关。根据 Donabedian 的质量三环节理论，构建陕西省环境卫生工作"结构—过程—结果"评估框架（表 2-58）。

表 2-58　陕西省环境卫生工作现状评估框架

项目	结构	过程	结果
指标	环境卫生政策法规 环境卫生规划 设施建设	农村环境卫生治理 城镇环境卫生治理	生活垃圾处理率 污水处理率 行政村环境卫生

资料来源：政策文件、统计数据

1. 结构评价

（1）环境卫生政策法规：为加强城市市容环境卫生管理，创造良好的生活和工作环境，陕西省政府于 2010 年重新修订了《陕西省城市市容环境卫生条例》，对城市市容环境卫生规划和建设、市容环境卫生责任、市容管理、环境卫生管理等方面做出了详细规定，但目前仍未有专门针对农村卫生环境管理的政策法规。

（2）环境卫生规划：为改善城乡环境卫生，大力提升群众文明卫生素质，促进人民身心健康，2015 年陕西省颁布《陕西省城乡环境卫生整洁行动实施方案（2015—2020 年）》，对各政府部门职责做出详细规定，统筹管控影响健康环境因素，强化社会卫生综合治理。主要包括以下六个方面的重点任务：一是以农村生活垃圾处置为重点，全面治理农村环境；二是以农村生活污水处理为重点，保障饮用水安全；三是大力推进爱国卫生运动，发动群众广泛参与，组织开展爱国卫生运动，清理环境卫生死角；四是大力推进美丽乡村建设；五是大力推进卫生厕所普及；六是大力推进卫生创建活动，组织镇、街道、村、社区、单位等积极参与，推动城乡整洁行动深入发展，提升城乡环境卫生规范化和精细化管理水平。

（3）设施建设：在污水处理设施建设方面，"十二五"期间，陕西省全面落实国家《水污染防治行动计划》（简称"水十条"），顺利实施渭河流域水污染防治三年集中整治，提标改造污水处理厂 94 座，新增污水处理能力 146 万吨/日。开展拉网式排查，封堵非法排污口 173 个。统计数据显示，2011～2015 年陕西省城市污水处理厂数量逐年增加，2015 年城市污水处理厂数量达 34 座，较 2011 年 26 座增长 30.77%；县城污水处理厂数量达 82 座，较 2011 年 62 座增长 32.26%（表 2-59）。

表 2-59　污水处理厂数量　　　　　　　　　　　　　（单位：座）

年份	城市污水处理厂数量	县城污水处理厂数量
2011 年	26	62
2012 年	26	81
2013 年	28	85
2014 年	30	85
2015 年	34	82

统计数据显示，2015 年城市垃圾处理厂数量达 17 座，较 2011 年 14 座增长约 21.43%；县城垃圾处理厂数量达 80 座，较 2011 年 41 座增长约 95.12%（表 2-60）。

表 2-60　城市垃圾处理厂数量　　　　　　　　　　　　　（单位：座）

年份	城市垃圾处理厂数量	县城垃圾处理厂数量
2011 年	14	41
2012 年	13	56
2013 年	13	80
2014 年	14	80
2015 年	17	80

2. 过程评价

（1）农村环境卫生治理："十二五"期间，陕西省以农村连片整治为切入点的生态保护全面推进，被纳入全国农村环境连片整治示范省。根据《陕西省"十三五"环境保护规划（征求意见稿）》，陕西省积极推进农村环境连片整治试点，累计投入 22.3 亿元，开展 56 个县（区）的 363 个乡镇、3800 多个行政村环境整治，560 多万群众受益。同时，创建国家级生态区、生态乡镇、生态村 37 个，省级生态乡镇、生态村 482 个。

在生活垃圾处置方面，实行生活垃圾处置设施统一规划、统一建设、统一管理制度，加大对村镇生活垃圾收集、中转、清运及消纳设施的投入，通过政府购买服务、社会出资、群众筹资等方式建立和稳定保洁员队伍，建立健全村庄保洁制度，推行垃圾就地分类减量和资源回收利用，有条件的地方推广农村生活垃圾"户分类、村收集、镇转运、县处理"模式；农村生活污水处理方面，建设城镇周边的农村地区城镇污水处理管网，加强饮用水水源地环境保护，实施水源保护区污染综合治理；在卫生厕所普及方面，将农村改厕与新农村建设、扶贫开发、移民搬迁等项目结合起来统筹实施，采取建设双瓮式、三格化粪池式、完整下水道水冲式、沼气式农村卫生厕所等形式，加快卫生厕所普及。

（2）城镇环境卫生治理："十二五"期间，陕西省加强生活垃圾与污水处理设施建设，完善垃圾收集、转运体系，在进一步完善大中城市生活垃圾处理设施的基础上，大力推进县城、重点镇生活垃圾无害化处理设施、生活污水处理设施建设，优先支持并加快目前尚未建成设施的城市、县城、重点示范镇建设，缩小各市生活垃圾与污水处理水平的差距，均衡协调发展；严格控制生活污水排放，加大生活垃圾收集力度，提高收集率和收运效率，扩大收集覆盖面；利用已有数字化城市管理信息系统、市政公用设施监管系统和环境监管系统，完善生活垃圾及污水处理设施建设、运营和排放监管体系。

3. 结果评价

（1）污水处理率：城乡污水处理率总体保持增长趋势。2011～2014 年城市污水处理率逐年提高，但在 2015 年有所下降，截至 2015 年年底，城市污水处理率达 91.68%，较 2014 年 91.99% 降低 0.31 个百分点，较 2011 年 85.09% 的水平提高 6.59 个百分点；2011～2014 年县城污水处理率逐年提高，但在 2015 年有所下降，截至 2015 年年底，县城污水处理率达 84.63%，较 2014 年 85.54% 降低 0.91 个百分点，较 2011 年 58.08% 的水平提高 26.55 个百分点；2011～2015 年行政村污水处理率总体保持增长趋势，截至 2015 年年底，行政村污水处理率为 4.13%，较 2011 年 2.99% 的水平提高 1.14 个百分点（表 2-61）。

表 2-61　2011～2015 年陕西省城乡污水处理情况　（单位：%）

年份	城市污水处理率	县城污水处理率	行政村生活污水处理率
2011 年	85.09	58.08	2.99
2012 年	89.45	72.88	3.02
2013 年	89.76	78.88	2.94
2014 年	91.99	85.54	3.92
2015 年	91.68	84.63	4.13

资料来源：陕西省城乡建设统计公报

（2）生活垃圾无害化处理率：城乡生活垃圾无害化处理率总体保持增长趋势。2011～2015 年城市生活垃圾无害化处理能力总体上不断提高，2015 年生活垃圾无害化处理率为 98.07%，较 2011 年 90.53% 的水平提高 7.54 个百分点；2011～2015 年县城生活垃圾无害化处理能力快速提高，2015 年生活垃圾无害化处理率为 91.07%，较 2011 年 37.61% 的水平提高 53.46 个百分点；2011～2015 年行政村生活垃圾处理能力快速提高，2015 年生活垃圾无害化处理率为 53.22%，较 2011 年 31.04% 的水平提高 22.18 个百分点（表 2-62）。

表 2-62　2011～2015 年陕西省城乡生活垃圾处理情况　（单位：%）

年份	城市生活垃圾无害化处理率	县城生活垃圾无害化处理率	行政村生活垃圾无害化处理率
2011 年	90.53	37.61	31.04
2012 年	91.02	60.06	35.88
2013 年	96.81	78.65	41.10
2014 年	95.84	85.05	44.61
2015 年	98.07	91.07	53.22

资料来源：陕西省城乡建设统计公报

（3）行政村环境卫生：行政村集中供水比例快速提高，卫生厕所普及率增长缓慢。在集中供水方面，有集中供水行政村比例快速提高，2015 年有集中供水行政村比例为 71.75%，较 2011 年 53.57% 的水平提高 18.18 个百分点；在行政村卫生厕所普及方面，2015 年陕西省行政村卫生厕所普及率为 51.90%，较 2011 年 49.42% 的水平仅提高 2.48 个百分点（表 2-63）。

表 2-63　陕西省行政村集中供水与卫生厕所普及情况　（单位：%）

年份	有集中供水行政村比例	卫生厕所普及率
2011 年	53.57	49.42
2012 年	58.45	51.53
2013 年	62.11	50.75
2014 年	64.81	—
2015 年	71.75	51.90

资料来源：2015 陕西卫生和计划生育年鉴（年鉴及公报上 2014 年陕西省卫生厕所普及率数据欠缺）

第三章

"健康陕西 2030" 战略指导思想与目标

第一节 指 导 思 想

深入贯彻党的十八大和十八届三中、四中、五中、六中全会精神，认真落实"追赶超越"定位和"五个扎实"要求，牢固树立和贯彻落实新发展理念，坚持新形势下党的卫生与健康工作方针，以人民健康水平为核心，以体制机制改革创新为动力，以普及健康生活、优化健康服务、完善健康保障、建设健康环境、发展健康产业为重点，将健康融入所有政策，积极构建大卫生、大健康的格局，全方位、全周期地维护和保障人民健康。

第二节 基 本 原 则

一、健康优先

把健康摆在优先发展的战略地位，强化政府统筹协调责任，做到健康发展规划优先、财政投入优先、人才保障优先、科技创新优先，将健康理念融入公共政策制定实施的全过程，实现健康与经济社会协调发展的目标。

二、改革创新

坚持政府主导与发挥市场作用相结合，兼顾供给侧改革和需求侧管理，冲破思想观念束缚，破除利益固化藩篱，清除体制机制障碍，深化重点领域和关键环节改革，突出理论创新、制度创新、管理创新、技术创新，构建符合省情民意的促进全民健康的制度体系。

三、科学发展

坚持预防为主、防治结合、中西医并重，推动卫生工作由疾病防治向健康管理、由医疗为主向预防为主转变，推动中医药和西医药相互补充、协调发展，推动健康服务从粗放型发展转变到集约式发展,全面提升健康服务水平。

四、公平可及

维护基本医疗卫生服务的公益性,以强基层、补短板为关键,推动健康领域基本公共服务均等化,逐步缩小城乡、地区、人群间基本健康服务和健康水平的差异,实现全民健康覆盖目标,促进社会公平。

五、共建共享

推动跨部门协同,有效控制影响健康的生态和社会环境危险因素。促进全社会广泛参与,形成多层次、多元化的社会共治共建格局。强化个人健康责任,人人行动、人人努力、人人享有,形成维护和促进健康的强大合力。

第三节　发展目标

到 2020 年,"健康陕西"框架形成,覆盖城乡居民的基本医疗卫生制度基本建立,影响健康的突出问题得到有效解决,人民健康素养水平持续提高,人人享有基本医疗卫生服务和基本体育健身服务,健康产业体系比较完善,健康环境明显改善,主要健康指标达到西部领先水平,为陕西省全面建成小康社会奠定健康基础。

到 2030 年,"健康陕西"基本建成,促进全民健康的制度体系更加完善,人人享有高质量的健康服务和高水平的健康保障,人民更加健康长寿,环境更加健康优美,社会更加健康和谐,各项健康指标大幅提升。

到 2030 年具体实现以下目标:

一、城乡居民健康水平持续提高

健康知识与技能全面普及,居民健康素养水平达到 30%以上;人均期望寿命达到 78.5岁,生存质量显著提高;国民体质测定合格率达到 93%以上,身体素质明显增强。

二、健康环境基本形成

城乡空气质量和地表水质量持续改善,农村生活垃圾收集、转运和处理率达 95%以上,主要健康危险因素得到有效控制。生态绿色、环境友好、健康宜居的生产生活环境基本形成,食品药品安全得到有效保障。

三、健康服务更加优质高效

整合型医疗卫生服务体系和完善的全民健身公共服务体系全面建立,健康保障体系进一步完善,个人卫生支出占卫生总费用的比重下降到24%左右,健康科技创新整体实力位居中西部前列,能够满足群众多样化、差异化健康服务需求。

四、健康产业规模显著扩大

产业发展环境进一步改善,体系完整、结构优化的健康产业体系基本建立,健康产业规模达到0.6万亿元以上,成为陕西省国民经济的重要支柱。

五、健康管理制度体系更加完善

有利于健康促进的政策法规体系进一步完备,各方面制度更加成熟、更加定型,基本实现健康领域治理体系和治理能力现代化。到2050年,"健康陕西"与"富裕陕西、和谐陕西、美丽陕西"同步达标。

2020年和2030年健康陕西建设主要指标如表3-1所示。

表3-1 健康陕西建设主要指标

领域	主要指标	2015年	2020年	2030年
健康水平	人均期望寿命(岁)	75.7	76.7	78.5
	婴儿死亡率(‰)	6.75	6.00	4.00
	5岁以下儿童死亡率(‰)	8.55	7.00	4.50
	孕产妇死亡率(/10万)	14.5	14.0	11.3
	城乡居民达到《国民体质测定标准》合格以上的人数比例(%)	87.2	91.0	93.0
健康生活	居民健康素养水平(%)	8.3	16.0	30.0
	经常参加体育锻炼人数(万人)	1200	1500	2000
	成人吸烟率(%)	29.9	26.0	20.0
健康服务与保障	重大慢性病过早死亡率(%)	17.98	比2015年降低10%	比2015年降低30%
	家庭医生签约率	—	全覆盖	全覆盖
	个人卫生支出占卫生总费用的比重(%)	32.8	30.0	24.0
	每千常住人口执业(助理)医师数(人)	2.1	2.5	3.0
健康环境	农村自来水普及率(%)	81	90	全覆盖
	农村卫生厕所普及率(%)	51.9	85.0	全覆盖
	地级及以上城市空气质量优良天数比率(%)	69.5	78.0	持续改善
	地表水质量达到或好于Ⅲ类水体比例(%)	56.5	72.0	持续改善
	城市生活垃圾无害化处理率(%)	98.07	全覆盖	全覆盖
	农村生活垃圾收集、转运和处理率(%)	53.2	90.0	95.0
	秸秆综合利用率(%)	80	85	全覆盖
健康产业	健康产业总规模(万亿元)	—	0.3	0.6

第四章

"健康陕西 2030" 战略重点研究

第一节　普及健康生活

一、健康生活的概念

德国社会学家马克斯·韦伯将健康生活方式定义为个体依据其生活环境所采取的与健康相关的行为集合模式，而个体的生活机会受多种人口学特征因素的影响。研究成果表明，健康生活方式实质上是一种复杂性、多维度的健康行为模式，主要包括自我实现、健康责任、饮食营养、运动锻炼、社会支持和压力管理六个核心范围。在此基础上，学者对健康生活方式内涵的研究进一步深化，对健康生活方式的内涵层次划分进行了修改，指出其主要包括以下方面：健康行为，如合理膳食、坚持运动、充分睡眠；安全行为，如正确使用急救设施；预防行为，如定期进行体检；降低危险因素行为，如保护环境，杜绝有害健康行为，如吸烟酗酒等不健康卫生习惯。

根据健康生活方式的定义，可以从两个层面阐释健康生活方式的内涵。狭义的健康生活方式是指以促进身体健康和延长寿命为目标的生活方式；广义的健康生活方式是指人们在一定社会条件制约下和在一定价值观指导下所形成的满足自身需要的生活行为特征和其表现形式。总之，健康生活方式是一个复杂多维的行为模式，包括认知、情感或情绪、行为或活动等。它是自发开始的、自愿的、个人选择的，是一个持续的、一致的、长期的但可以改变的行为方式，并成为日常生活的一部分。健康的生活方式可预防疾病、维持或增进健康。

二、健康生活发展现状及问题

（一）健康行为与生活方式现状和问题

1. 居民总体健康素养水平

健康素养是指个人获取和理解基本健康信息和服务，并运用这些信息和服务做出正确决策，以维护和促进自身健康的能力。健康素养是衡量国家基本公共卫生水平和人民群众健康水平的重要指标。

"十二五"期间，陕西省利用电视、广播、报纸、杂志、网站、新媒体和"12320"热线电话7种媒介，策划开设百姓系列栏目，统一标识、资源共享，内容包括权威信息发布、健康信息传播、医患互动交流、求医问药咨询四个方面，以提升居民健康素养水平。同时，加快完善疾病预防、医疗救治、卫生应急、综合监管四大体系建设；实施重点传染病防控、母婴健康、慢性病防治、健康教育和健康促进四大行动，提高群众文明卫生素质。

2012~2015年，陕西省居民健康素养水平逐年提升，根据《2015年陕西省卫生计生事业发展统计公报》，截至2015年，居民健康素养水平为8.30%，较2012年5.51%的水平提高了2.79个百分点，增幅达50.64%。

2. 生活方式

（1）吸烟："十二五"期间，陕西省贯彻卫生部《关于2011年起全国医疗卫生系统全面禁烟的决定》和《国家卫生计生委办公厅关于进一步加强控烟履约工作的通知》，加大《公共场所卫生管理条例》的宣传和执法力度，显著提高公众对烟草危害健康的认识水平，切实减少二手烟危害；开展无烟卫生计生机构、无烟学校、无烟机关、无烟单位创建活动，加快建设无烟环境；严格影视作品中吸烟镜头审查工作，定期播放和刊出烟草控制公益广告及相关知识；倡导在创作作品时突出控烟主题，警示烟草危害，引导公众转变吸烟习俗；加大查处力度，禁止在大众传播媒介或者公共场所、公共交通工具、户外发布烟草广告，禁止向未成年人发送任何形式的烟草广告。

陕西省第五次卫生服务调查数据显示，2013年陕西省15岁及以上人口吸烟率为28.84%，较2008年25.61%的水平提高了3.23个百分点。其中城市为27.18%，稍低于农村的29.81%；陕南、关中、陕北地区的吸烟率分别为27.89%、28.68%、31.16%（表4-1）。

表4-1　陕西省居民吸烟率

区域	吸烟		不吸烟	
	例数（人）	百分比（%）	例数（人）	百分比（%）
城乡				
城市	5023	27.18	13 459	72.82
农村	9370	29.81	22 058	70.19
区域				
陕南	4477	27.89	11 576	72.11
关中	7360	28.69	18 296	71.31
陕北	2556	31.16	5646	68.84
合计	14 393	28.84	35 517	71.16

调查显示，陕西省15岁及以上居民中每天吸烟的比例为25.71%（城市为23.11%，农村为27.24%），非每天吸烟的比例为3.13%（城市为4.07%，农村为2.58%），不吸烟的比例为71.16%（城市为72.82%，农村为70.19%）（表4-2）。

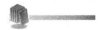

表 4-2　陕西省居民吸烟现状

区域	每天吸		非每天吸		不吸	
	例数（人）	百分比（%）	例数（人）	百分比（%）	例数（人）	百分比（%）
城乡						
城市	4271	23.11	752	4.07	13 459	72.82
农村	8560	27.24	810	2.58	22 058	70.19
地域						
陕南	3906	24.33	571	3.56	11575	72.11
关中	6543	25.50	817	3.18	18296	71.31
陕北	2382	29.04	174	2.12	5646	68.84
合计	12 831	25.71	1562	3.13	35 517	71.16

　　在吸烟量和开始吸烟的年龄方面，调查显示，陕西省居民开始吸烟的平均年龄为 21.58 岁，与 2008 年差别不大。城市和农村相近，分别为 21.54 岁、21.60 岁。陕南、关中、陕北地区居民开始吸烟的平均年龄分别为 21.36 岁、21.87 岁、21.13 岁，均为 21 岁左右。

　　从近一周每天吸烟量来看，吸烟者近一周平均每天的吸烟量为 16.77 支。城市地区吸烟者近一周平均每天吸烟量为 16.09 支，农村地区为 17.12 支。陕南、关中、陕北分别为 16.82 支，16.05 支、18.75 支（表 4-3）。

表 4-3　吸烟量和开始吸烟的年龄

区域	开始吸烟年龄		近一周平均每天吸烟	
	例数（人）	均数（岁）	例数（人）	均数（支）
城乡				
城市	4638	21.54	4570	16.09
农村	9032	21.60	8924	17.12
地域				
陕南	4136	21.36	4094	16.82
关中	7063	21.87	6980	16.05
陕北	2471	21.13	2420	18.75
合计	13 670	21.58	13 494	16.77

　　对不同年龄人员吸烟情况的分析显示，各年龄组的吸烟率呈现中间高、两头低的趋势（表 4-4）。

表 4-4　15 岁及以上居民不同年龄组吸烟情况

年龄组（岁）	吸烟率（%）	每天吸		非每天吸		不吸	
		例数（人）	百分比（%）	例数（人）	百分比（%）	例数（人）	百分比（%）
15～24	15.46	697	12.65	155	2.81	4659	84.54
25～34	28.00	1434	24.57	200	3.43	4202	72.00
35～44	31.95	2928	28.79	321	3.16	6920	68.05
45～54	33.35	3311	30.36	326	2.99	7269	66.65
55～64	31.94	2677	28.95	277	3.00	6294	68.06
65～74	26.76	1310	23.12	206	3.64	4149	73.24
75～	21.40	474	18.41	77	2.99	2024	78.60

（2）饮酒：陕西省第五次卫生服务调查数据显示，陕西省居民饮酒者中每周至少饮酒3次的占 21.07%（城市 20.88%，农村 21.19%），陕南、关中、陕北分别为 31.35%、15.59%、14.87%；每周饮酒 1～2 次的占 26.64%（城市为 26.79%，农村为 26.55%），陕南、关中、陕北分别为 29.26%、24.17%、27.73%；每周饮酒不到 1 次的占 52.28%（城市为 52.33%，农村为 52.26%），陕南、关中、陕北分别为 39.39%、60.24%、57.40%（表 4-5）。

表 4-5　陕西省居民饮酒频率

区域	每周至少 3 次		每周 1～2 次		每周不到 1 次	
	例数（人）	百分比（%）	例数（人）	百分比（%）	例数（人）	百分比（%）
城乡						
城市	718	20.88	921	26.79	1799	52.33
农村	1151	21.19	1442	26.55	2838	52.26
地域						
陕南	991	31.35	925	29.26	1245	39.39
关中	634	15.59	983	24.17	2450	60.24
陕北	244	14.87	455	27.73	942	57.40
合计	1869	21.07	2363	26.64	4637	52.28

饮酒者（每周饮酒至少 1 次）平均每次的饮酒量为 2.39 单位，比 2008 年降低了 1.81 个单位；城市为 2.56 单位，农村为 2.28 单位，分别比 2008 年降低了 1.14 单位、2.12 单位。陕南、关中、陕北地区饮酒者平均每次的饮酒量分别为 2.95 单位、2.63 单位和 3.93 单位。

（3）营养状况：陕西省第五次卫生服务调查数据显示，陕西省男性的超重和肥胖率分别为 12.85% 和 2.47%，女性的超重和肥胖率分别为 11.08% 和 2.05%，性别间差异不大。从年龄来看，45～54 岁人群中超重率最高，为 16.46%（表 4-6）。

表 4-6　不同性别与年龄的体重分布情况

项目	低体重		正常		超重		肥胖	
	例数（人）	百分比（%）	例数（人）	百分比（%）	例数（人）	百分比（%）	例数（人）	百分比（%）
性别								
男性	3657	12.82	20 491	71.86	3665	12.85	703	2.47
女性	4157	14.34	21 022	72.53	3212	11.08	594	2.05
年龄组（岁）								
5 岁及以下	1820	47.98	1253	33.03	222	5.85	498	13.13
5～14	2543	46.96	2404	44.40	292	5.39	176	3.25
15～24	777	13.75	4488	79.41	327	5.79	60	1.06
25～34	281	4.73	4807	80.97	755	12.72	94	1.58
35～44	347	3.42	8091	79.75	1592	15.69	116	1.14
45～54	461	4.36	8223	77.73	1741	16.46	154	1.46
55～64	577	6.70	6750	78.36	1174	13.63	113	1.31
65～74	578	11.41	3832	75.67	588	11.61	66	1.30
75～	430	18.69	1665	72.36	186	8.08	20	0.87
合计	7814	13.59	41 513	72.20	6877	11.96	1297	2.26

从地域分布来看，低体重者占总人口比例为 13.59%，其中城市为 13.31%，农村为 13.76%；体重正常者的占比为 72.20%，城市为 70.12%，农村为 73.42%，城市和农村差别不大；超重者的比例为 11.96%，城市为 14.08%，农村为 10.71%，城市稍高于农村；肥胖者的比例为 2.26%，城市为 2.49%，农村为 2.12%（表 4-7）。

表 4-7　不同区域的体重分布情况

区域	低体重		正常		超重		肥胖	
	例数（人）	百分比（%）	例数（人）	百分比（%）	例数（人）	百分比（%）	例数（人）	百分比（%）
城市	2836	13.31	14 944	70.12	3001	14.08	531	2.49
农村	4978	13.76	26 569	73.42	3876	10.71	766	2.12
合计	7814	13.59	41 513	72.20	6877	11.96	1297	2.26

3. 心理健康

随着经济社会快速发展，生活节奏明显加快，心理应激因素日益增加，焦虑症、抑郁症等常见精神障碍及心理行为问题逐年增多，心理应激事件及精神障碍患者肇事肇祸案（事）件时有发生，老年痴呆症、儿童孤独症等特定人群疾病干预亟须加强，精神卫生工作面临严峻挑战。根据陕西省信息中心《2012—2013 年度陕西省各市居民幸福指数评价报告》，陕西省居民幸福感下降 4.54%，其中心理健康满意度下降最为明显。根据《陕西省精神卫生工作实施方案（2015—2020 年）》，截至 2014 年年底，陕西省累计登记建档的严重精神障碍患者达 11.61 万人，检出率为 3.08‰。

2015 年陕西省共有精神卫生专业机构 89 家，精神科床位 7815 张，精神科医师 847 人，尚有 54 个县（市、区）未开设精神科门诊或心理治疗门诊，全省精神科医师占比为 2.25 名/10 万人，精神科床位密度为 1.51 张/万人。

4. 存在问题

（1）陕西省居民健康素养水平低于全国平均水平：我国于 2008 年开始在全国展开居民健康素养调查，结果显示，中国居民具备健康素养的总体水平仅为 6.48%，2012 年为 8.80%，《2013 年中国居民健康素养监测报告》结果显示 2013 年全国居民健康素养水平为 9.48%，2014 年陕西省居民健康素养水平仅为 7.08%，较同时期西部平均水平 6.93%高 0.15 个百分点，较东部地区平均水平 12.81%低 5.73 个百分点，较中部地区平均水平 7.10%低 0.02 个百分点。

（2）陕西省居民吸烟、饮酒率高于全国平均水平：陕西省成人吸烟率为 29.9%，较全国平均水平 27.7%高 2.2 个百分点，较西部地区平均水平 30.0%低 0.1 个百分点，较东部地区平均水平 25.4%高 4.5 个百分点，较中部地区平均水平 28.3%高 1.6 个百分点。陕西省居民饮酒率高于全国平均水平。第五次卫生服务调查数据显示，2013 年陕西省 15岁及以上居民饮酒率为 18.2%，较全国平均水平 14.7%高 3.5 个百分点；陕西省居民经常饮酒占比（每周至少饮酒 3 次）为 3.8%，较全国平均水平 9.5%低 5.7 个百分点；陕西省饮酒者（每周饮酒至少 1 次）平均每次的饮酒量为 2.39 单位，较全国平均水平 3.20 单位低 0.81 个单位。

（3）精神卫生服务资源短缺且分布不均：截至 2015 年年底，尚有 54 个县（市、区）未开设精神科门诊或心理治疗门诊，全省精神科医师占比为 2.25 名/10 万人，尚未达到 2.8 名/10 万人的国家要求，精神障碍社区康复体系尚未建立，全省精神科床位密度为 1.51 张/万人，低于全国 2.02 张/万人水平，部分地区严重精神障碍患者发现、随访、管理工作仍不到位，监护责任难以落实，部分贫困患者得不到有效救治，依法被决定强制医疗和有肇事肇祸行为的患者收治困难。公众对焦虑症、抑郁症等常见精神障碍和心理行为问题认知率低，社会偏见和歧视广泛存在，讳疾忌医多，科学就诊少。总体上看，陕西省现有精神卫生服务能力和水平远不能满足人民群众的健康需求和国家经济建设、社会管理的需要。

（二）全民健身运动现状和问题

1. 全民健身运动现状

"十二五"期间，陕西省建立起健全多层次、多种类、覆盖城乡的基层体育组织网络，加强社会体育指导员队伍建设，广泛开展进社区、进农村现场服务活动。共建设村级农民体育健身工程 14 871 个、乡镇农民体育健身工程 1198 个、社区健身器材配送工程 2093 个、县级公共体育场馆工程 82 个、全民健身示范区示范带工程 72 个、陕南移民搬迁安置点 591 个、笼式足球场 29 个、拆装式游泳池 10 个等多项体育惠民工程，特别是围绕陕南移民搬迁、集中连片扶贫、渭河综合治理等重大民生工程，积极跟进各项体育惠民工程。公共体育设施覆盖 53% 的行政村，乡镇、社区基本实现全覆盖。根据《陕西省体育局关于体育部门所属大型体育场馆向社会免费低收费开放公示》，体育部门所属的大型体育场馆 2014 年年底均已经实现限时免费开放。

根据陕西省第五次卫生服务调查数据，目前陕西省居民体育锻炼情况如下：

（体育锻炼指每周至少 1 次主动参加体育训练或比赛，如田径、游泳、球类活动等，不包括被动的身体锻炼，如由于工作和生活需要坚持骑车、从事体力劳动等。）

（1）体育锻炼次数：陕西省居民业余时间每周参加体育锻炼者占 24.17%，每周锻炼次数不到 1 次的占 1.69%，1～2 次的占 5.75%，3～5 次的占 5.73%，6 次及以上的占 11.00%。其中城市地区居民中参加体育锻炼的比例为 37.29%，比 2008 年第四次卫生服务调查时（47.45%）降低了 10.16 个百分点；农村地区居民中参加体育锻炼的比例为 16.55%，比 2008 年第四次卫生服务调查时（13.63%）增加了 2.92 个百分点（表 4-8）。

表 4-8　陕西省居民每周锻炼频率

区域	每周锻炼次数									
	6 次及以上		3～5 次		1～2 次		不到 1 次		从不锻炼	
	例数（人）	百分比（%）	例数（人）	百分比（%）	例数（人）	百分比（%）	例数（人）	百分比（%）	例数（人）	百分比（%）
城乡										
城市	3342	18.74	1445	8.10	1409	7.90	454	2.55	11 187	62.72
农村	1999	6.51	1337	4.35	1381	4.49	368	1.20	25 639	83.45
地域										
陕南	1483	9.52	849	5.45	770	4.94	231	1.48	12 248	78.61
关中	3261	13.00	1741	6.94	1794	7.15	518	2.07	17 761	70.83
陕北	597	7.55	192	2.43	226	2.86	73	0.92	6817	86.24
合计	5341	11.00	2782	5.73	2790	5.75	822	1.69	36 826	75.83

（2）体育锻炼强度：居民锻炼强度为轻度者占比最高，为 65.02%，中度者为 33.89%，重度者为 1.08%。城市地区每周参加体育锻炼的陕西省居民中锻炼强度为轻度者占 67.07%，中度者为 31.94%，重度者为 0.99%，农村地区每周参加体育锻炼的陕西省居民中锻炼强度为轻度者占 62.35%，中度者为 36.45%，重度者为 1.20%（表 4-9）。

表 4-9　陕西省居民锻炼的强度

区域	轻度		中度		重度	
	例数（人）	百分比（%）	例数（人）	百分比（%）	例数（人）	百分比（%）
城乡						
城市	4461	67.07	2124	31.94	66	0.99
农村	3169	62.35	1853	36.45	61	1.20
地域						
陕南	2102	63.77	1152	34.95	42	1.27
关中	4717	64.26	2543	34.65	80	1.09
陕北	811	73.86	282	25.68	5	0.46
合计	7630	65.02	3977	33.89	127	1.08

（3）体育锻炼的时间：在参加体育锻炼者中，平均每次锻炼的时间为 48.87 分钟，其中城市为 52.51 分钟、农村为 44.08 分钟；陕南、关中、陕北分别为 52.92 分钟、47.98 分钟和 42.71 分钟（表 4-10）。

表 4-10　陕西省居民体育锻炼的时间

区域	例数（人）	均数（分钟）	标准差
城乡			
城市	6654	52.51	30.80
农村	5071	44.08	33.40
地域			
陕南	3284	52.92	38.59
关中	7333	47.98	29.62
陕北	1108	42.71	26.00
合计	11 725	48.87	32.22

2. 存在问题

（1）陕西省经常参加体育锻炼人数占比低于东部平均水平：截至 2014 年年底，根据陕西省体育局"十二五"末在全省开展的《陕西省全民健身实施计划（2011—2015 年）》评估统计，陕西省经常参加体育锻炼的人数约为 1200 万人，占总人口比例达 35.0%。根据《全民健身计划（2011—2015 年）》实施效果评估结果显示，我国经常参加体育锻炼的人口比例为 33.9%。陕西省经常参加体育锻炼的人数所占比例为 35.0%，排名居于全国各省（直辖市、自治区）第 13 位，在西部 12 个省（直辖市、自治区）排名第 5 位，在中部和西部 20 个省（直辖市、自治区）中排名第 5 位。较东部地区平均水平 38.1% 低 3.1 个百分点，较西部地区平均水平 32.7% 高 2.3 个百分点，较中部地区平均水平 32.5% 高 2.5 个百分点（图 4-1）。

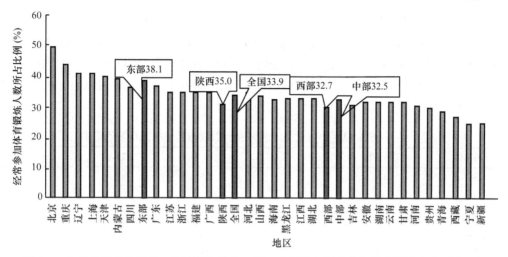

图 4-1 全国各省（直辖市、自治区）及东、西、中部地区经常参加体育锻炼人数所占比例

（2）陕西省居民体育锻炼次数低于全国平均水平：陕西省居民业余时间每周参加体育锻炼者占 24.17%，较全国平均水平 27.80% 低 3.63 个百分点，其中，每周锻炼次数 6 次及以上的占 11.00%，较全国平均水平 13.40% 低 2.40 个百分点；3～5 次的占 5.73%，较全国平均水平 7.60% 低 1.87 个百分点；从不锻炼人数占比 75.83%，较全国平均水平 70.30% 高 5.53 个百分点。

（3）城市居民体育锻炼强度低于西部平均水平：陕西省居民锻炼强度为重度者占比为 1.08%，较全国 1.20% 平均水平低 0.12 个百分点。城市地区每周参加体育锻炼的陕西省居民中锻炼强度为轻度者占 67.07%，较西部地区 65.00% 平均水平高 2.07 个百分点；中度者为 31.94%，较西部地区 33.80% 平均水平低 1.86 个百分点，重度者为 0.99%，较西部地区 1.20% 平均水平低 0.21 个百分点。

（三）健康教育现状及问题

1. 健康教育资源现状

（1）健康教育机构及人员数量："十二五"期间，陕西省健康教育机构数量基本保持稳定，健康教育机构数量由 2011 年 121 个增长至 2015 年 123 个，其中，专业健康教育机构数量由 2011 年 4 个增长至 2015 年 5 个；健康教育机构编制人员数量有所增长，由 2011 年 451 人增长至 2015 年 478 人，增幅为 5.99%（表 4-11）。

表 4-11 2011～2015 年陕西省健康教育机构及人员数量

机构分类	2011 年	2012 年	2013 年	2014 年	2015 年
健康教育机构（个）	121	120	120	123	123
专业健康教育机构（个）	4	4	4	4	5
健康教育机构编制人数（人）	451	427	465	466	478

（2）健康教育人员结构

1）在学历结构方面："十二五"期间，陕西省健康教育机构人员低学历（大专及以下学历)人数占比有所降低,高中学历人数占比由 2011 年 4.5%下降至 2015 年 3.3%,降低 1.2 个百分点;中专学历人数占比由 2011 年 16.7%下降至 2015 年 14.1%,降低 2.6 个百分点。高等学历(大学本科及研究生学历)人数占比有所提高,大学本科学历人数占比由 2011 年 28.9%上升至 2015 年 32.1%,提高 3.2 个百分点;研究生学历人数占比由 2011 年 2.3% 上升至 2015 年 3.3%,提高 1.0 个百分点(表 4-12)。

表 4-12   2011~2015 年陕西省健康教育机构人员学历结构   (单位:%)

学历结构	2011 年	2012 年	2013 年	2014 年	2015 年
高中	4.5	3.4	3.0	4.3	3.3
中专	16.7	19.8	19.1	15.9	14.1
大专	47.6	44.4	46.1	45.8	47.2
大学本科	28.9	29.6	28.7	32.3	32.1
研究生	2.3	2.8	3.0	1.7	3.3

2)在职称结构方面:"十二五"期间,陕西省健康教育机构人员无职称人数占比有所降低,由 2011 年 32.8%下降至 2015 年 31.5%,降低 1.3 个百分点;初级职称人数占比有所提高,由 2011 年 37.6%上升至 2015 年 38.7%,提高 1.1 个百分点;中级职称人数占比有所降低,由 2011 年 25.1%下降至 2015 年 24.4%,降低 0.7 个百分点;高级职称人数占比呈现波动变化趋势,2011 年占比最低,为 4.5%,2014 年占比最高,为 6.1%(表 4-13)。

表 4-13   2011~2015 年陕西省健康教育机构人员职称结构   (单位:%)

职称结构	2011 年	2012 年	2013 年	2014 年	2015 年
无职称	32.8	34.6	32.8	32.1	31.5
初级	37.6	34.9	38.1	37.0	38.7
中级	25.1	24.4	24.2	24.9	24.4
副高	4.2	5.2	4.7	5.8	4.9
正高	0.3	0.6	0.3	0.3	0.5

(3)健康教育经费:"十二五"期间,陕西省健康教育机构财政项目经费(特指在本级财政立项的健康教育项目经费,不包含人头费)快速增长,由 2011 年 893.7 万元增长至 2015 年 3569.5 万元,同时,本级卫生计生行政部门拨付经费呈现波动变化趋势,2012 年经费数量最低,为 929.2 万元,2014 年经费数量最高,为 2437.6 万元;其他来源的项目经费受突发事件影响较大,呈现剧烈变化趋势(表 4-14)。

表 4-14   2011~2015 年陕西省健康教育经费   (单位:万元)

年份	财政项目经费	本级卫生计生行政部门拨付经费	其他来源的项目经费
2011 年	893.7	1898.6	19.3
2012 年	697.9	929.2	5.0
2013 年	745.6	1108.9	4.0
2014 年	1479.2	2437.6	2.0
2015 年	3569.5	1045.0	157.0

（4）健康教育设备及设施："十二五"期间，陕西省健康教育机构设备数量及设施规模总体保持稳定增长趋势，其中，办公用房面积由 2011 年 8602 平方米增长至 2015 年 14 217 平方米，增幅达 65.3%；照相机数量由 2011 年 163 个增长至 2015 年 194 个，增幅达 19.0%；摄像机数量由 2011 年 74 个增长至 2015 年 92 个，增幅达 24.3%；专业设计用电脑数量由 2011 年 179 台增长至 2015 年 217 台，增幅达 21.2%；多媒体投影设备数量由 2011 年 94 台增长至 2015 年 103 台，增幅达 9.6%（表 4-15）。

表 4-15 2011～2015 年陕西省健康教育设备及设施

年份	办公用房面积（平方米）	照相机（个）	摄像机（个）	专业设计用电脑（台）	多媒体投影设备（台）
2011 年	8602	163	74	179	94
2012 年	6639	169	81	183	94
2013 年	9901	179	83	165	102
2014 年	10 209	182	87	205	100
2015 年	14 217	194	92	217	103

2. 健康教育能力建设现状

（1）进修及培训："十二五"期间，陕西省健康教育机构进修（在高校、研究所、上级业务机构脱产学习≥1 个月）人数保持稳定，培训次数有所增长，其中，举办培训班（上级和本级组织的健康教育专业技能培训，不包括项目工作的启动总结等）次数由 2011 年 4539 次增长至 2015 年 7566 次，增幅达 66.7%；项目培训（与项目工作相关的会议、培训等，可包括以会代训）次数由 2011 年 2198 次增长至 2015 年 4646 次，增幅达 111.4%（表 4-16）。

表 4-16 2011～2015 年陕西省健康教育进修及培训情况

年份	进修（人次）	培训班（次）	项目培训（次）
2011 年	2	4539	2198
2012 年	2	6684	3104
2013 年	1	4169	3779
2014 年	2	4955	6035
2015 年	2	7566	4646

（2）合作项目："十二五"期间，陕西省健康教育机构合作项目数量总体保持增长趋势，由 2011 年 54 个增长至 2015 年 143 个，增长约 1.6 倍。其中，国家级项目数量逐年增长，由 2011 年 29 个增长至 2015 年 101 个，增长约 2.5 倍；国际项目、省级项目、地市级项目、区县级项目数量波动较大（表 4-17、图 4-2）。

表 4-17 2011～2015 年陕西省健康教育机构合作项目情况 （单位：个）

年份	国际项目	国家级项目	省级项目	地市级项目	区县级项目
2011 年	7	29	5	6	7
2012 年	4	33	16	5	8
2013 年	2	69	26	16	13
2014 年	2	80	12	8	14
2015 年	4	101	12	22	4

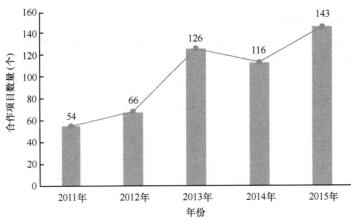

图 4-2 2011～2015 年陕西省健康教育机构合作项目数量

（3）发表健康教育文章："十二五"期间，陕西省健康教育机构发表健康教育文章数量总体保持增长趋势，由 2011 年 59 篇增长至 2015 年 149 篇，增长约 1.5 倍。其中，国家级报刊/期刊数量由 2011 年 2 篇增长至 2015 年 19 篇，增长 8.5 倍；省级报刊/期刊数量由 2011 年 45 篇增长至 2015 年 118 篇，增长约 1.6 倍；地市级报刊/期刊数量波动较大（表 4-18、图 4-3）。

表 4-18　2011～2015 年陕西省健康教育机构发表健康教育文章情况　（单位：篇）

年份	国家级报刊/期刊		省级报刊/期刊		地市级报刊/期刊	
	科普文章	学术论文	科普文章	学术论文	科普文章	学术论文
2011 年	0	2	38	7	8	4
2012 年	1	1	23	8	7	2
2013 年	1	0	77	10	2	0
2014 年	6	6	44	6	8	3
2015 年	8	11	105	13	12	0

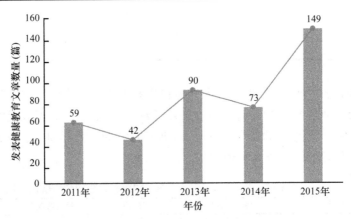

图 4-3 2011～2015 年陕西省健康教育机构发表健康教育文章数量

3. 健康教育服务提供现状

（1）公众健康教育活动次数："十二五"期间，陕西省健康教育机构开展公众健康教育活动次数总体保持增长趋势，由 2011 年 1722 次增长至 2013 年 3302 次，2014 年略有下降，但在 2015 年快速增长至 7721 次，较 2011 年增长约 3.5 倍（图 4-4）。

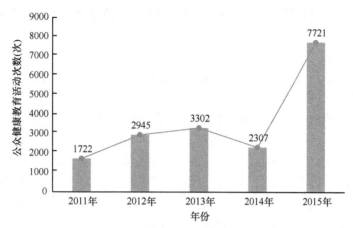

图 4-4 2011～2015 年陕西省健康教育机构公众健康教育活动次数

（2）媒体宣传："十二五"期间，陕西省健康教育机构传统媒体（电视台、广播电台、报刊）宣传活动数量呈现先增后降的趋势。其中，与电视台合办栏目个数由 2011 年 84 个增长至 2013 年 368 个，2015 年降低至 288 个，栏目总时长由 2011 年 3025 小时增长至 2013 年 12 867 小时，2015 年降低至 6274 小时；与广播电台合办栏目个数由 2011 年 43 个增长至 2013 年 65 个，2015 年降低至 43 个，栏目总时长由 2011 年 1887 小时增长至 2013 年 5208 小时，2015 年降低至 1247 小时；与报刊合办栏目个数由 2011 年 30 个增长至 2014 年 48 个，2015 年降低至 42 个，刊登次数由 2011 年 302 次增长至 2013 年 1050 次，2015 年降低至 742 次。相比之下，网站等新型健康教育宣传媒体保持逐年增长趋势，主办网站数由 2011 年 31 个增长至 2015 年 98 个，增长约 2.2 倍（表 4-19）。

表 4-19 2011～2015 年陕西省健康教育机构传统媒体宣传活动情况

| 年份 | 与电视台合办栏目 | | 与广播电台合办栏目 | | 与报刊合办栏目 | | 主办网站数 |
	个数（个）	总时长（小时）	个数（个）	总时长（小时）	个数（个）	刊登次数（次）	（个）
2011 年	84	3025	43	1887	30	302	31
2012 年	103	6949	39	1906	30	286	36
2013 年	368	12 867	65	5208	33	1050	60
2014 年	277	7236	56	4746	48	852	74
2015 年	288	6274	43	1247	42	742	98

（3）典型健康教育项目

1）陕西省 "12320" 卫生计生热线。陕西省 "12320" 卫生计生热线是由陕西省卫生计生委主办、陕西省卫生宣传教育中心承办，是陕西省卫生部门构建多层次、全方位、立体型公共服务体系的重要组成部分，2013 年 10 月 28 日开通试运行，主要致力于为三秦百姓的健康生活保驾护航。陕西省 "12320" 卫生计生热线的服务宗旨是"宣传政策法规，传播健康知识，回应群众关切，服务三秦百姓"，主要职能包括健康知识咨询、政策法规咨询、专家在线咨询、心理咨询、预约挂号、热线戒烟干预和投诉举报 7 个方面。目的在于畅通卫生系统与人民群众沟通渠道，传播卫生政策信息和健康防病知识，接受社会公众举报投诉等相关问题，最大限度地为群众提供公共卫生政策和健康保健知识的咨询服务，以期满足广大群众日益增长的健康需求，实行卫生政务信息公开，进一步密切政府与人民群众的联系。

陕西省"12320"卫生计生热线开通运行至今，服务方式不断创新，服务方式已经从开通之初简单的人工服务、语音留言发展成了现在的集人工服务、语音留言、电子邮件、传真、微博、微信、网站、短信平台于一体的相对实用、高效、便捷的接听、投诉、受理渠道。另外，服务内容也不断完善。2015 年将原"陕西省'12356'阳光计生服务热线"职能正式并入省"12320"卫生计生热线，具体服务内容进一步扩展至计生法规政策咨询服务、计生技术咨询服务、流动人口计生管理咨询服务，受理计生投诉举报和意见建议等。

截至 2015 年年底，"12320"卫生计生热线受理健康咨询 6.6 万件、发送微博 1.9 万条，总阅读量达 588.7 万人次；微信开通半年来，粉丝量已超过 10.5 万；网站编发信息 6645 篇，点击量达 9.5 万人次，取得了良好的工作效果。

2）"百姓健康"系列宣传栏目。在陕西日报开办专版，每周设定一个宣传主题，主要面向各级党政机关干部；创办《三秦百姓健康》杂志，每月一期，主要面向各级卫生计生专业机构和学校、大型公共场所、宾馆、商场等免费发放；在陕西电视台开办栏目，邀请省内外知名医学、营养等专家现场访谈，每期 50 分钟，周一至周五黄金时段播出，主要面向全省中老年群体；在陕西广播电台开设节目，采取专家访谈形式宣传健康知识，每天播出 20 分钟，主要面向居家养老、流动人口和司机朋友；开设"百姓健康"门户网站，分门别类及时传播健康知识，并与省卫生计生委门户网相链接；在微信、微博等新媒体上，结合各种卫生计生宣传日和季节性疾病发病规律，定期发布提示性健康信息，主要面向中青年人群。

为确保"百姓健康"系列宣传栏目的宣传质量和宣传效果，栏目运行模式为政府出经费、专家唱主角、公众来参与；基本定位是搭建权威信息的发布平台、健康信息的传播平台、求医问药的咨询平台、医患互动的交流平台；遵循坚持公益性、专业性和权威性，去除行政化和商业化的原则，并提出三条准则：一是不与药商、医疗器械商等合作，不做任何医疗广告，不以获取利润为目的；栏目所需经费由省财政预算列支，每年 3000 万元；二是不报道工作动态，不报道会议消息，不报道领导个人活动；三是坚持宣传产品的统一性和工作推进的全省整体性。定期召开选题策划会和质量评审会，统一指导栏目制作，统一宣传主题，统一宣传时间。省级制作的栏目资源无偿提供给各市、县、区和各医疗卫生单位使用，实现资源共享，全省上下联动。在宣传对象上，将农村、基层、大众作为重点，贴近实际、贴近生活、贴近群众。在宣传内容上，遵循防病治病规律，组织专业团队，科学严谨编稿，发布权威信息，传播健康理念。在组织推广上，建立栏目专家咨询委员会及首席专家团队，参与栏目策划和审定，整合卫生计生宣传资源，建立考核评估机制，纳入年度目标责任考核，重点考核栏目的群众收视率、阅读率和人群健康素养知识知晓率，推进栏目规范、科学运行。

"百姓健康"系列宣传栏目成为政府传播健康科普知识的主渠道，深受群众欢迎。截至 2015 年年底，累计制作播出电视节目 1258 期、广播节目 315 期；编发报纸专刊 114 期、杂志 33 期 266 万册；第三方评估表明，群众对"百姓健康"系列栏目的知晓率达 92%，满意度均在 95% 以上。2014 年 6 月《人民日报》内参刊登题为《陕西启动<百姓健康>系列宣传惠及民众》的文章。2016 年 6 月新华社内参以陕西搭建科普平台强化"健康陕西"为题，对"百姓健康"系列健康教育宣传栏目再次报道，国家卫生计生委李斌主任、崔丽副主任给予充分肯定。

4. 存在问题

进修是提高人员专业技术能力的有效途径之一，陕西省健康教育人员在一定程度上存在进修培训不足的问题。2011～2015 年陕西省健康教育机构进修（在高校、研究所、上级业务机构脱产学习≥1 个月）人次数分别为 2 人次、2 人次、1 人次、2 人次和 2 人次，而同时期编制人员数量已达到 451 人、427 人、465 人、466 人和 478 人，进修人次数未随人员数量的增加而有所提高。因此，陕西省健康教育机构在人员进修方面仍需进一步加大培训力度。

三、普及健康生活的主要任务

（一）实施健康教育促进行动

1. 完善健康教育服务体系

健全省、市、县三级健康教育专业机构，建立专业化、社会化健康教育队伍，强化健康管理服务和健康技能培训。构建以专业健康教育机构为引领、公共卫生机构和基层卫生服务机构为骨干、医疗机构为支撑的健康教育体系，建立以健康促进为核心、社区为基础、家庭为单位、学校与工矿企业和公共场所为重点的健康教育工作模式。建设一批区域健康教育服务示范基地，建立省级健康评估监测中心和健康教育科普馆，健全覆盖全省的健康素养和生活方式监测体系。建成 1 个省级和 2～4 个市级健康教育服务示范基地，建立省级健康评估监测中心和健康教育科普馆。开展健康素养促进行动，健康中国行活动，健康家庭行动。

2. 推动健康传播全民覆盖

立足于转变观念和提高健康素养，创新健康传播形式和内容，做强做优陕西省"百姓健康"系列宣传栏目，推进省、市、县（区）开设电视健康频道，统筹传统媒体和新媒体资源建设健康科普传播平台。围绕影响群众健康的主要因素和问题，建立共建共享的健康素养基本知识和技能传播资源库，完善核心信息发布制度。实施全民健康素养促进行动，广泛开展健康教育"进医院、进学校、进机关、进企业、进社区、进家庭"活动和健康促进县（区）创建，普及健康素养知识，发展健康文化，实现从微健康向全健康转变。健全完善健康法规体系，规范健康科普传播管理，整顿媒体健康养生节目、栏目和医疗广告，严禁假借普及健康知识名义兜售保健品、药品，严厉查处趋利性误导宣传，净化健康宣传市场。预计 2020 年和 2030 年全省居民健康素养水平达到 16% 和 30%。

3. 强化学校健康教育

将健康教育纳入国民序列教育体系，建立学校健康教育专职师资培训制度，根据不同年龄、不同学习阶段身体发育特点，制订针对性健康教育的计划，保证学生人手一册健康教育读本，引导青少年从小养成健康文明生活习惯。制订健康教育课和体育课质量评价指标，纳入各教育阶段课程体系和学校考核指标体系，开展学生体质监测，加强校园传染病、常见病预防和控制。中小学健康教育教学每学期安排6～7课时，高等学校开设健康教育讲座。到2020年，实现全省中小学校医配置全部到位，实现学校卫生健康教育信息化管理。

（二）塑造自主自律的健康行为

1. 引导合理膳食

完善并实施《全省食物与营养发展实施计划（2014—2020年）》，开展减少烟草危害行动，推进以减盐、减油、减糖及健康口腔、健康体重、健康骨骼为重点的全民健康生活方式自我行动。实施临床营养干预计划，全省二级以上医院全面配备营养师。制定发布陕北、陕南、关中居民膳食指南，引导居民自觉优化食物结构，养成科学膳食习惯。以控油、限盐、降脂为核心，以控制慢性病发生为目标，广泛开展示范健康食堂和健康餐厅创建活动。2020年，人均日食用盐摄入量下降到8克左右、油脂摄入量下降到40克以下，人均日蛋白质摄入量78克，5岁以下儿童生长迟缓率控制在7%以下；2030年，全省居民营养缺乏疾病发生率显著下降，人均日食用盐摄入量下降到6克左右、油脂摄入量下降到35克以下，居民超重、肥胖的增长速度明显放缓。

2. 开展控烟限酒

创建无烟机关、无烟学校、无烟单位，落实领导干部公共场所带头禁烟，推动各级党政机关、教育和卫生计生系统等率先建成无烟环境。推进西安市和省级控烟立法，全面开展公共场所禁烟。加强戒烟干预服务，推动医疗机构设立戒烟门诊，规范戒烟咨询指导服务。2020年全省成人吸烟率下降到25%以下；2030年，实现室内公共场所全面禁烟，全省成人吸烟率下降到18%以下。把预防酗酒和严禁酒后驾车纳入健康教育重要内容，提倡中午不喝酒、晚上不喝白酒、不劝酒，控制酒精摄入量。

3. 促进心理健康

加强全省心理健康服务体系和工作网络建设，实施心理健康指导专业人才培训，推进医疗机构设置心理健康咨询科（室）提供临床心理护理服务。加强心理健康问题基础性研究和专业心理咨询服务机构建设，在学校、社区、机关、企事业单位和流动人口聚集地推广设立心理咨询室，提供心理咨询服务。加大对重点人群和特殊职业人群心理问题早发现和及时干预力度，开展心理健康知识和自我调节技巧宣传教育。加强严重精神障碍患者报告登记和救治救助管理，全面推进精神障碍社区康复服务。县级以上组建突发事件心理危机干预队伍，推进心理援助热线、心理咨询志愿者队伍和网络平台建设。2020年，严重精神障碍患者管理率达到80%以上；2030年，重点人群心理健康问题得到关注和及时疏导，常见精神障碍防治和心理行为问题识别干预水平显著提高，实现精神障碍社区康复服务全覆盖。

4. 控制不良行为

以青少年、育龄妇女、流动人群及性传播风险高危行为人群为重点，开展性健康、性道德和性安全宣传教育与干预，扩大公共留宿场所安全套免费发放范围，减少意外妊娠和性病、艾滋病等疾病传播。建立社会综合治理、多部门协作机制，推进全省戒毒网点建设，加强药物维持治疗与强制隔离戒毒、社区戒毒社会康复的衔接，形成集生理脱毒、心理健康、就业扶持、回归社会于一体的戒毒康复模式，最大限度地减少毒品危害。

（三）广泛开展全民健身运动

1. 完善健身公共服务体系

统筹规划全民健身公共设施，加强公共体育场（馆）、健身中心（广场）等场地设施建设，形成省、市、县（区）、乡镇（街道）、社区（行政村）五级公共体育设施网络。在现有公园、园林增设健身步道、健身器械，面积不低于 1/5，将有条件的公园、园林改造为体育主题公园。优化城市停车场地布局，规划设立自行车道，鼓励和支持工作场所建设适当的健身活动场地。完善政策保障，鼓励社会资本加大对体育设施建设的投入，促进公共体育场地设施和单位、学校体育场地设施向社会免费或低收费开放。加强全民健身组织网络建设，扶持和引导社区体育组织和体育社团发展，建成一批青少年和社区、农村体育俱乐部，推广体育总会、协会 4+X 体育组织体系模式，发挥老年体协作用，推进省、市、县级国民体质监测与健身指导中心建设，建立和完善陕西省国民体质基础数据库，开展运动风险评估。加强社会体育指导员队伍建设。2020 年，新建社区公共体育设施覆盖率达到 80%，乡镇和村级公共体育设施覆盖率达到 70%，全省人均体育场地面积达到 1.8 平方米，城镇社区实现 15 分钟健身圈全覆盖；2030 年，人均体育场地面积达到 2.3 平方米以上，农村公共体育设施覆盖率超过 80%，公共体育设施开放率达 100%，公办学校体育设施开放率达到 80%；省、市、县各级体育社团基本健全，体育组织网络向社区、农村延伸，普遍建有便捷健身活动站点。

2. 广泛开展群众性健身运动

全面落实省政府《陕西省全民健身实施计划（2016—2020 年）》，普及科学健身知识和健身方法，推动全民健身生活化。实施国家体育锻炼标准，发展群众健身休闲活动，丰富和完善全民健身体系。依托体育健身专业机构开发推广适合不同人群、不同地域特点的特色运动项目，鼓励机关、企业事业单位和镇村（社区）组织开展形式多样的全民健身赛事活动，形成"一市一品牌""一行一品牌""一县一特色"的全民健身文化产品。全面普及广播操、工间操、眼保健操，组织开展全民健身日、"日行万步"健步走、漫步跑等经常性活动。2020 年和 2030 年，全省经常参加体育锻炼的人数分别达到 1500 万和 2000 万。

3. 加强体医融合和非医疗健康干预

发布体育健身活动指南，建立、完善针对不同人群、不同环境、不同身体状况的运动处方库，推动形成"体医结合"的疾病管理与健康服务模式，发挥全民科学健身在健康促进和慢性病预防等方面的积极作用。加强全民健身科技创新平台和科学健身指导服务站建设。预计到 2020 年和 2030 年，国民体质合格率分别达到 91% 和 93% 以上。

4. 促进重点人群体育活动

制订实施青少年、妇女、老年人、职业群体及残疾人等特殊群体的体质健康干预计划。加强学校体育工作，实施青少年体育活动促进计划，优化体育课时和运动项目设置，培养体育爱好，基本实现青少年熟练掌握1项以上体育运动技能，学生校内每天体育活动时间不少于1小时。全面推行义务段学校4节体育课，高中3节体育课。建设中小学体育工作信息化管理平台。到2020年，全省学校体育办学条件总体达到国家标准。全省年度青少年体育活动举办达到县、区无空白，学校体育场地设施与器材配置基本达标，学生每周参与体育活动达到中等强度2次以上，国家学生体质健康标准优秀达标率在20%以上；2030年，学校体育场地设施与器材配置达标率达到100%，青少年学生每周参与体育活动达到中等强度3次以上，国家学生体质健康标准优秀达标率在25%以上。加强科学指导，促进妇女、老年人积极参与全民健身，推动残疾人康复体育和健身体育广泛开展。

第二节　建设健康环境

一、健康环境的概念

环境是指围绕人群的空间及其中能直接或间接影响人类生存和发展的各种因素的总和，是一个非常复杂的庞大系统，由多种环境介质和环境因素组成。环境是世界表面物质和现象与人类发生相互作用的各种自然及社会要素构成的统一体，是人类生存发展的物质基础，也是与人类健康密切相关的重要因素。

根据环境受人类活动影响的情况，可将其分为原生环境和次生环境。原生环境是指天然形成的未受或少受人为因素影响的环境，其中存在着大量对人体健康有益的因素，如清洁并含有正常化学成分的空气、水、土壤，充足的阳光和适宜的小气候，秀丽的风光等。原生环境中也存在着一些对人体健康不利的因素，如由于地壳中某些元素过多或过少，当地居民通过饮水、食物等途径摄入这些元素过多或过少而引起的某些特异性疾病，称为生物地球化学性疾病。次生环境是指受人为活动影响形成的环境。人类在改造自然环境和开发利用自然资源的过程中，为自身的生存和发展提供了良好的物质生活条件，但也对原生环境造成了一定的影响。

根据环境要素的属性及特征，可将其分为自然环境、人工环境和社会环境。自然环境是指围绕人类周围的自然界，它包括大气、水、土壤、生物和各种矿物资源等，是人类赖以生存和发展的物质基础。人工环境是经过人类改造，改变其原有面貌、结构特征的物质环境，如城市、乡镇等。社会环境是人类通过长期有意识的社会劳动，所创造的物质生产体系、积累的文化所形成的环境，由政治、经济、文化、教育、人口、风俗习惯等社会因素构成。

本研究从环境与健康的角度出发，诠释环境全新定义：健康环境是指所有存在于人之外、与人类健康发展相关并促进人类健康的物理、化学、生物因素，以及所有与其相关的人文、社会因素。优良、和谐、稳定的健康环境能为人类健康发展提供基础、支持和保证，是健康陕西的重要组成部分。本节将健康环境分为自然环境、生活环境、工作环境展开研究。

（一）自然环境

自然环境是指人类周围的客观物质世界，包括大气、水、土壤等。自然环境是人类生存和发展的物质基础，人类不仅依赖于自然环境而生存，还要开发、利用和改造自然环境。人类通过新陈代谢不断地与自然环境进行物质和能量交换，良好的自然环境是人类健康的基础保障。

（二）生活环境

生活环境是指除自然环境外，与人类生活居住、休闲娱乐和社会交往密切相关的场所，一个优美、和谐、健康的生活环境是居民健康的基本条件。生活环境按城乡区域划分，可以分为城市环境和农村环境。

（三）工作环境

工作环境是指人类劳作过程中，存在于人类之外的所有因素的总和。劳动环境是工作环境的重要组成部分。每个劳动者都长期暴露在各种各样的工作环境中，良好的工作环境可以促进员工身心健康；相反，不良的、污染的工作环境不仅对劳动者的健康造成长期的影响，而且也给政府增加巨额的疾病经济负担。职工长期工作在不健康的环境中，会引起相应的职业相关性疾病——职业病。职业病是指企业、事业单位和个体经济组织的劳动者在职业活动中，因接触职业病危害因素而引起的疾病。

二、健康环境建设现状及问题

（一）自然环境现状及问题

1. 空气环境现状

"十二五"期间，陕西省开展"治污降霾·保卫蓝天"行动，全面落实国家"大气十条"，铁腕推进"减煤、控车、抑尘、治源、禁燃、增绿"六大措施。拆改燃煤锅炉7580台共2.02万蒸吨，关中地区在2014年扭转了以前年度6%～7%及以上的燃煤增长，开始以3%幅度下降。累计淘汰黄标车及老旧车38.1万辆，其中2005年年底前注册运营的黄标车全部淘汰。率先在全省全面供应国Ⅴ汽柴油，提前3年达到国家要求。实行建筑施工"洒水、覆盖、硬化、冲洗、绿化、围挡"六个100%，西安市、咸阳市冬季出土工地停止施工。实施严于国家标准的关中地区污染物排放限值，西安市西郊热电厂环境问题得到解决。严格划定城市高污染燃料禁燃区，秸秆、垃圾焚烧现象明显减少。

统计数据显示，2010～2013年陕西省空气质量优良天数比例稳定在85%以上。但在2014年，空气质量优良天数比例跌至63.10%，空气环境质量严重恶化。2015年，陕西省空气质量优良天数比例为69.50%，比2014年提高6.40个百分点，空气环境质量状况有所好转（图4-5）。

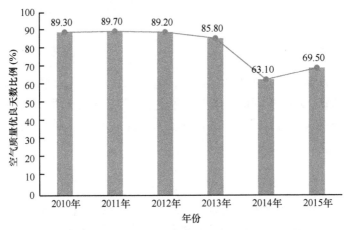

图 4-5 2010～2015 年陕西省空气质量优良天数比例

资料来源：陕西省人民政府《2015 年陕西省环境状况公报》

2. 水环境现状

"十二五"期间，陕西省以"一河两江"为重点的水污染防治初显成效。创新渭河流域跨省污染治理机制，推动上下游污染共治，开创全国省际间上下游河流生态补偿。渭河干流消灭黑臭，如期实现变清目标，高于国家要求并提前一年完成。认真落实汉江、丹江流域水质保护行动方案，通过兴建污水垃圾处理设施、关停"两高"企业、综合整治重金属等举措，汉江、丹江水质稳定保持优良水平。全面启动陕北重要河流水污染防治，延河、无定河水质保持稳定。全省 23 个水质国控断面劣 V 类水质的比例由 2010 年的 37.5%下降到 2015 年无劣 V 类断面；Ⅲ类及以上水质断面由 2010 年的 12.5%提高到 73.9%，超额完成国家"十二五"规划目标。

统计数据显示，陕西省水体环境质量稳步提高，水质达到或好于Ⅲ类水体比例由 2010 年的 46.40%上升至 2015 年 56.50%水平，提升了 10.10 个百分点，增幅达 21.77%（图 4-6）。

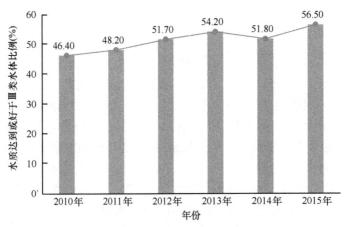

图 4-6 2010～2015 年陕西省水质达到或好于Ⅲ类水体比例（%）

资料来源：陕西省人民政府《2015 年陕西省环境状况公报》

3. 存在问题

（1）空气环境质量不容乐观：2015 年，全国地级及以上城市优良天数比例为 76.70%，陕西省 13 个市（区）空气质量平均优良天数比例为 69.50%，低于全国平均水平 7.20 个百分点。陕西省空气质量平均优良天数比率排名位于全国第 24 位，在西部 12 个省（直辖市、自治区）中排第 12 位，在中部和西部 20 个省（直辖市、自治区）中排第 18 位。比东部地区平均水平 72.53%低 3.03 个百分点，比中部地区平均水平 74.56%低 5.06 个百分点，比西部地区平均水平 82.81%低 13.31 个百分点（图 4-7）。

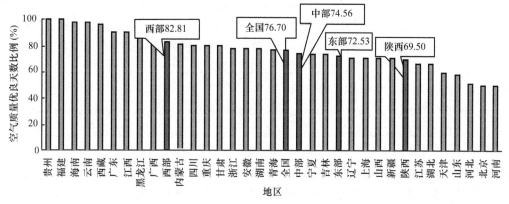

图 4-7　2015 年全国各省（直辖市、自治区）及东、中、西部地区空气质量优良天数比率

另外，空气主要污染物指标仍高于国家标准。可吸入颗粒物（PM_{10}）方面，陕西省各市（区）年均值为 76～168 微克/米^3，平均为 109 微克/米^3，均超过新标准年均值二级标准（≤70 微克/米^3）。细颗粒物（$PM_{2.5}$）方面，各市（区）年均值为 38～92 微克/米^3，平均为 59 微克/米^3，均超过新标准年均值二级标准（≤35 微克/米^3）。

（2）水环境质量处于全国较低水平：2015 年，全国地表水达到或好于Ⅲ类水质比例为 64.50%，陕西省河流水质达到或好于Ⅲ类水体比例为 56.50%，低于全国平均水平 8 个百分点，在全国各省市中排名第 23 位，在西部 12 个省市中排名第 11 位，在中部和西部 20 个省市中排名第 17 位。比东部地区平均水平 58.40%低 1.9 个百分点，比中部地区平均水平 66.68%低 10.18 个百分点，比西部地区平均水平 76.25%低 19.75 个百分点（图 4-8）。

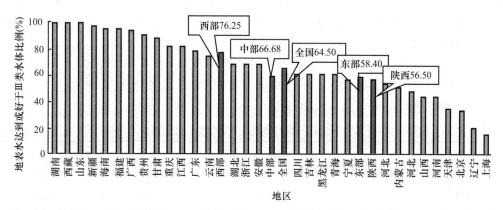

图 4-8　2015 年全国省（直辖市、自治区）及东、中、西部地区地表水达到或好于Ⅲ类水体比例

（二）生活环境现状及问题

1. 食品药品安全现状

"十二五"期间，陕西省食品安全监管部门围绕违法添加非食用物质和滥用食品添加剂，食品生产加工、进出口、流通、餐饮消费、禽畜屠宰、食品安全风险监测和预警、诚信体系建设等方面进行集中整顿。启动包括化学污染物及有害因素监测、食源性致病菌监测和食源性疾病监测三大内容的食品安全风险监测工作。同时，为进一步加强食品药品安全监督管理，推进诚信体系建设，完善行业禁入和退出机制，落实生产经营者主体责任，对食品药品严重违法行为形成惩戒合力，制定《食品药品安全"黑名单"办法》，在食品药品安全工作上取得了良好的工作效果。

在食品安全方面，按时制订并开展食品安全抽检计划，根据《陕西省食品药品监督管理局关于 2016 年食品安全监督抽检分析情况的通告》数据，2016 年共完成食品安全监督抽检共21 435 批次，总体合格率为 97.6%，较上年度下降 0.3 个百分点。不合格产品中主要有微生物污染，超范围、超限量使用食品添加剂，质量指标不符合标准，农药兽药残留不符合标准等问题。

在药品安全方面，陕西省各级药品安全监督管理部门加大力度查办制售假劣药品，深入开展非药品冒充药品专项整治，规范药品市场秩序。根据陕西省食品药品监督管理局数据，2016 年共完成药品抽验 5750 批次，不合格药品 73 批次，总体合格率为 98.8%，较上年度提高 3.3 个百分点。不合格产品主要集中在中药材、中药饮片、中成药等方面。根据陕西省食品药品监督管理局发布的《陕西省医疗器械质量公告》，2015 年陕西省共抽验医疗器械产品 505批次，检测项目符合标准规定产品 492 批次，合格率为 97.4%，较上年度提高 1.7 个百分点。

2. 城乡环境卫生现状

（1）城镇环境卫生现状：在污水处理方面，根据《陕西省"十三五"环境保护规划（征求意见稿）》，"十二五"期间，陕西省全面落实国家"水十条"，顺利实施渭河流域水污染防治三年集中整治，提标改造污水处理厂 94 座，新增污水处理能力 146 万吨/日。开展拉网式排查，封堵非法排污口 173 个。

"十二五"期间，陕西省城镇污水处理能力总体保持提高趋势。统计数据显示，2011～2014 年陕西省城市污水处理厂数量逐年增加，污水处理率逐年提高，污水处理能力不断提升，但在 2015 年有所下降，截至 2015 年年底，城市污水处理率达 91.68%，较 2014 年 91.99%降低 0.31 个百分点；2011～2014 年陕西省县城污水处理厂数量逐年增加，污水处理率逐年提高，污水处理能力不断提升，但在 2015 年有所下降，截至 2015 年年底，县城污水处理率达 84.63%，较 2014 年 85.54%降低 0.91 个百分点（表 4-20）。

表 4-20　2011～2015 年陕西省城镇污水处理情况

年份	城市		县城	
	污水处理厂数量（座）	污水处理率（%）	污水处理厂数量（座）	污水处理率（%）
2011 年	26	85.09	62	58.08
2012 年	26	89.45	81	72.88
2013 年	28	89.76	85	78.88
2014 年	30	91.99	85	85.54
2015 年	34	91.68	82	84.63

资料来源：陕西省住房和城乡建设厅《2015 年陕西省城乡建设统计公报》

在城镇绿化方面,根据《陕西省"十三五"环境保护规划(征求意见稿)》,"十二五"期间,陕西省先后启动实施了"新一轮"退耕还林工程,造林绿化498万亩,保护恢复湿地146万亩,退耕还林56万亩。

"十二五"期间,陕西省城镇绿化水平逐年提高。在建成区绿化覆盖率方面,截至2015年年底,城市建成区绿化覆盖率为40.82%,较2011年39.16%提高1.66个百分点,增幅达4.24%,县城建成区绿化覆盖率为31.00%,较2011年23.21%提高7.79个百分点,增幅达33.56%。

在建成区绿地率方面,截至2015年年底,城市建成区绿地率为34.54%,较2011年32.90%提高1.64个百分点,增幅达4.98%,县城建成区绿地率为26.63%,较2011年18.60%提高8.03个百分点,增幅达43.17%。

在人均公园绿地面积方面,截至2015年年底,城市人均公园绿地面积为12.66平方米,较2011年11.50平方米提高1.16平方米,增幅达10.09%,县城人均公园绿地面积为9.36平方米,较2011年6.59平方米提高2.77平方米,增幅达42.03%(表4-21)。

表4-21 2011～2015年陕西省城镇绿化情况

年份	城市			县城		
	建成区绿化覆盖率(%)	建成区绿地率(%)	人均公园绿地面积(平方米)	建成区绿化覆盖率(%)	建成区绿地率(%)	人均公园绿地面积(平方米)
2011年	39.16	32.90	11.50	23.21	18.60	6.59
2012年	40.76	33.76	11.66	26.04	21.41	7.53
2013年	40.52	34.10	11.85	28.11	23.58	8.20
2014年	40.76	34.29	12.58	28.42	24.37	8.39
2015年	40.82	34.54	12.66	31.00	26.63	9.36

资料来源:陕西省住房和城乡建设厅《2015年陕西省城乡建设统计公报》

在城镇垃圾处理方面,陕西省贯彻落实《陕西省"十二五"城镇生活垃圾无害化处理设施建设规划》,加强生活垃圾处理设施建设,完善垃圾收集、转运体系,在进一步完善大中城市生活垃圾处理设施的基础上,大力推进县城、重点镇生活垃圾无害化设施建设,优先支持目前尚未建成设施的城市、县城、重点示范镇加快建设,缩小各市生活垃圾处理水平的差距,均衡协调发展;加大生活垃圾收集力度,提高收集率和收运效率,扩大收集覆盖面;加强监管能力建设,充分利用已有数字化城市管理信息系统、市政公用设施监管系统和环境监管系统,完善生活垃圾处理设施建设、运营和排放监管体系。

2011～2015年陕西省城镇垃圾处理能力总体保持提高趋势。2011～2013年城市生活垃圾处理能力逐年提高,2014年略有降低,截至2015年年底,城市垃圾处理厂数量达17座,2011～2015年城市生活垃圾处理能力总体上不断提高,2015年生活垃圾无害化处理率为98.07%,较2011年提高7.54个百分点;2011～2015年县城生活垃圾处理能力快速提高,截至2015年年底,县城垃圾处理厂数量达80座,生活垃圾无害化处理率为91.07%,较2011年提高53.46个百分点(表4-22)。

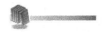

表 4-22　2011～2015 年陕西省城镇生活垃圾处理情况

年份	城市		县城	
	垃圾处理厂数量（座）	生活垃圾无害化处理率（%）	垃圾处理厂数量（座）	生活垃圾无害化处理率（%）
2011 年	14	90.53	41	37.61
2012 年	13	91.02	56	60.06
2013 年	13	96.81	80	78.65
2014 年	14	95.84	80	85.05
2015 年	17	98.07	80	91.07

资料来源：陕西省住房和城乡建设厅《2015 年陕西省城乡建设统计公报》

（2）行政村环境卫生现状：根据《陕西省"十三五"环境保护规划（征求意见稿）》，"十二五"期间，陕西省以农村连片整治为切入点的生态保护全面推进，被纳入全国农村环境连片整治示范省。陕西省积极推进农村环境连片整治试点，累计投入 22.3 亿元，开展 56 个县（区）的 363 个乡镇、3800 多个行政村环境整治，560 多万群众受益。同时，创建国家级生态区、生态乡镇、生态村 37 个，省级生态乡镇、生态村 482 个。

统计数据显示，2011～2015 年陕西省行政村生活污水与垃圾处理能力逐年提高。在集中供水方面，截至 2015 年年底，有集中供水行政村比例为 71.75%，较 2011 年提高 18.18 个百分点，增幅达 33.94%；在生活污水处理率方面，截至 2015 年年底，行政村生活污水处理率为 4.13%，较 2011 年提高 1.14 个百分点，增幅达 38.13%；在生活垃圾收集方面，截至 2015 年年底，有生活垃圾收集点行政村比例为 53.22%，较 2011 年提高 22.18 个百分点，增幅达 71.46%；在生活垃圾处理方面，截至 2015 年年底，行政村生活垃圾处理率为 25.51%，较 2011 年提高 15.49 个百分点，增幅达 154.59%（表 4-23）。

表 4-23　陕西省行政村生活污水与垃圾处理情况　　　　　　　（单位：%）

年份	有集中供水行政村比例	生活污水处理率	有生活垃圾收集点行政村比例	生活垃圾处理率
2011 年	53.57	2.99	31.04	10.02
2012 年	58.45	3.02	35.88	12.63
2013 年	62.11	2.94	41.10	16.66
2014 年	64.81	3.92	44.61	19.42
2015 年	71.75	4.13	53.22	25.51

资料来源：陕西省住房和城乡建设厅《2015 年陕西省城乡建设统计公报》

另外，在行政村卫生厕所普及方面，截至 2015 年年底，陕西省行政村卫生厕所普及率为 51.90%，较 2010 年提高 6.56 个百分点，增幅达 14.47%（图 4-9）。

3. 存在问题

在食品药品安全方面，根据《陕西省"十三五"食品药品安全规划》（陕食药监发〔2016〕62 号），目前陕西省食品药品安全仍存在以下突出问题：从食品安全的形势看，环境因素

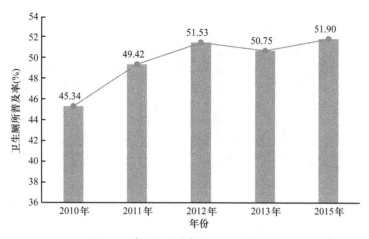

图4-9 陕西省行政村卫生厕所普及率

资料来源：陕西省卫生和计划生育委员会《2015陕西卫生和计划生育年鉴》

导致的食品污染日趋显现，农兽药残留超标问题易发、多发，非法添加、滥添加等问题屡禁不止。食品安全面临着体量大、食性杂、企业规模小、农业投入品使用多、舆论多变等复杂形势。"多、小、散、乱、差"的状况短期难以改变；从药品安全的形势看，药品安全面临着企业规模化、标准化程度低，产品低水平重复，部分药品质量较差，技术创新能力弱，药品申报质量不高，营销模式复杂等安全问题。

在环境卫生方面，根据《2015中国卫生和计划生育统计年鉴》和《2015年陕西省环境状况公报》，陕西省农村自来水普及率与卫生厕所普及率均处于较低水平。在农村自来水普及率方面，2014年陕西省自来水普及率仅为40.20%，较全国平均水平79.00%低38.8个百分点，为全国各省（直辖市、自治区）最低水平；在卫生厕所普及率方面，2015年，陕西省卫生厕所普及率为55.40%，较全国平均水平77.89%低22.49个百分点，在全国30个省（直辖市、自治区）中排名第29位，在西部11个省市排名第10位（图4-10、图4-11）。

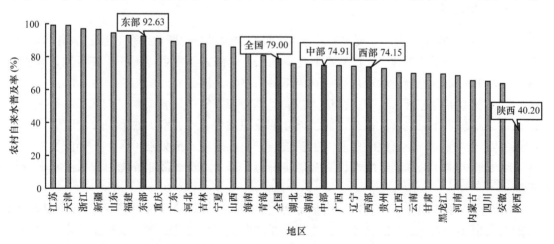

图4-10 2014年全国、各省（直辖市、自治区）及东、中、西部地区农村自来水普及率

资料来源：中华人民共和国环境保护部《2015中国环境状况公报》

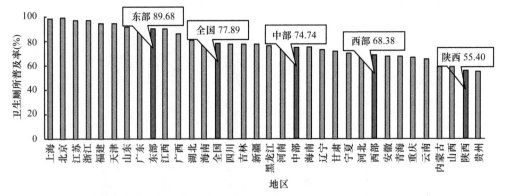

图4-11 2015年全国、各省(直辖市、自治区)及东、中、西部地区农村卫生厕所普及率

资料来源:中华人民共和国环境保护部《2015中国环境状况公报》

(三)职业环境现状及问题

1. 职业环境现状

根据《陕西省人民政府关于进一步加强职业病防治工作的意见》(陕政发〔2013〕17号),陕西省存在职业病危害因素的企业有3.5万余家,接触矽尘、煤尘、棉尘、水泥尘、锰、苯、铅、一氧化碳、硫化物、噪声、高温、电磁场等有害因素的从业人员约52万人,职业病报告数逐年上升,平均每年报告新增病例1000余例,肺尘埃沉着病占职业病患者总数超过80%。

2015年起,陕西省实施《重点职业病监测与职业健康风险评估项目》,项目方案由国家卫生计生委疾控局统一制定。项目要求各职业健康检查机构通过职业病与职业卫生信息监测系统报告职业健康检查信息,2016年陕西省提供数据的94家职业健康检查机构共体检了127 644人次,其中重点职业病体检88 905人次,重点职业病占总体检人数的69.6%。

2. 存在问题

(1)政府监管主体责任需要进一步落实:政府层面没有把职业病预防摆到应有的位置,职业病防治责任制还不健全,没有把职业病防治工作纳入年度目标责任考核范围,有的地区没有职业病防治规划,职业病防治宣传培训力度不足。

(2)职业卫生监管人员少,执法力量弱:部分市级安全监管局受机构人员编制制约,尚未设立专职职业卫生管理机构,而已设立职业卫生科(处、室)的市级安全监管局又因编制所限人员偏少,与繁重的职业卫生执法业务不相适应。部分县(区)安全监管局无职业卫生专职机构,工作推进缓慢,措施落实不力,部分监管干部业务能力和执法水平亟须提高。

(3)用人单位职业卫生管理工作基础薄弱:部分用人单位没有设置专门管理机构,配备的人员也多为兼职,有的管理人员缺乏必要的职业卫生管理知识,没有健全完善的职业卫生管理制度。部分用人单位职业病危害防护设施投入不足,生产设备简陋,工艺技术落后,个人防护用品配备不到位,劳动者上岗前、在岗期间、离岗时的体检率低,职业健康监护档案不健全。对工作场所职业病危害项目既不申报,也未按照要求开展建设项目职业卫生"三同时"工作。职业病危害严重的岗位普遍存在劳务外包问题，职业病危害因素超标现象严重。

（4）职业卫生宣传教育不到位，针对性不强：部分用人单位开展的职业健康培训没有突出本行业领域特点，培训内容也不够全面。重点岗位员工职业健康防护意识不强，不能正确佩戴个人防护用品。劳务外包农民工对职业病危害认识不足，自我防护知识十分欠缺，不佩戴防护用品从事有毒、有害作业的现象十分普遍。

三、建设健康环境的主要任务

（一）实施城乡环境卫生整洁行动

1. 开展健康城市、健康村镇创建

针对影响健康的环境因素和主要健康问题，依据健康城市标准编制健康城市建设规划，完善城市规划、市政建设、道路交通、社会保障、医疗服务等公共政策，建立健全健康城市、健康村镇建设指标和评价体系，全面开展健康影响评估评价。实施"健康细胞"建设工程，广泛开展健康社区、健康村镇、健康单位、健康家庭等示范建设。到 2020 年，"健康细胞"建设全面开展，已建成的国家卫生城市全部启动健康城市建设，2030 年覆盖80%的城市。

2. 深化卫生城镇建设

完善创建工作机制和标准体系，强化健康政策融入、规划建设保障和持久管理能力，推进卫生城镇高标准创建、高水平管理。大力推进卫生县城、卫生镇村、卫生单位与健康促进县（区）创建融合开展。到 2020 年，全省国家卫生县城占比达 80%以上，国家卫生城市和省级卫生县城实现全覆盖，城市生活垃圾无害化处理率实现全覆盖；2030 年，90%以上县城建成国家卫生县城。

3. 推进"美丽乡村"建设

采取政府倡导、政策激励、规范标准、城乡联动等方式，加强环境管理队伍建设，持续开展以治脏、治乱、治差为重点的环境清洁行动，加快农村环境卫生基础设施建设，推动城市环卫基础设施向乡村延伸。加快推广秸秆生物学处理、沼气等高效低碳环保技术和产品，建立污水排放、卫生厕所建设和生活垃圾分类、收集、转运、处理新模式。建立省和市、县分级承担工作机制。每年按 750 元/户支持财政省管县实施 10万座改厕项目，按 600 元/户支持非财政省管县实施 5 万座改厕项目。预计到 2020 年，建成宜居示范村庄 3200 个、美丽乡村 1000 个，30%的农村实现社区化，农村生活垃圾收集、转运和处理率达到 75%，秸秆综合利用率达到 85%，农村卫生厕所普及率达到 85%以上；到 2030 年，农村生活垃圾收集、转运和处理率达到 95%以上，农村卫生厕所和秸秆综合利用全覆盖。

（二）统筹治理影响健康环境因素

1. 实施大气污染防治行动

全面落实国家淘汰落后产能政策和《陕西省"治污降霾·保卫蓝天"五年行动计划（2013—2017年）》，加快推进燃煤企业、燃煤锅炉、机动车尾气、道路及建筑工地扬尘等重点污染源整治，禁止农作物秸秆、城市清扫废物、园林废物、建筑废弃物等生物质的露天焚烧。建立区域复合型大气污染控制联动机制，加强群众监督机制建设，全面实施大气排污总量控制，推进餐饮油烟污染治理，完善重度及以上污染天气区域联合预警机制，加强联防联控。加强大气污染防治技术研究，大力发展清洁能源和绿色建筑，优化城市综合交通体系，加快城市及周边绿化和防风固沙林建设，推进城市空气质量持续改善。实施"煤改气""油改气"工程，积极推进电能替代，到2020年，实现全省非化石能源消费比重提高至13%，天然气消费比重提高到13%左右。实施燃煤电厂超低排放和节能改造工程，所有现役电厂每千瓦时平均煤耗低于310克、新建电厂低于300克。实施20家重点行业挥发性有机物综合整治工程。2020年，设区市空气优良天数比率达78%；2030年设区市空气质量持续改善。

2. 实施河流流域水体清净行动

实施渭河流域水污染防治、汉丹江流域水质保护及陕北水污染治理行动，强化地下水管理和保护，推进地下水超采区治理与污染综合防治，开展地下水污染修复，加强集中式饮用水源地建设和管理。实施农村饮水安全巩固提升工程，提高农村集中供水率、自来水普及率、水质达标率和供水保证率，全面建成"从源头到龙头"的饮水安全保障体系。到2020年，新（扩）建城镇污水处理设施370座，城市和县城污水处理率分别达到95%、85%；完成28个重要饮用水水源地达标建设，规模化养殖场（小区）配套建设废弃物处理设施比例达到75%；全面实施污水处理厂升级改造，强化污水收集处理与重污染水体治理，力争全部达到一级A排放标准。2020年全省主要河流好于Ⅲ类水体比例超过72%，农村自来水普及率达到90%；2030年，全省主要河流水质持续改善，农村自来水全面普及。

3. 实施土壤环境整治行动

启动土壤污染状况详查，开展土壤污染治理与修复，加大重金属污染防治力度，加强核与辐射全过程环境风险管理，强化固体废物资源利用和环境监管。建立农用地土壤环境分类管理制度，全面规范农业面源污染处置。实施工业污染源排污许可管理和全面达标排放计划，加强工业园区污水、垃圾处理设施建设，建立排污台账，实现持证按证排污。加强工、矿企业环境监管和风险排查，加快淘汰高污染、高环境风险的工艺、设备和产品，以钢铁、水泥、石化等行业为重点，推进企业达标排放改造。开展污染土壤环境调查和风险评估，优化土壤环境监测点位，实施"绿、黄、红"分级管理。加快淘汰敏感区域周边的有色金属冶炼、采选矿等行业，开展土壤治理修复和风险控制试点，完成5个农用地、5个建设用地污染治理示范工程。

4. 实施环境健康评估监测

建立健全全省环境与健康监测、调查和风险评估制度，完善技术管理体系。环保部门全面建成覆盖污染源监测、环境质量监测;卫生计生部门建成人群暴露监测和健康效应监测的环境与健康综合监测网络及风险评估体系。划定环境与健康高风险区域,并颁布项目负面清单;制订环境与健康高风险项目清单,建立重点项目健康风险评估机制和重大决策听证论证制度。推进统一共享的环境信息公开平台建设,全面建立县级及以上城市空气质量信息和对人群健康影响信息发布机制。

(三)完善食品药品供应保障体系

1. 加强食品安全监管

健全食品安全监管体系,持续打击生产经营假冒伪劣食品行为,加强以小作坊、小饭桌、街头摊贩和食品网络销售企业为重点的高风险食品安全整治。完善食品安全地方标准体系和企业标准备案,落实企业标准主体责任。加强省、市、县(区)食品质量检验检测能力建设,建设43家县级食品安全检验检测机构,其中32家区域性检验中心、11家一般检验机构,严格把控从农田到餐桌的每一道防线,实现食源性疾病报告网络全覆盖。加快产业结构调整,推动无公害农产品和绿色有机食品快速发展。全面推行标准化、清洁化农业生产,控制农业面源污染。建立食用农产品全程追溯协作机制和食品安全风险预警机制,推进食品监测资源整合与信息共享。加快推进食品安全信用体系建设,完善"黑红榜"制度。实施安全示范市(县)创建工程。开展食品安全专项整治,开展"安全示范街""安全示范店"和"安全示范农贸市场"创建活动,实现点、线、面、区域协同食品安全创建目标。实施农产品质量安全提升工程。建设无公害农产品标准化示范基地200个,创建省级农产品标准化示范县30个和园艺作物标准园及畜禽标准化规模养殖场200个。认定无公害农产品产地500个、无公害农产品1500个、绿色食品100个、有机农产品100个、登记保护地理标志农产品40个。建设安全农产品和农资综合运营服务平台、农副产品质量安全追溯公共服务平台,推进农业精准化生产和全过程可追溯。

2. 强化药品安全保障

实施药物生产、流通、使用全过程、全品种电子监管,完善中药材和药品生产及医疗机构制剂等质量管理规范。强化放射性药品、麻醉药品、毒性药品及精神药品、药品类易制毒化学品等特殊药品管理,建立健全药品不良反应和药物滥用监测制度、药品上市后再评价制度。全面建成药品及医疗器械全过程质量管理和质量公告定期发布制度。完善药品价格形成机制、集中采购政策和药品抽验工作机制,健全问题药品与退市药品召回处置制度。开展医药企业信用等级评价,建立企业诚信档案。完善保健品、化妆品和药品广告审批管理,开展虚假广告整治行动。到2020年,基本建成食品药品安全重点产品追溯体系,以县为单位食品药品安全风险监测覆盖率达到100%;2030年,全省实现食品药品安全质量全系统联动、全过程监管、全品种覆盖、全链条追溯,建成食品药品最安全省区。

(四)强化公共安全保障体系

1. 强化安全生产

健全安全生产长效机制,构建"党政统一领导、政府依法监管、行业严格自律、企业全面负责、职工积极参与、社会支持监督"的安全生产格局。完善陕西省安全生产事故行政责任追究办法，全面落实"党政同责、一岗双责、失职追责"的安全生产责任制度。加快构建风险等级管控、隐患排查治理两条防线，强化科技支撑与应急处置能力建设，实施煤矿治本攻坚、非煤矿山安全水平提升、危险化学品生产企业搬迁、寄递物流安全管理等工程，有效遏制重、特大事故发生。

2. 实施公路生命安全防护工程

加强道路交通安全设施设计、规划和建设，以道路交通"平安行"活动为抓手，治理公路安全隐患，严格道路运输和交通安全监管，落实运输企业安全生产责任，提高机动车驾驶人和交通参与者综合素质。强化安全运行监管能力和安全生产基础支撑，加强城市交通安全管理，优先发展公共交通，实行机动车总量调控。大力开展交通安全法规和安全常识宣传教育，规范交通秩序，切实维护校车安全，确保交通事故发生率和死亡率逐年下降。到 2020 年和 2030 年，力争实现道路安全事故万车死亡率分别下降 15% 和 30%。

3. 加强全社会安全教育

建立全省伤害综合监测体系，研究开发重点伤害干预技术指南和标准。创新环境和产品设计，完善家庭、学校和幼儿园建筑安全设施，建立儿童玩具和用品安全监管制度，制定以社区和儿童游乐场所为重点的公共设施安全性评估标准，实施校外和社区伤害干预计划，减少儿童溺水和老年人跌落的现象，预防和减少自杀、意外中毒事件发生。建立消费品质量安全事故强制报告制度和产品伤害监测体系，推进重点领域质量安全监管，减少消费品安全伤害。

4. 推进职业健康危害源头治理

开展职业病危害基本情况普查，健全实施针对性健康干预措施。完善重点职业病监测与职业病危害因素监测、报告和管理网络，建立分级分类监管机制，实施职业病高危险企业重点监管和重点行业领域职业病危害专项治理行动，落实用人单位职业病防护主体责任，完善职业卫生管理制度，控制职业病和职业伤害发生。

5. 提升突发事件应急能力

构建应对巨灾的预案、队伍、物资保障、监测预警体系，建立健全联动机制和社会力量参与机制。建设省、市、县、乡四级应急平台和卫生应急指挥决策系统，提升重、特大突发事件快速处置能力。建立全省立体化紧急医学救援体系，提升突发事件紧急医学救援能力。建设一批基层应急体验基地，提升公众应急意识和自救互救能力。加强进境动植物检疫风险评估准入管理，提高国际动植物疫情疫病及有害生物入省防控能力。建设应急平台体系，加快应急平台综合应用系统、三维地理信息系统建设，加强关中 37 个县和杨凌区、西咸新区、韩城市应急移动平台及全省县级固定应急平台建设，实现省、市、县三级应急指挥平台互联互通和资源共享。预计 2020 年突发公共卫生事件预警信息响应率达到 95% 以上。到 2030 年，建立起保障有力、调动便捷、学科完善的紧急医学救援网络，突发事件卫生应急处置能力和紧急医学救援能力达到全国先进水平。

第三节 优化健康服务

一、健康服务的概念

健康是人类的基本需求和权利，也是社会进步的重要标志和潜在动力；健康服务作为国家健康政策的主要实现载体，也是人类获得健康的主要渠道，其安全质量、可及性与公平性，都越来越受到政府、公众和社会各界的关注与重视。准确界定健康服务的定义，厘清其内涵外延，是正确分析当前健康服务供需现状的基本前提，也是科学制订今后健康服务发展目标的重要依据。

现有文献大多将健康服务等同于卫生服务，因此认为，狭义的健康服务是指医疗卫生系统借助一定的卫生资源，向居民提供公共卫生、医疗、保健、康复等各种活动的总称。之所以将此称为狭义的健康服务，是因为这个定义比较局限和狭隘，仅仅将健康服务框定在医疗卫生系统内部，而没有从"大健康"的层面，把涉及健康的其他非医疗卫生领域如体育健身、健康保障、优生优育等包含进来。广义的健康服务，是指所有与健康相关的服务的总称。对于"服务"的定义，有学者认为，"服务"是指为他人做事并使他人从中受益的一种有偿或无偿的活动。据此，我们给出广义的"健康服务"定义：健康服务是指以满足群众健康需求为目的，以专业卫生服务为主体，以社会健康服务为导向，由政府或民间非企业机构提供的有偿或无偿活动的总称。

（一）健康服务的内涵

从我们给出的广义的健康服务定义来看，其内涵包括服务对象、服务目的、服务效果与本质属性。

1. 健康服务对象

健康服务的对象是"人"，既指个体自然人，也指群体和整个社会。个体是健康服务的具体实施对象。健康服务只有通过满足每一个个体的健康需要，使每一个个体在生理、心理、社会适应、道德等方面达到健康状态，才能实现人群健康和整个社会的健康。

2. 健康服务目的

健康服务是居民实现健康的手段，通过优质的健康服务，满足居民健康需要，进而达到不仅没有疾病和虚弱，而且保持身体、心理和社会适应各方面完好的健康状态。

3. 健康服务效果

健康服务的效果，简单来说就是使人获得并保持健康，具体来讲，体现在维持、修复和增进健康。"获得"，既包含"从无到有"，也包含"从有到优"。需要指出的是，任何健康服务都是围绕人的生理健康、心理健康、社会适应健康、道德健康这四个层次的健康需要进行的。因此，健康服务在这四个层次都可体现出维持、修复和增进健康的效果。

4. 健康服务的本质属性

健康服务的本质属性是一种服务活动，因此它具有服务活动的一般特性。服务活动具有四个方面的一般特性，即无形性、不可分性、易变性和时间性。

（1）无形性：指服务效果是无形的。在提供服务之前，服务提供者只能描述服务后可能带来的效果，但这种效果是看不见、尝不到、摸不着的。顾客必须信任服务提供者，服务提供者可以在增强顾客信心方面发挥一定的作用，如通过制定服务品牌、利用名人等来为服务创造信任感。患者在接受医疗服务之前，只能信任医院、信任医生，但他无法看见、无法尝到、无法摸到服务的效果。

（2）不可分性：指服务与其来源是不可分的，不管这种来源是人或是机器。虽然服务效果是无形的，但它与服务来源密不可分。例如，去省级医院看专家门诊和去社区医院看普通门诊，其效果来源于医院的检查治疗设备和医生的诊疗水平。这也意味着，能享受某专家服务的患者人数受到该专家服务时间的限制。

（3）易变性：也称差异性，指不同的服务者，以及面对不同的服务对象，其效果是不同的。例如，某专家的手术水平比某年轻医生要好，该专家在为不同对象进行手术的时候，其手术质量会根据不同手术对象的具体情况而有所不同。

（4）时间性：即服务不能储存。服务提供的过程也是服务消费的过程，这个过程耗费的时间不能推迟也不能提前。

（二）健康服务的外延

1. 公共卫生服务

公共卫生服务是一种成本低、效果好的服务，但又是一种社会效益回报周期相对较长的服务。公共卫生服务主要包括基本公共卫生服务和重大公共卫生服务项目。基本公共卫生服务是指由疾病预防控制机构、卫生监督机构、传染病医院、职业病医院、妇幼保健院，以及城市社区卫生服务中心、乡镇卫生院等城乡基层医疗卫生机构向全体居民提供的公益性公共卫生干预措施，如传染病预防、计划免疫、精神卫生、职业卫生、公共卫生事件应急处理和妇幼保健等，主要起疾病预防控制作用。重大公共卫生服务项目是指有针对性地解决影响重点人群健康的突出问题。各地可根据当地实际情况选择重大公共卫生服务项目，如针对农村妇女的孕产妇住院分娩补助、增补叶酸、农村妇女"两癌"检查等服务项目。

2. 优生优育服务

优生优育服务指整合医疗卫生、人口计生、妇幼保健和社会早教等部门资源，向社会提供"孕、生、养、育、教"系列服务，具体指妇幼保健院、妇儿医院、基层医疗卫生机构、计划生育指导机构、生殖服务机构、幼托早教机构等提供的孕前健康体检、产前健康检查、月子中心、科学育儿的健康教育、幼托早教等服务。

3. 医疗服务

这里的医疗服务专指医疗卫生机构（包括各级各类公立医院、中医院、基层医疗卫生机构、各类民营医疗卫生机构等）为满足城乡居民的看病就医需求而提供的医疗服务，包括疾病诊断、治疗、护理、健康体检、药事服务等。

4. 中医药服务

中医药强调整体把握健康状态，注重个体化，突出"治未病"，临床疗效确切，治疗方式灵活，养生保健作用突出，是我国独具特色的健康服务资源。中医药健康服务是运用中医药理念、方法、技术维护和增进人民群众身心健康的活动，主要包括中医药养生、保健、医疗、康复服务，涉及健康养老、中医药文化、健康旅游等相关服务。

5. 对重点人群的健康服务

（1）对残疾人的健康服务：除了针对自然人的疾病预防、医疗、保健和康复等一般健康服务外，还特别包括针对残疾人的机体功能恢复、心理疏导、社会适应、就业辅导等服务。

（2）对老年人的健康服务：除了老年人疾病预防、医疗、保健和康复等一般健康服务外，还包括养老、临终关怀等服务。

（3）对妇女儿童的健康服务：除了主要由妇幼保健机构提供的妇女儿童疾病预防、医疗、保健等一般健康服务外，还特别包括针对孕产妇的优生优育服务、针对儿童的学校体育等非医疗领域的健康服务。

（4）对流动人口的健康服务：这里不是专指针对流动人口的健康服务，而是指在健康服务的范畴中，不能把流动人口排除在外，如公共卫生服务、新型农村合作医疗等，应使流动人口享受同等待遇。

（5）对贫困人群的健康服务：指完善健康保障服务，特别是通过医疗救助、慈善救助等，使贫困人群不会因为经济问题而无法同等享受各种健康服务。

二、健康服务发展现状及问题

（一）公共卫生服务体系现状及问题

1. 公共卫生服务资源

（1）公共卫生机构设置："十二五"期间，陕西省公共卫生机构数量基本保持稳定，截至2015年，全省专业公共卫生机构达376个，其中主要包括疾病预防控制中心119个，健康教育机构5个，卫生监督所（中心）115个，妇幼保健院（所、站）117个，专科疾病防治院（所、站）6个，急救中心（站）4个，采供血机构10个；其他卫生机构114个（表4-24）。

表 4-24　2011～2015 年陕西省专业公共卫生机构数　（单位：个）

机构分类	2011 年	2012 年	2013 年	2014 年	2015 年
专业公共卫生机构	378	381	380	376	376
疾病预防控制中心	122	122	120	119	119
健康教育机构	4	4	4	4	5

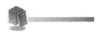

续表

机构分类	2011 年	2012 年	2013 年	2014 年	2015 年
卫生监督所（中心）	115	118	118	115	115
妇幼保健院（所、站）	117	117	118	118	117
专科疾病防治院（所、站）	6	6	6	6	6
急救中心（站）	4	4	4	4	4
采供血机构	10	10	10	10	10
其他卫生机构	109	106	119	119	114

资料来源：中华人民共和国国家卫生和计划生育委员会《2015 中国卫生和计划生育统计年鉴》

（2）公共卫生机构床位数："十二五"期间，陕西省公共卫生机构床位数量先增后降，2011～2015 年床位总数分别为 6486 张、7262 张、7439 张、8035 张和 7579 张，增幅分别为 11.96%、2.44%、8.01%和–5.68%（表 4-25）。

表 4-25　2011～2015 年陕西省公共卫生机构床位数　　　　（单位：张）

机构分类	2011 年	2012 年	2013 年	2014 年	2015 年
妇幼保健院（所、站）	5626	6432	6649	7145	6663
专科疾病防治院（所、站）	860	830	790	890	916
合计	6486	7262	7439	8035	7579

"十二五"期间，陕西省公共卫生技术人员数量先增后降，2011～2015 年陕西省公共卫生技术人员总人数分别为 15 828 人、17 125 人、23 368 人、24 056 人和 23 346 人，增幅分别为 8.19%、36.46%、2.94%和–2.95%（表 4-26）。

表 4-26　2011～2015 年陕西省公共卫生技术人员数　　　　（单位：人）

机构分类	2011 年	2012 年	2013 年	2014 年	2015 年
疾病预防控制中心	4424	4508	4623	4656	4704
专科疾病防治院（所、站）	306	311	453	493	503
健康教育机构	35	56	56	56	57
妇幼保健院（所、站）	8180	8986	10 063	10 616	10 230
急救中心（站）	59	73	72	68	65
采供血机构	485	489	497	518	512
卫生监督所（中心）	2170	2562	2258	2262	2208
计划生育技术服务机构	169	140	5346	5387	5067
合计	15 828	17 125	23 368	24 056	23 346

2. 公共卫生服务提供现状

（1）传染病预防控制："十二五"期间，陕西省政府制定印发《关于进一步完善重点传染病专病专防工作的通知》和《陕西省重点传染病专病专防考核评估办法》，针对艾滋病、结核病、乙肝、手足口病等传染病，进一步细化专病专防策略，加强精准防控，2014年和 2015 年陕西省传染病疫情报告率和传染病疫情报告及时率均达到 100%。但是，传染病预防控制形势依然严峻,"十二五"期间,陕西省法定传染病报告发病率先减后增,由 2011 年 217.05/10 万逐年降低至 2014 年 201.45/10 万,但在 2015 年又快速增长至 475.62/10 万,较 2014 年水平提高约 1.36 倍;2015 年传染病死亡率为 0.52/10 万,较 2014 年 0.40/10 万的水平提高 30%;传染病病死率呈现波动变化趋势(表 4-27)。

表 4-27 2011~2015 年陕西省传染病预防控制情况

指标	2011 年	2012 年	2013 年	2014 年	2015 年
法定传染病报告发病率(/10 万)	217.05	225.39	207.73	201.45	475.62
传染病死亡率(/10 万)	0.39	0.53	0.47	0.40	0.52
传染病病死率(%)	0.18	0.24	0.10	0.20	0.11

(2)预防接种:"十二五"期间,陕西省制定印发了《关于进一步做好全省二类疫苗采购和使用管理工作的通知》《陕西省二类疫苗采购实施方案》,组织起草了《陕西省疫苗流通和预防接种管理实施办法》,对省内各级疾控中心冷库进行扩容和更新改造,制定了疫苗温度监测和可追溯系统建设方案并启动了招标工作。2012~2015 年陕西省儿童常规免疫报告接种率,包括卡介苗、脊髓灰质炎疫苗、百白破、麻风疫苗和乙肝疫苗,均保持在 99%以上的高水平(表 4-28)。

表 4-28 2012~2015 年陕西省预防接种情况 (单位:%)

接种疫苗	2012 年	2013 年	2014 年	2015 年
卡介苗	99.94	99.97	99.94	99.92
脊髓灰质炎疫苗	99.87	99.89	99.90	99.86
百白破	99.87	99.89	99.89	99.86
麻风疫苗	99.88	99.80	99.90	99.90
乙肝疫苗	99.97	99.92	99.93	99.89

(3)卫生应急与监督:"十二五"期间,陕西省突发公共卫生事件相关信息报告率均为 100%,在卫生应急方面,处置突发公共卫生事件数量、累计发病人数逐年降低,2015 年处置突发公共卫生事件数量 21 起,较 2013 年 33 起的水平降低 36.36%;2015 年累计发病人数 683 人,较 2013 年 1104 人的水平降低 38.13%(表 4-29)。

表 4-29 2013~2015 年陕西省卫生应急情况

指标	2013 年	2014 年	2015 年
处置突发公共卫生事件数量(起)	33	21	21
累计发病人数(人)	1104	1082	683
死亡人数(人)	1	3	2

在卫生监督方面,2013~2015 年陕西省卫生监督户数逐年降低,2015 年卫生监督户数为 69 507 户,较 2013 年 78 048 户水平降低 10.94%;2015 年监督覆盖率为 93.01%,较 2014 年降低 0.82 个百分点,较 2013 年提高 1.75 个百分点;案件查处数量逐年降低,2015 年案件查处数量为 1611 件,较 2013 年 2090 件的水平降低 22.92%(表 4-30)。

表 4-30　2013～2015 年陕西省卫生监督情况

指标	2013 年	2014 年	2015 年
卫生监督户数（户）	78 048	72 220	69 507
监督覆盖率（%）	91.26	93.83	93.01
案件查处数量（件）	2090	1908	1611

（4）地方病防控："十二五"期间，陕西省通过制订下发碘缺乏病、饮水型砷中毒等监测方案，进行居民饮用水监测、土壤监测、病媒生物监测等方式，开展地方病防控工作。2011～2015 年陕西省克山病现症患者数量先降后增，大骨节病现症患者数量先增后降，碘缺乏病现症患者（Ⅱ度以上甲状腺肿大和克汀病）数量总体呈现下降趋势。2011～2015 年陕西省克山病现症患者数量分别为 2874 人、2838 人、2811 人、2872 人和 2999 人，年均增幅分别为-1.25%、-0.95%、2.17%和 4.42%；大骨节病现症患者数量分别为 14.43 万人、15.42 万人、15.18 万人、15.12 万人和 15.01 万人，年均增幅分别为 6.86%、-1.56%、-0.40%和-0.73%；碘缺乏病现症病人数量分别为 84 012 人、83 645 人、87 544 人、83 098 人和82 919 人，年均增幅分别为-0.44%、4.66%、-5.08%和-0.22%（表 4-31）。

表 4-31　2011～2015 年陕西省传染病预防控制情况

指标	2011 年	2012 年	2013 年	2014 年	2015 年
克山病现症患者数量（人）	2874	2838	2811	2872	2999
大骨节病现症患者数量（万人）	14.43	15.42	15.18	15.12	15.01
碘缺乏病现症患者数量（人）	84 012	83 645	87 544	83 098	82 919

3. 存在问题

（1）公共卫生服务能力依然薄弱，体制机制尚不健全。全社会对公共卫生重视程度不够。陕西省公共卫生工作尚未形成全民参与的机制，重医疗、轻预防的现象仍然存在。医防合作运行机制不健全，医疗机构承担疾病控制工作职责不清。居民健康素养水平相对较低，部分群众对公共卫生政策缺乏理解和支持。各政府部门间协调性不强。各级公共卫生服务体系松散，各部门协作机制尚未形成。上级机构对下级机构的业务指导相对薄弱，没有形成很好的协作关系。

公共卫生设施建设依然薄弱。部分基层医疗服务机构设施落后。卫生应急装备不足，难以实施科学有效的应对和处置措施。卫生应急指挥设施落后，影响指挥协调职能的正常发挥。

（2）公共卫生人力资源不足：人才队伍建设机制不完善。人才引进政策与实际工作不协调，阻碍了基层公共卫生人才队伍建设。公共卫生人员专业技术能力不足，缺乏系统、完善的培训机制。公共卫生人员编制不足，专业人员缺乏。基层卫生机构普遍存在公共卫生人员缺编、少编问题，现有人员职称普遍较低、平均年龄偏高。部分公共卫生机构长期大量使用临聘人员，人员编制难以落实。2015 年，全省疾控人员为 6227 人，其中卫生技术人员只有 4704 人，每万人口疾控人员 1.65 名，低于国家每万人口 1.75 人的最低编制标准。

（3）公共卫生经费投入不足：公共卫生财政投入不足。公共卫生工作经费在基层投入不足，导致很多本应开展的工作由于缺乏工作经费而无法开展。卫生经费中以医疗经费为主，公共卫生服务经费所占比重很低，从而出现公共卫生"重医疗、轻预防保健，重有偿服务、轻无偿服务"的现象。卫生应急工作经费保障不到位，物资储备数量不足，紧急情况下应对能力有限。公共卫生经费使用机制不合理。公共卫生补助资金的使用范围和标准没有明确的界定。部分县（区）财政配套资金落实不到位。基本公共卫生资金分配不合理。

（4）公共卫生信息化建设滞后：信息化体制机制不健全。信息化资金投入力度不够，信息业务规范化和标准化不够。调研发现，各样本地区普遍存在公共卫生信息化系统建设和运行经费不足、设备落后的问题。信息资源开发利用不够，信息互通共享程度较低。调研反映出，各类卫生资源信息资源共享与整合困难，各机构信息系统独立运行，形成"信息孤岛"。

（二）优生优育服务现状与问题

1. 优生优育服务提供现状

（1）孕前优生健康检查：为降低出生缺陷发生风险，提高出生人口素质，陕西省在全省范围内为孕产妇提供免费孕前优生健康检查服务。服务内容主要包括优生健康教育、产前检查、风险评估、咨询指导、追踪随访等。

一是优生健康教育。通过多种方式，向计划怀孕夫妇宣传优生科学知识，增强出生缺陷预防意识，树立"健康饮食、健康行为、健康环境、健康父母、健康婴儿"的预防观念。主要内容：宣传与怀孕生育有关的心理、生理基本知识；宣传实行计划妊娠的重要性、基本方法及孕前准备的主要内容；宣传指导慢性病、感染性疾病、先天性疾病、遗传性疾病对孕育的影响；宣传指导不良生活习惯、营养不均衡、肥胖、药物及环境有害因素对孕育的影响；告知预防出生缺陷等不良妊娠结局的主要措施。

二是产前检查。对孕产妇进行体格检查、临床实验室检查、影像学检查。在产前检查次数方面，陕西省第五次卫生服务调查数据显示，平均每名妇女最后一次分娩前的产前检查次数为 6.42 次。其中，城市地区平均为 6.23 次，农村地区平均为 6.56 次。陕南、关中、陕北地区平均分别为 8.65 次、5.91 次、3.83 次。调查的妇女中产前检查次数在 5 次及以上者所占比例为 66.11%（城市为 68.63%，农村为 64.23%）（表 4-32）。

表 4-32 孕产妇产前检查次数情况

区域	产前检查		产前检查≥5 次	
	例数（人）	均值（次）	例数（人）	百分比（%）
城乡				
城市	1189	6.23	816	68.63
农村	1588	6.56	1020	64.23
地域				
陕南	974	8.65	797	81.83
关中	1204	5.91	851	70.68
陕北	599	3.83	188	31.39
合计	2777	6.42	1836	66.11

在产前检查内容方面，主要产前检查内容按产妇做过的比例由多到少分别为 B 超检查、测量血压、尿常规检查和抽血检查，比例分别为 97.44%、95.56%、92.06% 和 90.48%。城市和农村地区产前检查内容中各项检查比例差异均不大，而陕北地区的抽血检查、尿常规检查与陕南和关中相比差异较大（表 4-33）。

表 4-33　孕产妇产前检查内容

区域	抽血检查		测量血压		尿常规检查		B 超检查	
	例数（人）	百分比（%）	例数（人）	百分比(%)	例数（人）	百分比(%)	例数（人）	百分比（%）
城乡								
城市	1029	89.56	1089	94.78	1057	91.99	1118	97.39
农村	1376	91.19	1450	96.15	1388	92.10	1469	97.48
地域								
陕南	884	93.74	916	97.24	896	95.12	911	96.81
关中	1081	93.76	1112	96.44	1091	94.70	1132	98.26
陕北	440	78.29	511	90.93	458	81.49	544	96.80
合计	2405	90.48	2539	95.56	2445	92.06	2587	97.44

三是风险评估。对所获得的计划怀孕夫妇双方的病史询问、体格检查、临床实验室检查、影像学检查结果进行综合分析，识别和评估夫妇存在的可能导致出生缺陷等不良妊娠结局的遗传、环境、心理和行为等方面的风险因素，形成评估建议。

四是咨询指导。对风险评估未发现异常的计划怀孕夫妇，给予普遍性健康指导；对风险评估为高风险的计划怀孕夫妇，进行面对面咨询，给予个性化指导。在普遍性指导的基础上，告知存在的风险因素及可能给后代带来的危害，提出进一步诊断、治疗或转诊的建议和干预措施，必要时建议暂缓怀孕。主要内容：制订妊娠计划、合理营养、积极预防慢性病和感染性疾病、避免接触生活及职业环境中的有毒有害物质、保持健康的生活方式和行为等。

五是追踪随访。主要包括早孕追踪随访与妊娠结局追踪随访。在早孕追踪随访方面，对所有接受孕前优生健康检查的妇女，了解夫妇孕前优生健康检查各项干预措施依从情况，告知孕期注意事项和产前检查的时间，给予必要的健康指导和咨询，建议定期接受孕期保健；在妊娠结局追踪随访方面，了解孕妇妊娠结局，收集出生缺陷等不良妊娠结局相关信息，告知产后保健和新生儿保健注意事项，为评估服务效果、提高服务质量提供基础资料。

（2）孕产妇健康管理服务：陕西省孕产妇健康管理服务主要包括孕早期健康管理服务、孕中期健康管理服务、孕晚期健康管理服务、产后访视和产后检查。

在孕早期健康管理服务方面，主要服务内容：孕 12 周前为孕妇建立《孕产妇保健手册》，并进行第 1 次产前随访；孕妇健康状况评估，开展孕早期个人卫生、心理和营养保健指导，强调避免致畸因素和疾病对胚胎的不良影响，同时进行产前筛查。2013～2016 年陕西省孕产妇建册率、孕产妇早孕建册率和产前健康管理率保持稳定，且均保持在 95% 以上的高水平（表 4-34）。

表4-34　2013～2016年陕西省孕产妇产前管理情况　　（单位：%）

年份	孕产妇建册率	孕产妇早孕建册率	产前健康管理率
2013年	98.44	96.51	98.21
2014年	98.19	96.13	96.80
2015年	98.61	95.28	96.86
2016年	98.51	96.54	97.77

2013～2016年陕西省孕产妇产前筛查率逐年提高，由2013年35.95%提升至2016年70.31%，提高34.36个百分点（图4-12）。

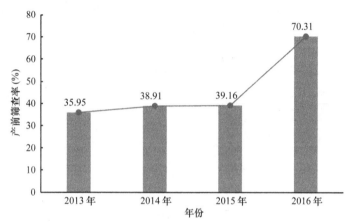

图4-12　2013～2016年陕西省孕产妇产前筛查率

资料来源：陕西省卫计委妇幼处

在孕中期健康管理服务方面，主要服务内容：对孕妇的健康状况和胎儿的生长发育情况进行评估和指导；对未发现异常的孕妇，除了进行孕期的个人卫生、心理、运动和营养指导外，还应进行预防出生缺陷的产前筛查和产前诊断的宣传告知；对发现有异常的孕妇，及时转至上级医疗保健机构。

在孕晚期健康管理服务方面，主要服务内容：开展孕产妇自我监护方法、促进自然分娩、母乳喂养及孕期并发症、合并症防治指导。

第五次卫生服务调查数据显示，在分娩方式方面，陕西省产妇自然分娩的比例占72.58%，其中城市和农村地区自然分娩的比例分别为67.40%和76.47%；陕南、关中和陕北自然分娩的比例分别为71.04%、71.36%和77.53%。剖宫产的比例为27.42%，其中城市和农村地区剖宫产的比例分别为32.60%和23.53%，陕南、关中和陕北剖宫产的比例分别为28.96%、28.64%和22.47%（表4-35）；与2008年的调查结果相比，城市和农村地区的剖宫产比例均有所下降。

表4-35　产妇分娩方式

区域	自然分娩		剖宫产	
	例数（人）	百分比（%）	例数（人）	百分比（%）
城乡				
城市	794	67.40	384	32.60

续表

区域	自然分娩		剖宫产	
	例数（人）	百分比（%）	例数（人）	百分比（%）
农村	1199	76.47	369	23.53
地域				
陕南	682	71.04	278	28.96
关中	852	71.36	342	28.64
陕北	459	77.53	133	22.47
合计	1993	72.58	753	27.42

选择剖宫产的产妇中，自己要求剖宫产的比例为 19.69%，医生建议选择剖宫产的比例为 79.71%，其他人建议选择剖宫产的比例为 0.60%（表 4-36）。

表 4-36　建议剖宫产情况

区域	自己要求		医生建议		其他人建议	
	例数（人）	百分比（%）	例数（人）	百分比（%）	例数（人）	百分比（%）
城乡						
城市	96	22.33	329	76.51	5	1.16
农村	69	16.91	339	83.09	—	—
地域						
陕南	60	19.17	249	79.55	4	1.28
关中	51	13.60	323	86.13	1	0.27
陕北	54	36.00	96	64.00	—	—
合计	165	19.69	668	79.71	5	0.60

在住院分娩率及分娩地点构成方面，陕西省居民住院分娩率为 95.91%，比 2008 年的住院分娩率 88.09% 增加了 7.82 个百分点，其中城市和农村地区的住院分娩率分别为 97.66% 和 94.60%，比 2008 年的 95.87% 和 81.35% 分别增加了 1.79% 和 13.25%，陕南、关中、陕北地区的住院分娩率分别为 95.70%、97.12%、93.79%。城市地区 72.49% 的产妇在县级及以上医院分娩，19.55% 的产妇在妇幼保健机构分娩，4.41% 在乡镇或街道卫生院分娩，但仍有 1.90% 的产妇在家中分娩。农村地区 61.31% 的产妇在县级及以上医院分娩，26.29% 的产妇在妇幼保健机构分娩，6.81% 的产妇在乡镇或街道卫生院分娩，还有 4.43% 的产妇在家中分娩（表 4-37）。

表 4-37　住院分娩率及分娩地点构成比　　　　　　　　　（单位：%）

区域	住院分娩率	分娩地点构成						
		县级及以上医院	妇幼保健机构	乡镇或街道卫生院	社区卫生服务中心	卫生室/所/站	家中	其他
城乡								
城市	97.66	72.49	19.55	4.41	1.21	0.35	1.90	0.09
农村	94.60	61.31	26.29	6.81	0.19	0.13	4.43	0.84
地域								
陕南	95.70	57.31	26.29	11.99	0.11	0.32	3.26	0.74
关中	97.12	69.69	23.37	2.96	1.10	0.17	2.37	0.34
陕北	93.79	73.10	18.79	1.38	0.52	0.17	5.52	0.52
合计	95.91	66.08	23.41	5.79	0.63	0.22	3.36	0.52

在家中分娩者由专职接生员接生的比例最高，为 55.35%，其次为乡及以上医院的医生（占比 24.49%），由村医接生的比例为 6.79%，由家人接生的比例为 8.85%，由非专职接生者接生的比例为 2.06%（表 4-38）。

表 4-38　在家中分娩接生者构成比　　　　　　　　（单位：%）

区域	乡及以上医院的医生	村医	专职接生员	非专职接生者	家人自接	其他
城乡						
城市	23.40	5.85	65.43	0.53	1.60	3.19
农村	25.17	7.38	48.99	3.02	13.42	2.01
地域						
陕南	23.15	7.88	59.61	3.45	4.93	0.99
关中	31.06	7.45	52.80	1.24	3.11	4.35
陕北	18.03	4.10	51.64	0.82	22.95	2.46
合计	24.49	6.79	55.35	2.06	8.85	2.47

（3）分娩费用：调查地区分娩的平均费用为 2891.82 元，城市平均为 3296.98 元，农村平均为 2587.46 元，城市地区分娩费用明显高于农村地区，陕南、关中、陕北地区的平均分娩费用分别为 2561.46 元、2981.78 元、3243.56 元，陕北地区分娩费用高于关中地区，关中地区高于陕南地区。

调查地区自然分娩的平均费用为 1986.49 元，城市和农村地区的自然分娩的平均费用分别为 2180.10 元和 1858.82 元；剖宫产的平均费用为 5271.29 元，城市和农村地区的剖宫产的平均费用分别为 5587.76 元和 4941.95 元，城市地区分娩费用均明显高于农村地区（表 4-39）。

表 4-39　不同分娩方式的平均费用　　　　　　　　（单位：元）

城乡	自然分娩	剖宫产
城市	2180.10	5587.76
农村	1858.82	4941.95
合计	1986.49	5271.29

调查显示，县及以上医院的平均分娩费用最高，为 3201.19 元（城市为 3465.19 元，农村为 2970.19 元），其次为妇幼保健机构和社区卫生服务中心，分别为 2804.75 元（城市为 3426.74 元，农村为 2475.28 元）和 2176.32 元（城市为 1909.38 元，农村为 3600.00 元），卫生室/所/站和乡镇或街道卫生院的平均分娩费用较低，分别为 1500.00 元（城市 1100.00 元，农村 2300.00 元）和 1254.19 元（城市 1341.00 元和农村 1211.22 元），家中分娩费用最低，为 185.00 元（城市为 121.05 元，农村为 203.69 元）（表 4-40）。

表 4-40　不同分娩地点的平均费用　　　　　　　　（单位：元）

城乡	分娩费用						
	县及以上医院	妇幼保健机构	乡镇或街道卫生院	社区卫生服务中心	卫生室/所/站	家中	其他
城市	3465.19	3426.74	1341.00	1909.38	1100.00	121.05	5000.00
农村	2970.19	2475.28	1211.22	3600.00	2300.00	203.69	3087.36
合计	3201.19	2804.75	1254.19	2176.32	1500.00	185.00	3246.75

在产后访视方面，主要服务内容：进行产褥期健康管理，加强母乳喂养和新生儿护理指导，同时进行新生儿访视；通过询问、观察、一般体检和妇科检查，对产妇恢复情况进行评估；对产妇应进行性保健、避孕、预防生殖道感染、纯母乳喂养6个月、婴幼儿营养等方面的指导。产后访视率是指接受1次及以上检查或访视的产妇与产妇总数之比。第五次卫生服务调查数据显示，2013年陕西省产后访视率为62.92%，城市和农村分别为55.67%和68.27%，农村高于城市。陕南、关中、陕北地区的产后访视率分别为75.69%、61.42%、44.85%，陕南、关中、陕北地区依次降低（表4-41）。

表4-41　产妇的产后访视情况

区域	无产后访视		产后访视1次及以上		合计（人）
	例数（人）	百分比（%）	例数（人）	百分比（%）	
城乡					
城市	504	44.33	633	55.67	1137
农村	488	31.73	1050	68.27	1538
地域					
陕南	230	24.31	716	75.69	946
关中	446	38.58	710	61.42	1156
陕北	316	55.15	257	44.85	573
合计	992	37.08	1683	62.92	2675

2. 存在问题

（1）产前检查次数较低：根据国家孕产妇系统保健管理的要求，孕产妇至少要接受5次产前检查，但2013年陕西省产前检查次数在5次及以上者所占比例仅为66.11%，并且较国家69.10%的水平低2.99个百分点。孕产妇产前检查工作仍需进一步加强。

（2）住院分娩率低于全国平均水平，地区差异明显：第五次卫生服务调查数据显示，2013年陕西省孕产妇住院分娩率为95.91%，较2008年88.09%水平提高了7.82个百分点，但仍低于国家平均水平（96.30%）0.39个百分点。分区域来看，2013年关中、陕南、陕北地区的住院分娩率由高到低分别为97.12%、95.70%、93.79%，关中地区住院分娩率较陕北地区高出3.33个百分点。

（3）产后访视率低于全国平均水平，地区差异显著：第五次卫生服务调查数据显示，2013年陕西省孕产妇产后访视率为62.92%，较国家64.20%的平均水平低1.28个百分点。分区域来看，2013年陕南、关中、陕北三地的产后访视率由高到低，分别为75.69%、61.42%、44.58%，陕南地区产后访视率较陕北地区高出31.11个百分点，较关中地区高出14.27个百分点，陕南地区产后访视率明显高于关中和陕北地区。

（三）医疗服务体系发展现状与问题

1. 医疗服务资源现状

（1）医疗机构设置："十二五"期间，陕西省医疗机构数量基本保持稳定。其中，医院数量持续增长，由2011年871个增长至2015年1014个，增幅达16.42%；基层医疗卫生机构数量略有减少，由2011年35 039个减少至2015年34 098个，降幅为2.76%。在基层医疗卫生机构中,由于撤乡并镇,撤村并组,导致乡镇卫生院和村卫生室数量逐年降低,而社区卫生服务中心(站)、诊所、卫生所、医务室与门诊部则保持逐年增长趋势(表4-42)。

表 4-42　2011~2015 年陕西省医疗机构数　　　　　(单位:个)

机构分类	2011 年	2012 年	2013 年	2014 年	2015 年
机构总数	36 403	36 270	37 136	37 247	37 030
医院	871	888	937	977	1014
基层医疗卫生机构	35 039	34 889	34 118	34 202	34 098
其中:					
乡镇卫生院	1658	1632	1613	1610	1598
社区卫生服务中心(站)	529	552	583	589	606
村卫生室	27 174	26 883	26 018	25 969	25 717
诊所、卫生所、医务室	5465	5595	5677	5789	5908
门诊部	213	227	227	245	269
其他机构	493	493	2081	2068	1918

注:机构总数=医院+基层医疗卫生机构+其他机构。基层医疗卫生机构数量=乡镇卫生院+社区卫生服务中心(站)+村卫生室+诊所/卫生所/医务室+门诊部

(2)医疗机构床位数:"十二五"期间,陕西省医疗机构床位数逐年增长,其中,医院床位数由 2011 年 114 339 张增长至 2015 年 167 248 张,增幅达 46.27%;基层医疗卫生机构床位数由 2011 年 33 677 张增长至 2015 年 35 636 张,增幅为 5.82%。在基层医疗卫生机构中,社区卫生服务中心(站)床位数逐年降低,乡镇卫生院床位数量则保持逐年增长(表 4-43)。

表 4-43　2011~2015 年陕西省医疗机构床位数　　　　　(单位:张)

机构分类	2011 年	2012 年	2013 年	2014 年	2015 年
医院	114 339	126 889	142 093	154 871	167 248
基层医疗卫生机构	33 677	31 260	34 205	34 900	35 636
社区卫生服务中心(站)	4354	4257	4128	3878	3721
乡镇卫生院	26 812	29 177	29 922	30 917	31 637
门诊部	243	94	155	105	278
疗养院	1762	1402	1402	1566	1422

"十二五"期间,陕西省每千人口医院、卫生院床位数逐年增长,市县间每千人口医院、卫生院床位数差距有所增大。陕西省每千人口医院、卫生院床位数由 2011 年每千人口 3.61 张增长至 2015 年 5.24 张,增幅达 45.15%。其中,市每千人口医院、卫生院床位数由 2011 年 5.31 张增长至 2015 年 6.97 张,增幅达 31.26%;县每千人口医院、卫生院床位数由 2011 年 2.63 张增长至 2015 年 4.04 张,增幅达 53.61%(表 4-44)。

表 4-44　2011~2015 年陕西省每千人口医院、卫生院床位数　　　　　(单位:张)

机构分类	2011 年	2012 年	2013 年	2014 年	2015 年
合计	3.61	3.97	4.57	4.92	5.24
市	5.31	5.78	6.09	6.55	6.97
县	2.63	2.92	3.55	3.83	4.04
市县间差距	2.68	2.86	2.54	2.72	2.93

（3）人力资源配置："十二五"期间，陕西省卫生人员数逐年增长，由 2011 年 273 687 人增长至 2015 年 349 892 人，增幅达 27.84%。其中，卫生技术人员数由 2011 年 195 377 人增长至 2015 年 265 381 人，增幅达 35.83%，卫生技术人员占卫生人员比例逐年提高，由 2011 年 71.39% 上升至 2015 年 75.85%，提高 4.46 个百分点（表 4-45）。

表 4-45　2011～2015 年陕西省卫生人员数　（单位：人）

类别	2011 年	2012 年	2013 年	2014 年	2015 年
卫生人员	273 687	293 907	321 896	336 288	349 892
卫生技术人员	195 377	216 304	239 054	252 611	265 381
[占卫生人员数量比例（%）	71.39	73.60	74.26	75.12	75.85]
医生	63 700	69 484	74 397	76 460	79 496
护师（士）	70 232	79 390	89 551	97 221	104 317
药剂人员	11 533	12 133	13 095	13 544	13 979
检验人员	12 222	13 334	14 743	15 734	16 690

"十二五"期间，陕西省每千人口卫生技术人员数逐年增长，由 2011 年每千人口 5.05 人增长至 2015 年 7.00 人，增幅达 38.61%。其中，每千人口医生数量由 2011 年 1.63 人增长至 2015 年 2.10 人，增幅达 28.83%；每千人口护师（士）数量由 2011 年 1.80 人增长至 2015 年 2.75，增幅达 52.78%（表 4-46）。

表 4-46　2011～2015 年陕西省每千人口卫生技术人员数　（单位：人）

类别	2011 年	2012 年	2013 年	2014 年	2015 年
卫生技术人员	5.05	5.51	6.35	6.69	7.00
医生	1.63	1.77	1.98	2.03	2.10
护师（士）	1.80	2.02	2.38	2.58	2.75

1）在城乡卫生技术人员数量方面："十二五"期间，陕西省城乡每千人口卫生技术人员数逐年增长，但城乡差距有所增大。城市医疗机构卫生技术人员数量逐年增长，由 2011 年每千人口 7.91 人增长至 2015 年 10.71 人，增幅达 35.40%；县医疗机构每千人口卫生技术人员数由 2011 年 3.39 人增长至 2015 年 4.72 人，增幅达 39.23%。与 2011 年相比，2015 年市县间每千人口卫生技术人员数量差距有所增大，城市每千人口卫生技术人员数约是县的 2.27 倍，城市每千人口医生数约是县的 2.72 倍，城市每千人口护师（士）数约是县的 2.81 倍（表 4-47，表 4-48）。

表 4-47　2011～2015 年陕西省市、县每千人口卫生技术人员数　（单位：人）

年份	卫生技术人员			医生			护师（士）		
	市	县	差值	市	县	差值	市	县	差值
2011 年	7.91	3.39	4.52	2.71	1.00	1.71	3.12	1.03	2.09
2012 年	8.60	3.71	4.89	2.91	1.11	1.8	3.49	1.17	2.32
2013 年	8.88	4.65	4.23	2.92	1.34	1.58	3.69	1.50	2.19
2014 年	9.44	4.85	4.59	3.03	1.35	1.68	3.99	1.62	2.37
2015 年	10.71	4.72	5.99	3.45	1.27	2.18	4.58	1.63	2.95

表 4-48 2011～2015 年陕西省乡村医生与卫生员数量 （单位：人）

类别	2011 年	2012 年	2013 年	2014 年	2015 年
乡村医生	36 010	34 307	32 015	31 857	31 725
卫生员	2807	2939	2677	1515	1448
平均每村乡村医生和卫生员数	1.43	1.39	1.33	1.29	1.29
平均每千农业人口乡村医生和卫生员数	1.54	1.51	1.41	1.38	—

注：由于 2015 年统计局取消农业人口，故无法计算平均每千农业人口乡村医生和卫生员数

2）医疗机构卫生技术人员学历构成方面：医院、社区卫生服务中心与乡镇卫生院中高学历（研究生、大学本科、大专）卫生技术人员比例逐年增长，低学历（中专及中技、技校、高中及以下）卫生技术人员比例逐年降低（表 4-49）。

表 4-49 2011～2015 年陕西省医疗机构卫生技术人员学历构成 （单位：%）

学历	机构	2011 年	2012 年	2013 年	2014 年	2015 年
研究生	医院	3.27	3.44	3.89	4.32	4.71
	社区卫生服务中心	0.34	0.31	0.37	0.43	0.50
	乡镇卫生院	0.04	0.03	0.05	0.05	0.06
大学本科	医院	20.67	21.06	21.44	22.04	23.32
	社区卫生服务中心	15.62	12.45	14.54	16.08	17.90
	乡镇卫生院	3.81	3.96	5.64	6.75	8.83
大专	医院	42.17	43.30	46.39	47.17	48.16
	社区卫生服务中心	45.06	46.16	48.71	48.85	49.52
	乡镇卫生院	36.29	36.27	40.67	42.28	43.91
中专及中技	医院	30.60	29.12	25.94	24.35	22.02
	社区卫生服务中心	31.80	35.41	31.80	30.30	28.36
	乡镇卫生院	52.29	51.61	46.48	44.12	41.04
技校	医院	0.35	0.33	0.28	0.27	0.25
	社区卫生服务中心	0.59	0.45	0.41	0.33	0.27
	乡镇卫生院	0.86	1.15	1.08	1.06	0.95
高中及以下	医院	2.93	2.74	1.97	1.85	1.55
	社区卫生服务中心	6.59	5.22	4.18	4.01	3.45
	乡镇卫生院	6.71	6.89	6.09	5.74	5.22

3）医疗机构卫生技术人员职称构成方面："十二五"期间，医院、社区卫生服务中心与乡镇卫生院中正高职称卫生技术人员比例均有所降低；医院和乡镇卫生院中副高职称卫生技术人员比例有所增长，社区卫生服务中心中副高职称卫生技术人员比例有所降低。医院、社区卫生服务中心与乡镇卫生院中中级、助理/师级职称卫生技术人员比例均逐年降低；员/士卫生技术人员比例有所增长；无职称及不详卫生技术人员比例先增后降，整体有所增长（表 4-50）。

表 4-50　2011～2015 年陕西省医疗机构卫生技术人员职称构成　　（单位：%）

专业技术资格	机构	2011 年	2012 年	2013 年	2014 年	2015 年
正高	医院	2.06	2.11	1.87	1.84	1.83
	社区卫生服务中心	1.01	0.69	0.59	0.60	0.55
	乡镇卫生院	0.09	0.09	0.08	0.08	0.08
副高	医院	5.74	5.84	5.76	5.76	6.00
	社区卫生服务中心	4.19	2.91	2.74	2.80	3.10
	乡镇卫生院	0.56	0.55	0.63	1.02	1.31
中级	医院	21.32	20.36	17.19	16.41	16.00
	社区卫生服务中心	23.02	16.73	16.90	16.78	16.88
	乡镇卫生院	8.91	8.38	7.43	7.54	7.45
助理/师级	医院	28.78	27.74	26.20	25.82	26.63
	社区卫生服务中心	34.34	31.07	30.05	30.38	30.03
	乡镇卫生院	27.73	26.23	24.93	25.20	25.37
员/士	医院	30.88	32.70	36.97	37.89	38.15
	社区卫生服务中心	22.66	32.74	32.42	33.13	34.23
	乡镇卫生院	46.69	47.51	48.90	49.18	49.43
无职称及不详	医院	11.22	11.26	12.11	12.28	11.39
	社区卫生服务中心	14.78	15.86	17.30	16.30	15.21
	乡镇卫生院	16.01	17.24	18.03	16.98	16.36

（4）资金投入：2011～2014 年陕西省卫生总费用逐年增长，政府和个人卫生支出总体保持增长趋势，社会卫生支出逐年增长。陕西省卫生总费用由 2011 年 730.98 亿元上升至 2014 年 1124.00 亿元，增幅达 53.77%。其中，政府卫生支出由 2011 年 225.15 亿元上升至 2014 年 317.90 亿元，增幅达 41.19%，占卫生总费用比例由 2011 年 30.80%下降至 2014 年 28.30%，降低 2.50 个百分点；社会卫生支出由 2011 年 221.58 亿元上升至 2014 年 423.50 亿元，增幅达 91.13%，占卫生总费用比例由 2011 年 30.31%上升至 2014 年 37.70%，增长 7.39 个百分点；个人卫生支出由 2011 年 284.26 亿元上升至 2014 年 382.60 亿元，增幅达 34.60%，占卫生总费用比例由 2011 年 38.89%下降至 2014 年 34.00%，降低 4.89 个百分点（表 4-51）。

表 4-51　2011～2014 年陕西省卫生费用

资金投入	2011 年		2012 年		2013 年		2014 年	
	资金（亿元）	占比（%）	资金（亿元）	占比（%）	资金（亿元）	占比（%）	资金（亿元）	占比（%）
卫生总费用	730.98	—	860.52	—	1016.70	—	1124.00	—
政府卫生支出	225.15	30.80	257.49	29.92	293.96	28.91	317.90	28.30
社会卫生支出	221.58	30.31	276.12	32.09	327.87	32.25	423.50	37.70
个人卫生支出	284.26	38.89	326.91	37.99	394.87	38.84	382.60	34.00

注：本表按当年价格计算

2011～2014 年陕西省人均卫生总费用逐年提高，由 2011 年 1952.93 元上升至 2014 年

2977.50元，增幅达52.46%（图4-13）。

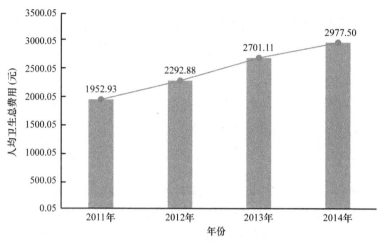

图4-13 2011～2014年陕西省人均卫生总费用

2011～2014年陕西省卫生总费用占GDP比例逐年提高，由2011年5.84%上升至2014年6.40%，增幅达9.59%，卫生资金投入持续增长（图4-14）。

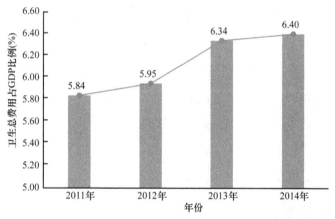

图4-14 2011～2014年陕西省卫生总费用占GDP比例

2. 医疗服务提供与利用现状

（1）医疗服务提供现状："十二五"期间，陕西省医疗机构总诊疗人次2011～2014年逐年增长，2015年略有下降；基层医疗卫生机构占诊疗人次比例有所下降。陕西省医疗机构总诊疗人次由2011年14 653.88万人次上升至2015年17 502.23万人次，增幅达19.44%。其中，医院诊疗人次由2011年5269.23万人次上升至2015年7294.15万人次，增幅达38.43%，占总诊疗人次比例由2011年35.96%上升至2015年41.68%；基层医疗卫生机构诊疗人次由2011年9021.66万人次上升至2015年9755.40万人次，增幅达8.13%，占总诊疗人次比例由2011年61.56%下降至2015年55.74%（表4-52）。

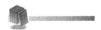

表 4-52　2011～2015 年陕西省医疗机构诊疗人次数

年份	总诊疗人次（万人次）	医院		基层医疗卫生机构	
		人次（万人次）	占比（%）	人次（万人次）	占比（%）
2011 年	14 653.88	5269.23	35.96	9021.66	61.56
2012 年	16 089.00	5972.77	37.12	9659.70	60.04
2013 年	17 428.64	6432.83	36.91	10 488.81	60.18
2014 年	17 508.46	6901.26	39.42	10 082.03	57.58
2015 年	17 502.23	7294.15	41.68	9755.40	55.74

"十二五"期间，陕西省医疗机构总住院人数逐年增长，基层医疗卫生机构占总住院人数比例有所下降。总住院人数由 2011 年 407.49 万人上升至 2015 年 625.47 万人，增幅达 53.49%。其中，医院住院人数由 2011 年 323.67 万人上升至 2015 年 521.23 万人，增幅达 61.04%，占总住院人数比例由 2011 年 79.43% 上升至 2015 年 83.33%；基层医疗卫生机构住院人数由 2011 年 62.37 万人上升至 2015 年 79.58 万人，增幅达 27.59%，占总住院人数比例由 2011 年 15.31% 下降至 2015 年 12.72%（表 4-53）。

表 4-53　2011～2015 年陕西省医疗机构住院人数

年份	总住院人数（万人）	医院		基层医疗卫生机构	
		住院人数（万人）	占比（%）	住院人数（万人）	占比（%）
2011 年	407.49	323.67	79.43	62.37	15.31
2012 年	493.83	389.06	78.78	80.24	16.25
2013 年	546.94	440.96	80.62	79.51	14.54
2014 年	595.67	488.20	81.96	79.21	13.30
2015 年	625.47	521.23	83.33	79.58	12.72

（2）医疗机构病床使用

1）"十二五"期间，在病床使用率方面，陕西省医院病床使用率呈现波动变化趋势，最高值为 2014 年 96.57%，最低值为 2015 年 83.41%；基层医疗卫生机构病床使用率由 2011 年 41.60% 上升至 2012 年 50.73%，之后逐年下降至 2015 年 46.59%。

2）在病床周转次数方面，陕西省医院病床周转次数由 2011 年 28.48 次逐年上升至 2014 年 35.00 次，之后下降至 2015 年 31.82 次；基层医疗卫生机构病床周转次数由 2011 年 20.05 次上升至 2012 年 25.13 次，之后逐年下降至 2015 年 22.60 次。

3）在病床工作日方面，陕西省医院病床工作日呈现波动变化趋势，最高值为 2014 年 352.50 日，最低值为 2015 年 304.40 日；基层医疗卫生机构病床工作日由 2011 年 151.83 日上升至 2012 年 185.69 日，之后逐年下降至 2015 年 170.07 日。

4）在平均住院日方面，陕西省医院平均住院日逐年降低，由 2011 年 10.50 日下降至 2015 年 9.40 日，降幅为 10.48%；陕西省基层医疗卫生机构平均住院日由 2011 年 7.02 日下降至 2012 年 6.78 日，之后逐年上升至 2015 年 7.38 日（表 4-54）。

表 4-54 2011～2015 年陕西省医疗机构床位使用情况

年份	病床使用率（%）		病床周转次数（次）		病床工作日（日）		平均住院日（日）	
	医院	基层医疗卫生机构	医院	基层医疗卫生机构	医院	基层医疗卫生机构	医院	基层医疗卫生机构
2011 年	84.03	41.60	28.48	20.05	306.70	151.83	10.50	7.02
2012 年	89.85	50.73	31.40	25.13	328.84	185.69	10.15	6.78
2013 年	87.66	48.69	31.73	23.43	320.84	178.21	9.80	7.34
2014 年	96.57	46.80	35.00	22.90	352.50	170.80	9.80	7.30
2015 年	83.41	46.59	31.82	22.60	304.40	170.07	9.40	7.38

（3）医疗服务效率："十二五"期间，陕西省医生日均担负诊疗人次、医生人均年业务收入总体保持增长趋势，医生日均担负住院床日有所降低。医院日均担负诊疗人次由2011 年 5.53 人次上升至 2015 年 6.41 人次，增幅达 15.91%；医生日均担负住院床日由 2011 年 3.74 日下降至 2015 年 3.02 日，降幅达 19.25%；医生人均年业务收入由 2011 年 82.14 万元上升至 2015 年 127.19 万元，增幅达 54.85%（表 4-55）。

表 4-55 2011～2015 年陕西省卫生部门综合医院服务效率

年份	医生日均担负诊疗人次（人次）	医生日均担负住院床日（日）	医生人均年业务收入（万元）
2011 年	5.53	3.74	82.14
2012 年	6.15	3.07	100.45
2013 年	6.25	3.11	111.95
2014 年	6.60	3.21	122.68
2015 年	6.41	3.02	127.19

（4）医疗费用："十二五"期间，陕西省人均门诊医疗费用由 2011 年 156.0 元上升至 2015 年 211.5 元，增幅达 35.58%。其中，公立医院人均门诊医疗费用由 2011 年 157.6 元上升至 2015 年 212.3 元，增幅达 34.71%；三级医院人均门诊医疗费用由 2011 年 216.1 元上升至 2015 年 277.1 元，增幅达 28.23%；二级医院人均门诊医疗费用由 2011 年 130.9 元上升至 2015 年 168.0 元，增幅达 28.34%；一级医院人均门诊医疗费用由 2011 年 73.5 元上升至 2015 年 105.4 元，增幅达 43.40%。三级医院、二级医院、一级医院人均门诊医疗费用增幅依次提高（表 4-56）。

表 4-56 2011～2015 年陕西省人均门诊医疗费用 （单位：元）

机构分类	2011 年	2012 年	2013 年	2014 年	2015 年
公立医院	157.6	172.3	187.0	200.7	212.3
三级医院	216.1	233.5	252.8	266.6	277.1
二级医院	130.9	143.2	151.4	161.5	168.0
一级医院	73.5	79.0	90.9	97.5	105.4
合计	156.0	171.4	185.7	198.4	211.5

在门诊费用药占比方面，陕西省人均门诊医疗费用药占比逐年降低，由 2011 年 46.28% 下降至 2015 年 42.10%，降低 4.18 个百分点（图 4-15）。

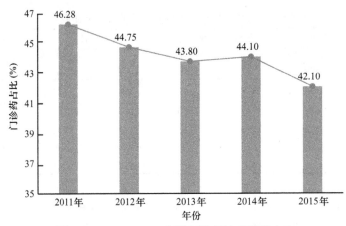

图 4-15 2011～2015 年陕西省门诊费用药占比

"十二五"期间,陕西省人均住院医疗费用由 2011 年 5182.70 元上升至 2015 年 6604.3 元,增幅达 27.43%。其中,公立医院人均医疗费用由 2011 年 5251.0 元上升至 2015 年 6940.5 元,增幅达 32.17%;三级医院人均住院医疗费用由 2011 年 9222.7 元上升至 2015 年 11 777.1 元,增幅达 27.70%;二级医院人均住院医疗费用由 2011 年 3261.6 元上升至 2015 年 4131.5 元,增幅达 26.67%;一级医院人均住院医疗费用呈现波动变化趋势,与 2011 年 2313.5 元相比,2015 年 2354.0 元,增幅为 1.75%。三级医院、二级医院、一级医院人均住院医疗费用增幅依次降低(表 4-57)。

表 4-57　2011～2015 年陕西省人均住院医疗费用　　　　　　　　　(单位:元)

机构分类	2011 年	2012 年	2013 年	2014 年	2015 年
公立医院	5251.0	5707.4	6128.2	6532.2	6940.5
三级医院	9222.7	9773.2	10 521.3	11 187.5	11 777.1
二级医院	3261.6	3527.9	3735.3	3951.4	4131.5
一级医院	2313.5	2514.4	2303.3	2585.8	2354.0
合计	5182.7	5505.3	5847.6	6246.3	6604.3

在住院费用药占比方面,陕西省人均住院医疗费用药占比逐年降低,由 2011 年 41.67% 下降至 2015 年 37.90%,降低 3.77 个百分点(图 4-16)。

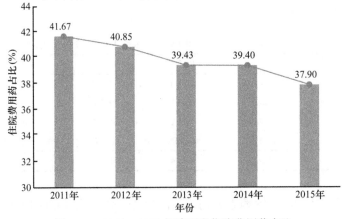

图 4-16　2011～2015 年陕西省住院费用药占比

3. 存在问题

虽然陕西省在卫生体系建设方面取得了一定成效，但在卫生资源数量、质量、结构等方面仍存在不少问题，如卫生资源总量不足、质量不高、结构和布局不合理，特别是优质资源短缺、城乡之间、区域之间、人群之间资源配置不均衡，资源利用效率不高等问题依然突出。

（1）优质医疗资源分布不均：在城乡卫生技术人员数量方面，与2011年相比，2015年市县间每千人口卫生技术人员数量、医生数量和护师（士）数量差距均有所增大。2015年市县间每千人口卫生技术人员数相差5.99人，较2011年4.52人的水平提高32.52%；市县间每千人口医生数相差2.18人，较2011年1.71人的水平提高27.49%；市县间每千人口护师（士）数相差2.95人，较2011年2.09人的水平提高41.15%。在每千人口医院、卫生院床位数方面，与2011年相比，2015年市县间每千人口医院、卫生院床位数差距有所增大，2015年市县每千人口医院、卫生院床位数相差2.93张，较2011年2.68张的水平提高9.33%。

目前全省有接近70%的医院集中于关中地区，其中仅西安市就集中了全省30%的医院，导致优质医疗资源很难覆盖全省所有居民，一些地区居民始终难以触及优质医疗资源，享受高水平的医疗服务。同时医疗服务市场是资源导向性市场，医疗资源，尤其是优质资源过度集中在少数大型医疗机构，在当地群众难以享受到较高水平的优质医疗卫生资源时，一些会选择到西安市看病就医，这不仅带来医疗成本高、就医不方便等问题，还加剧了西安市区域内优质医疗卫生资源的供应紧张。

（2）农村卫生人员数量呈现逐年减少趋势："十二五"期间，陕西省乡村医生与卫生员数量逐年减少，乡村医生数量由2011年36 010人下降至2015年31 725人，降幅达11.90%；卫生员数量由2011年2807人下降至2015年1448人，降幅达48.41%。同时，平均每村乡村医生和卫生员数由2011年1.43人下降至2015年1.29人，平均每千农业人口乡村医生和卫生员数由2011年1.54人下降至2014年1.38人。农村卫生人员的逐年减少，严重制约基层医疗机构服务能力的提升，对提高农村地区医疗卫生服务质量，缓解"看病贵、看病难"问题产生不利影响。

（3）医疗机构服务整合不够：公立医疗卫生服务机构与非公立机构之间、公共卫生服务体系与医疗服务体系之间、医院与基层医疗卫生服务机构之间的整合力度不够，不同性质机构之间分工协作不明确，没有形成有效的功能衔接机制，导致资源利用效率不平衡。例如，由于尚无完善的分级医疗制度，医疗资源配置协调力不够，形成不合理的就诊流向。基层医疗机构床位使用率低，由此带来大医院资源不足、基层卫生机构资源闲置的双重矛盾。

（4）社会办医仍有较大发展空间：从机构数量及床位数量上看，2015年，民营医疗卫生机构数量占全省总数的30%，但民营医疗卫生机构床位数仅占全省医疗机构总床位的13%。可见，民营资本举办的医疗卫生机构虽然占到了机构总数的30%，但总床位却不足，规模也普遍偏小。从服务提供上看，民营医院诊疗人次仅占全省总诊疗人次的13%，出院总人数仅占全省总出院人数的6%。说明社会资本举办医疗卫生机构的力量偏弱，难以上规模、上档次，民营医疗卫生机构仍有较大发展空间。

（四）中医药服务发展现状与问题

"十二五"期间，陕西省人民政府相继出台《陕西省人民政府办公厅关于扶持和促进中医药事业发展的实施意见》《陕西省人民政府办公厅关于促进中医药健康服务发展的实施意见》等一系列政策，县级中医医院实行全额预算管理、中医药报销比例提高 10% 等措施得到有效落实，中医药事业发展的制度保障更加完善。中医药全面参与深化医改，中医医院改革与综合医院同步推进，中医药县镇一体化管理不断加强，7 种类型的中医医联体建设成效明显，区域内中医药资源实现共享，纵向资源整合、分级诊疗的新机制有序推进，中医药在医药卫生改革发展中的独特作用进一步发挥。

1. 中医药服务资源现状

（1）机构数量与床位数："十二五"期间，陕西省中医医疗机构及床位数逐年增长。中医医院由 2011 年 142 个上升至 2015 年 163 个，增幅达 14.79%；中医门诊部由 2011 年 22 个上升至 2015 年 35 个，增幅达 59.09%；中医医院床位数由 2011 年 16 985 张上升至 2015 年 27 271 张，增幅达 60.56%（表 4-58）。

表 4-58　2011～2015 年陕西省中医医疗机构数与床位数

年份	中医医院（个）	中医门诊部（个）	中医医院床位数（张）
2011 年	142	22	16 985
2012 年	140	20	19 380
2013 年	151	28	23 015
2014 年	152	31	25 018
2015 年	163	35	27 271

（2）人力资源及人才培养："十二五"期间，陕西省中医医疗机构在岗职工、卫生技术人员数量逐年增长。在岗职工数量由 2011 年 20 567 人上升至 2015 年 32 430 人，增幅达 57.70%。其中，卫生技术人员数量由 2011 年 17 029 人上升至 2015 年 27 467 人，增幅达 61.30%；医生数量由 2011 年 5523 人上升至 2015 年 7764 人，增幅达 40.58%；护士数量由 2011 年 5995 人上升至 2015 年 11 495 人，增幅达 91.74%。卫生技术人员占职工总数比例逐年提高，由 2011 年 82.80% 上升至 2015 年 84.70%，提高 1.9 个百分点（表 4-59）。

表 4-59　2011～2015 年陕西省中医医疗机构卫生人员数

年份	在岗职工数量（人）	卫生技术人员数量（人）			卫生技术人员占职工总数比例（%）
		总计	医生	护士	
2011 年	20 567	17 029	5523	5995	82.80
2012 年	23 814	19 877	5940	7762	83.47
2013 年	28 089	23 642	6903	9520	84.17
2014 年	30 373	25 603	7186	10 479	84.30
2015 年	32 430	27 467	7764	11 495	84.70

人才队伍建设成效显著。中医药人才培养体系更加完善，陕西中医学院成功建成中医

药大学，郭诚杰被评为第二届国医大师，评出第二届省级名中医 50 名、市级名中医 190 名，建设传承工作室 146 个，培养名老中医学术经验继承人、中医药师承博士（硕士）、优秀中医临床人才 1026 人。加强医教协同，建立中医住院医师、全科医生、中药优势特色教育培训和临床教学基地 13 个，培养学术带头人及技术骨干 555 人。加快基层队伍建设，累计招聘基层专业人员 1200 余人、培养定向生 250 人，培训基层师承人员、乡村医生、西学中和继续教育等人员近 3 万人次，基层人员短缺和结构不合理问题有所缓解。

（3）财政投入及设施建设："十二五"期间，陕西省各级政府对中医医院投入达到 47.18 亿元，是"十一五"的 2.7 倍。完成省属 3 所、市级 8 所、县级 56 所中医医院基础建设，为所有市、县级中医医院配置大型和基本医疗设备，群众就医环境和诊疗条件得到极大改善。基层中医药服务能力提升工程顺利完成，99.58%的社区、93.58%的乡镇卫生机构设置有规范的中医科和中药房，88%的社区卫生服务站、69.59%的村卫生室能够提供中医药服务，基层医疗机构中医药服务量占比达 27%。

2. 中医药服务提供现状

（1）服务人次："十二五"期间，陕西省中医医疗机构总诊疗人次由 2011 年 759.15 万人次上升至 2015 年 1152.32 万人次，增幅达 51.79%；出院人数由 2011 年 44.62 万人上升至 2015 年 76.78 万人，增幅达 72.08%；病床使用率由 2011 年 82.11%上升至 2012 年 87.69%，之后逐年降低至 2015 年 84.70%（表 4-60）。

表 4-60 2011～2015 年陕西省中医医疗机构医疗服务提供情况

年份	总诊疗人次（万人次）	出院人数（万人）	病床使用率（%）
2011 年	759.15	44.62	82.11
2012 年	875.41	54.80	87.69
2013 年	1002.56	65.69	87.52
2014 年	1070.57	72.41	86.90
2015 年	1152.32	76.78	84.70

（2）服务能力：中医药服务百姓健康行动取得积极成效，医疗质量管理切实加强，医疗秩序保持平稳向好。创建国家中医药工作先进市 2 个、先进县区 25 个、综合医院中医药示范单位 20 个，建设省级以上重点学科、专科、农村特色专科 424 个，9 个地市成为国家中医"治未病"服务能力建设项目单位，88 家中医医院获得预防保健服务项目支持，中医药在保障人民健康方面起到重要作用。

（3）科研创新：启动中医药重大病种创新计划，组织省级中医药研究机构、院校和中医医院，与国家中医临床研究中心及其他相关科研院所、院校等，对 20 个重大疾病或慢性病种进行多学科、多机构联合攻关，形成了区域内、省际间的中医药科研协作创新体系。完成第四次中药资源普查（试点）工作，普查了 36 个县获取药用植物 2668 种，建成陕西省药用植物标本库、监测站。全省中药材规范化种植面积达到 60 万亩，中药产业年产值超过 200 亿元。争取各级各类科研经费 1.95 亿元，建立陕西中药资源产业化协同创新中心，建设中医药重点研究室、实验室 30 个，承担国家科技重大行业专项、国家自然科学基金和科技部、国家中医药管理局等科研项目 296 项，获得国家科技进步二等奖 1 项，省级以

上科研奖项 103 项，中医药科研创新实现新的突破。

（4）中医文化建设：大力弘扬"大医精诚"核心价值理念，成功举办 3 届中国孙思邈中医药文化节，文化品牌优势得到树立。加大文化建设力度，加强中医医院文化氛围和内涵建设，创建全国中医药文化宣传教育基地 3 个、省级基地 4 个，培训各级中医医院人员、中医临床医学生、科普宣传员等 1200 余人，推选中医药文化科普巡讲专家 38 名。深入推进"中医中药陕西行"等活动，五年累计开展义诊、巡讲等活动 1000 余次，直接受益群众 60 余万人，进一步促进群众健康水平和素养的提升，在全省营造了发展中医药事业的良好氛围。

3. 存在的问题

（1）社会力量参与程度不高，多元办医格局尚未形成。目前陕西省中医医疗机构仍以公立为主，社会力量参与程度不高，服务能力较弱。2015 年陕西省民营中医医疗机构数量占中医医疗机构总量的 20%，但是诊疗人次仅占中医医疗机构总诊疗人次的 3%，出院人数仅占中医医疗机构总出院人数的 2%。

（2）中医医疗服务模式有待创新，优质中医医疗资源分布不均。目前陕西省中医医疗服务模式较为单一，仅有少部分医疗机构开展健康维护、疾病治疗与康复、医养融合等服务。各等级医疗机构中医医疗服务分工尚不明确，优质中医医疗资源过于集中于三级医院，二级中医医院及社区卫生服务机构、乡镇卫生院中医医疗服务基础薄弱，能力不足。

（五）特殊人群健康服务现状及问题

1. 老年人健康服务现状

（1）老年人口健康管理服务：2013～2015 年老年人口接受健康管理人数先增后减，老年人口健康管理率逐年降低。2013～2015 年老年人口接受健康管理人数分别为 289.14 万人、298.18 万人和 279.79 万人，年均增幅分别为 3.13% 和 -6.17%；2013～2015 年老年人口健康管理率分别为 87.88%、84.97%、81.07%，2015 年较 2013 年降低 6.81 个百分点；在老年人口健康体检表完整率方面，2015 年为 92.83%，较 2014 年 81.25% 的水平提高 11.58 个百分点（表 4-61）。

表 4-61　老年人口健康管理服务情况

年份	老年人口接受健康管理人数（万人）	老年人口健康管理率（%）	老年人口健康体检表完整率（%）
2013 年	289.14	87.88	—
2014 年	298.18	84.97	81.25
2015 年	279.79	81.07	92.83

（2）老年人口门诊服务：根据第五次卫生服务调查数据，陕西省老年人口两周就诊率为 20.56%，其中城市为 21.73%，农村为 19.86%。与 2008 年相比，城市上升了 7.93 个百分点；农村上升幅度较大，上升了 9.36 个百分点（表 4-62，图 4-17）。

表 4-62　老年人口两周就诊率　　　　　　　　　　　　　　　　（单位：%）

年份	城市	农村	城乡合计
2013 年	21.73	19.86	20.56
2008 年	13.80	10.50	13.10

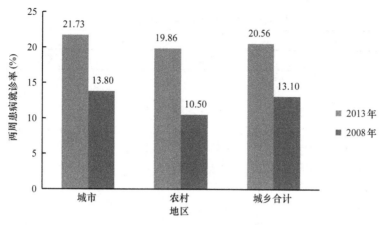

图 4-17 老年人口两周就诊率

根据第五次卫生服务调查数据，陕西省男性老年人口两周就诊率为 18.68%，女性为 22.42%。无论城市还是农村，男性老年人两周就诊率均低于女性，本次调查城市和农村男性老年人口两周就诊率分别比女性低 6.30 和 2.11 个百分点。城市与农村同性别比较，本次调查中城市男性老年人口两周就诊率与农村男性非常接近，城市女性老年人口两周就诊率比农村女性高出 3.81 个百分点。陕南地区男性老年人口两周就诊率较女性低 3.87 个百分点，关中地区男性老年人口两周就诊率较女性低 4.65 个百分点，陕北地区男性老年人口两周就诊率较女性高 0.13 个百分点（表 4-63）。

表 4-63 不同性别老年人口两周就诊率

区域	男性		女性	
	例数（人）	百分比（%）	例数（人）	百分比（%）
城乡				
城市	397	18.44	581	24.74
农村	716	18.82	769	20.93
地域				
陕南	442	22.87	502	26.74
关中	539	16.99	728	21.64
陕北	132	15.49	120	15.36
合计	1113	18.68	1350	22.42

随着年龄的增加，老年人口两周就诊率呈现波动趋势，80～84 岁组老年人口两周就诊率最高，为 22.93%，85～89 岁组老年人口两周就诊率最低，为 14.89%。城市地区 70～74 岁组老年人口两周就诊率最高，85～89 岁组最低；农村地区 80～84 岁组最高，90 岁及以上组最低。陕南地区 90 岁及以上组老年人口两周就诊率最高，85～89 岁组老年人口两周就诊率最低；关中地区 75～79 岁组最高，90 岁及以上组最低；陕北地区 70～74 岁组最高，75～79 岁组最低（表 4-64）。

表 4-64　不同年龄老年人口两周就诊率

年龄组（岁）	城乡				地域						合计	
	城市		农村		陕南		关中		陕北			
	例数（人）	百分比（%）	例数（人）	百分比（%）	例数（人）	百分比（%）	例数（人）	百分比（%）	例数（人）	百分比（%）	例数（人）	百分比（%）
60～64	289	21.36	503	18.58	330	24.18	373	17.69	89	15.19	792	19.51
65～69	244	22.26	355	18.86	240	24.56	288	18.24	71	16.82	599	20.11
70～74	211	22.59	275	20.75	166	23.95	264	20.63	56	19.58	486	21.51
75～79	149	21.82	215	23.32	125	27.23	223	23.16	16	8.74	364	22.68
80～84	61	20.33	102	24.82	64	30.62	88	21.57	11	11.70	163	22.93
85～89	14	13.86	28	15.47	11	13.58	24	15.79	7	14.29	42	14.89
90～	10	29.41	7	14.00	8	30.77	7	15.56	2	15.38	17	20.24

（3）老年人口住院服务：根据第五次卫生服务调查数据，2013 年陕西省老年人口住院率为 19.12%，其中城市为 22.06%，农村为 17.34%。与 2008 年相比，城市和农村老年人口住院率分别上升了 12.26、10.64 个百分点（表 4-65，图 4-18）。

表 4-65　老年人口住院率　　　　　　　　　　　　　　　（单位：%）

年份	城市	农村	城乡合计
2013 年	22.06	17.34	19.12
2008 年	9.80	6.70	8.30

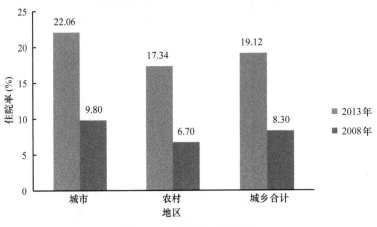

图 4-18　老年人口住院率

根据第五次卫生服务调查数据，2013 年陕西省男性老年人口住院率为 18.55%，女性为 19.68%。无论城市还是农村，女性老年人口住院率均高于男性，城市和农村女性老年人口住院率分别比男性高 0.27 和 1.43 个百分点。城市与农村同性别比较，本次调查城市男性老年人口住院率比农村男性高 5.28 个百分点，城市女性老年人口住院率比农村女性高 4.12 个百分点；陕南、关中、陕北地区女性老年人口住院率均比男性老年人高（表 4-66）。

表 4-66　不同性别老年人口住院率

区域	男性		女性	
	例数（人）	百分比（%）	例数（人）	百分比（%）
城乡				
城市	472	21.92	521	22.19
农村	633	16.64	664	18.07
地域				
陕南	335	17.33	338	18.01
关中	595	18.76	648	19.26
陕北	175	20.54	199	25.48
合计	1105	18.55	1185	19.68

随着年龄增加，住院率呈先上升后下降趋势，75～79 岁组老年人口住院率最高，为 24.49%，90 岁及以上组老年人口住院率最低，为 11.90%。城市地区 75～79 岁组老年人口住院率最高，90 岁及以上组老年人口住院率最低；农村地区 80～84 岁组老年人口住院率最高，90 岁及以上组老年人口住院率最低；陕南地区 80～84 岁组老年人口住院率最高，85～89 岁组最低；关中地区 75～79 岁组最高，90 岁及以上组最低；陕北地区 80～84 岁组最高，90 岁及以上组最低（表 4-67）。

表 4-67　不同年龄老年人口住院率

年龄组（岁）	城乡				地域						合计	
	城市		农村		陕南		关中		陕北			
	例数（人）	百分比（%）	例数（人）	百分比（%）	例数（人）	百分比（%）	例数（人）	百分比（%）	例数（人）	百分比（%）	例数（人）	百分比（%）
60～64	229	16.93	423	15.63	220	16.12	325	15.41	107	18.26	652	16.06
65～69	216	19.71	321	17.06	172	17.60	271	17.16	94	22.27	537	18.03
70～74	235	25.16	249	18.79	137	19.77	272	21.25	75	26.22	484	21.43
75～79	208	30.45	185	20.07	90	19.61	250	25.96	53	28.96	393	24.49
80～84	76	25.33	88	21.41	42	20.10	89	21.81	33	35.11	164	23.07
85～89	25	24.75	25	13.81	9	11.11	30	19.74	11	22.45	50	17.73
90～	4	11.76	6	12.00	3	11.54	6	13.33	1	7.69	10	11.90

根据第五次卫生服务调查数据，总体陕西省男性老年人口平均住院天数为 16.23 天，高出女性 1.09 天。城市地区男性老年人口平均住院天数为 17.59 天，高出女性 1.78 天；农村地区男性老年人口平均住院天数为 15.29 天，高出女性 0.67 天。陕南和关中地区男性老年人口平均住院天数比女性高，但陕北地区女性则比男性高 0.22 天（表 4-68）。

表 4-68　不同性别老年人口住院者平均住院天数　　　　（单位：天）

区域	男性	女性
城乡		
城市	17.59	15.81
农村	15.29	14.62

续表

区域	男性	女性
地域		
陕南	17.13	16.26
关中	15.94	14.38
陕北	15.41	15.63
合计	16.23	15.14

随着年龄的增长，老年人口住院者平均住院天数呈现波动态势，90 岁及以上组老年人口住院者平均住院天数最长，为 17.80 天，85～89 岁组最短，为 13.72 天。城市地区 90 岁及以上组老年人口住院者平均住院天数最长，为 22.50 天，80～84 岁组最短，为 15.80 天；农村地区 75～79 岁组最长，为 16.51 天，85～89 岁组最短，为 11.17 天。陕南地区 75～79 岁组最长，为 17.99 天，70～74 岁组最短，为 15.54 天；关中地区 90 岁及以上组最长，为 19.67 天，85～89 岁组最短，为 12.19 天；陕北地区 75～79 岁组最长，为 19.33 天，90 岁及以上组最短，为 7.00 天（表 4-69）。

表 4-69 不同年龄老年人口住院者平均住院天数 （单位：天）

| 年龄组（岁） | 城乡 | | 地域 | | | 合计 |
	城市	农村	陕南	关中	陕北	
60～64	16.25	14.94	17.59	14.28	13.99	15.39
65～69	16.42	14.43	15.89	14.21	16.84	15.21
70～74	15.99	15.09	15.54	15.79	14.55	15.52
75～79	18.12	16.51	17.99	16.68	19.33	17.35
80～84	15.80	14.47	15.92	15.33	13.22	15.08
85～89	16.95	11.17	16.50	12.19	15.67	13.72
90～	22.50	14.67	17.67	19.67	7.00	17.80

2. 妇女儿童健康服务现状

（1）婚检率："十二五"期间，陕西省婚检率逐年回升。婚前医学检查（以下简称婚检）是预防婴儿出生缺陷的第一道防线。自 2003 年婚检由强制改为自愿后，婚检率急剧下滑，到 2010 年跌至谷底，仅占 4.22%。为此，从 2011 年起，陕西省组织实施了"提高婚前医学检查率"项目，婚检人数逐年回升。2015 年，全省婚检率达到了 34.75%，较 2010 年提高 30.53 个百分点。分城乡看，2015 年，城市婚检率为 23.43%，较 2010 年提高 14.83 个百分点；农村婚检率为 41.71%，较 2010 年提高 35.09 个百分点。

（2）儿童系统管理、保健和母乳喂养率："十二五"期间，陕西省儿童系统管理、保健和母乳喂养率有所提高。2015 年，3 岁以下儿童系统管理率为 95.01%，比 2010 年提高 1.98 个百分点。其中，城市 94.46%，比 2010 年提高 0.06 个百分点；农村 95.30%，比 2010 年提高 2.97 个百分点。7 岁以下儿童保健管理率为 96.00%，比 2010 年提高 3.84 个百分点。其中，城市 96.11%，比 2010 年提高 2.40 个百分点；农村 95.93%，比 2010 年提高 4.60 个百分点。

（3）疫苗接种：2015 年陕西省儿童疫苗接种率已近 100%，死亡率降幅明显。卡介苗、百白破疫苗、脊髓灰质炎疫苗、含麻疹成分疫苗、乙肝疫苗、流脑疫苗、乙脑疫苗、甲肝疫苗八苗接种率连续十余年保持在 99% 以上，有效地减少了儿童传染性疾病的发生，降低了死亡率。2014 年，婴儿和 5 岁以下儿童死亡率分别为 6.8‰ 和 8.9‰，提前实现了《陕西省儿童发展规划（2011—2020 年）》中婴儿和 5 岁以下儿童死亡率到 2015 年分别控制在 12‰ 和 15‰ 以内的目标。

（4）孕产妇系统管理："十二五"期间，陕西省孕产妇系统管理率保持稳定。2015 年陕西省城乡孕产妇系统管理率分别为 95.39% 和 95.61%，基本与 2010 年持平。

（5）孕产妇产前检查率："十二五"期间，陕西省孕产妇产前检查率均保持在 98.0% 以上；孕产妇死亡率由 2011 年的 28.9/10 万，下降到 2015 年的 14.5/10 万，提前实现了《陕西省妇女发展规划（2011—2020 年）》中孕产妇死亡率控制在 20.0/10 万以下的目标。

（6）住院分娩："十二五"期间，陕西省投入资金 2.5 亿实施孕产妇住院分娩补助项目，18.7 万农村妇女受益，农村住院分娩率均保持在 99.0% 以上，提前实现《陕西省妇女发展规划（2011—2020 年）》中 98.0% 的目标。

（7）"两癌"免费检查：2014 年和 2015 年实施了"宫颈癌和乳腺癌筛查项目"，"两癌"筛查率分别由 2014 年的 15.3% 和 7.2%，提高到 2015 年的 15.6% 和 8.2%。

（8）妇女常见病检查：2015 年，妇女常见病检查率为 53.2%，距《陕西省妇女发展规划（2011—2020 年）》中的目标差 6.8 个百分点。

伴随着"两癌"筛查面的提升，"两癌"患病率也呈大幅上升趋势，没有实现"降低"的规划目标。2015 年，宫颈癌患病率为 47.8/10 万，比 2010 年上升 30.50 个万分点；乳腺癌患病率为 48.1/10 万，比 2010 年上升了 41.46 个万分点。妇女感染艾滋病的病例数大幅上升，没有达到降低的规划目标。2015 年，女性艾滋病病毒感染 202 例，比 2010 年增加 127 例。

3. 低收入人口健康服务现状

（1）低收入人口两周就诊情况：总体上看，低收入人口两周就诊人次为 1589，所占比例为 12.2%，低于陕西省居民两周就诊比例的 12.6%，低于全国居民两周就诊比例的 13.0%。

分城乡比较，城市低收入人口两周就诊人次为 600，所占比例为 12.9%，低于陕西省城市居民的 13.6%，低于全国城市居民的 13.3%；农村低收入人口两周就诊人次为 989，所占比例为 11.8%，低于陕西省农村居民的 12.0%，低于全国农村居民的 12.8%。

分地域比较，陕南低收入人口两周就诊人次为 596，所占比例为 13.4%，低于陕西省陕南居民的 14.7%；关中低收入人口两周就诊人次为 723，所占比例为 11.9%，低于陕西省关中居民的 12.3%；陕北低收入人口两周就诊人次为 270，所占比例为 10.7%，高于陕西省陕北居民的 9.1%（表 4-70）。

表 4-70　低收入人口两周就诊情况

区域	低收入人口		陕西省居民		全国居民	
	人次	比例（%）	人次	比例（%）	人次	比例（%）
城乡						
城市	600	12.9	2891	13.6	—	13.3
农村	989	11.8	4329	12.0	—	12.8

续表

区域	低收入人口		陕西省居民		全国居民	
	人次	比例（%）	人次	比例（%）	人次	比例（%）
地域						
陕南	596	13.4	2774	14.7	—	—
关中	723	11.9	3580	12.3	—	—
陕北	270	10.7	866	9.1	—	—
合计	1589	12.2	7220	12.6	—	13.0

1）低收入人口两周就诊性别构成情况：总体看，男性低收入人口两周就诊人次为 534 人次，所占比例为 44.65%，低于女性的 662 人次、55.35%。

分城乡比较，同样是男性就诊人次低于女性就诊人次。城市中男性就诊人次比例为 41.40%，女性为 58.60%；农村男性就诊人次所占比例为 46.36%，女性所占比例为 53.64%。

分地域比较，男性低收入人口两周就诊人次整体低于女性就诊人次。陕南男性低收入人口两周就诊人次所占比例为 44.47%，低于女性就诊的 55.53%；关中男性低收入人口两周就诊人次所占比例为 42.57%，低于女性就诊人次的 57.43%。陕北男性低收入人口两周就诊所占比例为 49.79%，低于女性的 50.21%（表 4-71）。

表 4-71　低收入人口两周就诊性别构成情况

区域	男性		女性	
	人次	比例（%）	人次	比例（%）
城乡				
城市	171	41.40	242	58.60
农村	363	46.36	420	53.64
地域				
陕南	189	44.47	236	55.53
关中	229	42.57	309	57.43
陕北	116	49.79	117	50.21
合计	534	44.65	662	55.35

2）低收入人口两周就诊机构具体情况：总体上看，陕西省低收入人口在诊所/村卫生室就诊的人数最多，为 603 人，所占比例为 52.94%；在社区卫生服务中心就诊人数最少，为 10 人，所占比例为 0.88%。

分城乡比较，城市低收入人口在诊所/村卫生室就诊的人数最多，为 210 人，所占比例为 52.12%；在省/自治区/直辖市属及以上卫生机构就诊的人数最少，为 2 人，所占比例为 0.52%；农村低收入人口在诊所/村卫生室就诊的人数最多，为 393 人，所占比例为 52.33%，在社区卫生服务中心就诊的人最少，为 1 人，所占比例为 0.13%。

分地域比较，陕南低收入人口在诊所/村卫生室就诊的人数最多，为 247 人，所占比例为 60.54%，在社区卫生服务中心就诊人数最少，为 0 人；关中低收入人口在诊所/村卫生室就诊的人数最多，为 286 人，所占比例为 55.64%，在省/自治区/直辖市属及以上卫生机构就诊人数最少,为2人,所占比例为0.39%;陕北低收入人口在诊所/村卫生室就诊的人数最多,为70人,所占比例为32.26%,在其他机构就诊人数最少,为1人,所占比例为0.46%(表4-72)。

表4-72 低收入人口两周就诊机构情况

| 就诊机构 | 城乡 | | | | 区域 | | | | | | 合计 | |
| | 城市 | | 农村 | | 陕南 | | 关中 | | 陕北 | | | |
	人数（人）	比例（%）	人数（人）	比例（%）	人数（人）	比例（%）	人数（人）	比例（%）	人数（人）	比例（%）	人数（人）	比例（%）
诊所/村卫生室	210	54.12	393	52.33	247	60.54	286	55.64	70	32.26	603	52.94
社区卫生服务站	27	6.96	6	0.80	1	0.25	20	3.89	12	5.53	33	2.90
卫生院	52	13.40	181	24.10	88	21.57	75	14.59	70	32.26	233	20.46
社区卫生服务中心	9	2.32	1	0.13	0	0	7	1.36	3	1.38	10	0.88
县/县级市/省辖市区属卫生机构	65	16.75	137	18.24	64	15.69	96	18.68	42	19.35	202	17.73
省辖市/地区/直辖市区属卫生机构	18	4.64	15	2.00	3	0.74	19	3.70	11	5.07	33	2.90
省/自治区/直辖市属及以上卫生机构	2	0.52	11	1.46	3	0.74	2	0.39	8	3.69	13	1.14
其他	5	1.29	7	0.93	2	0.49	9	1.75	1	0.46	12	1.05

(2)低收入人口住院情况:总体上看,陕西省低收入人口住院1397人,所占比例为10.72%,高于陕西省居民住院比例的10.06%。

按城乡比较,城市低收入人口住院440人,所占比例为9.44%,低于陕西省城市居民的10.47%;农村低收入人口住院957人,所占比例为11.40%,高于陕西省农村居民的9.82%。按地域比较,陕南低收入人口住院439人,所占比例为9.87%,高于陕西省陕南居民的9.69%;关中低收入人口住院617人,所占比例为10.18%,高于陕西省关中居民的10.03%;陕北低收入人口住院341人,所占比例为13.52%,高于陕西省陕北居民的10.92%(表4-73)。

表4-73 低收入人口住院情况

| 区域 | 低收入人口 | | 陕西省居民 | |
	例数（人）	比例（%）	例数（人）	比例（%）
城乡				
城市	440	9.44	2233	10.47
农村	957	11.40	3556	9.82
地域				
陕南	439	9.87	1834	9.69
关中	617	10.18	2918	10.03
陕北	341	13.52	1037	10.92
合计	1397	10.72	5789	10.06

1）低收入人口住院性别构成情况与平均住院天数

整体上看，男性低收入人口住院人数明显少于女性，所占比例分别为 42.3%、57.7%。

按城乡比较，城市男性低收入人口住院人数低于女性，分别为 176 人和 264 人，所占比例为 40.0%、60.0%，农村男性低收入人口住院人数低于女性，分别为 415 人和 542 人，所占比例为 43.4%、56.6%。按地域比较，陕南、关中、陕北男性低收入人口住院人数都低于女性，男性分别为 173 人、268 人、150 人，比例分别为 39.4%、43.4%、44.0%；女性分别为 266 人、349 人、191 人，比例分别为 60.6%、56.6%、56.0%（表 4-74）。

表 4-74　不同性别低收入人口住院情况

区域	男性		女性	
	人数	比例（%）	人数	比例（%）
城乡				
城市	176	40.0	264	60.0
农村	415	43.4	542	56.6
地域				
陕南	173	39.4	266	60.6
关中	268	43.4	349	56.6
陕北	150	44.0	191	56.0
合计	591	42.3	806	57.7

在平均住院天数方面，低收入人口住院天数高于普通人群。总体上看，低收入人口平均住院天数为 12.54 天，高于陕西省居民的 12.34 天。按城乡比较，城市低收入人口平均住院天数为 12.71，高于陕西省城市居民的 12.55 天。农村低收入人口平均住院天数为 12.56，高于陕西省农村居民的 12.20 天。按地域比较，陕南低收入人口平均住院天数为 12.85，低于陕西省陕南居民的 13.12 天；关中低收入人口平均住院天数为 12.78，高于陕西省关中居民的 12.01 天；陕北低收入人口平均住院天数为 11.58，高于陕西省陕北居民的 11.06 天（表 4-75）。

表 4-75　低收入人口平均住院天数　　　　　　　　　　（单位：天）

区域	低收入人口	陕西省居民
城乡		
城市	12.71	12.55
农村	12.56	12.20
地域		
陕南	12.85	13.12
关中	12.78	12.01
陕北	11.58	11.06
合计	12.54	12.34

2）低收入人口住院机构构成情况：总体上看，低收入人口住院机构类型最多为县/县级市/省辖市区属卫生机构，所占比例为 61.3%；社区卫生服务中心最少，所占比例为 1.8%。

按城乡比较，城市低收入人口住院机构类型最多为县/县级市/省辖市区属卫生机构，所占比例为62.5%,最低为其他机构,所占比例为2.0%;农村低收入人口住院机构类型最多为县/县级市/省辖市区属卫生机构,所占比例为60.8%,社区卫生服务中心所占比例最少,为1.4%。

按地域比较,陕南低收入人口住院机构类型最多为县/县级市/省辖市区属卫生机构,所占比例为65.1%,社区卫生服务中心所占比例最少,为1.1%;关中低收入人口住院机构类型最多为县/县级市/省辖市区属卫生机构,所占比例为66.5%,其他机构所占比例最少,为1.8%,陕北低收入人口住院机构类型最多为县/县级市/省辖市区属卫生机构,所占比例为47.2%,社区卫生服务中心所占比例最少,为1.2%(表4-76)。

表4-76 低收入人口住院机构的构成情况

区域	卫生院		社区卫生服务中心		县/县级市/省辖市区属卫生机构		省辖市/地区/直辖市区属卫生机构		省/自治区/直辖市属及以上卫生机构		其他机构	
	人数	比例(%)	人数	比例(%)	人数	比例(%)	人数	比例(%)	人数	比例(%)	人数	比例(%)
城乡												
城市	52	11.8	12	4.8	275	62.5	79	18.0	13	3.0	9	2.0
农村	238	24.9	13	1.4	582	60.8	78	8.2	19	2.0	27	2.8
地域												
陕南	89	2.03	5	1.1	286	65.1	44	10.0	8	1.8	7	1.6
关中	88	14.3	16	2.6	410	66.5	76	12.3	16	2.6	11	1.8
陕北	113	33.1	4	1.2	161	47.2	37	10.9	8	2.3	18	5.3
合计	290	20.8	25	1.8	857	61.3	157	11.2	32	2.3	36	2.6

4. 残疾人健康服务现状

"十二五"期间,陕西省通过实施一批重点康复工程,为残疾人提供了有效的康复服务。大力加强残疾人社区康复示范站建设;做好儿童残疾预防,起草了《关于开展0~6岁残疾儿童抢救性康复工作的意见》;积极推进残疾人康复机构规范化建设;加强康复人才队伍建设,大力宣传和普及康复知识。

(1)社区康复工作:"十二五"期间,社区康复工作实现全覆盖,社区康复站数量由2011年1073个上升至2013年1282个,增幅达19.48%;社区康复协调员由2011年3494人上升至2013年8769人,增幅达150.97%(表4-77)。

表4-77 2011~2013年陕西省社区康复站与社区康复协调员数量

年份	社区康复站(个)	社区康复协调员(人)
2011年	1073	3494
2012年	1198	7317
2013年	1282	8769

(2)视力残疾人健康服务:2013年陕西省视力残疾人健康服务机构数量有所提升,但提供服务的数量有所下降。截至2013年,陕西省开展视力残疾康复机构总数达到49个,

较 2012 年 39 个增长 25.64%。2011～2013 年每年完成的白内障复明手术例数稳定在 15 000 例左右，2013 年例数较 2012 年有所下降；2013 年为 9020 名贫困白内障患者免费施行复明手术，较 2012 年减少 1329 例；2013 年助视器配用患者数量为 2497 人，较 2012 年大幅下降；2013 年培训低视力儿童家长数为 55 人，较 2011 年与 2012 年均大幅下降；2013 年参与定向行走训练盲人数达 3764 人，较 2012 年 3659 人略有提升（表 4-78）。

表 4-78　2011～2013 年陕西省社区视力残疾人健康服务情况

年份	视力残疾康复机构（个）	白内障复明手术（例）		助视器配用患者（人）	培训低视力儿童家长（人）	定向行走训练盲人（人）
		总数	免费数			
2011 年	—	15 444	10 042	355	100	388
2012 年	39	15 618	10 349	9661	145	3659
2013 年	49	14 302	9020	2497	55	3764

（3）听力语言残疾人健康服务："十二五"期间，陕西省推进听力语言康复机构规范化管理，完善基层服务网络。听力语言康复机构数量保持稳定，2013 年已建设省级听力语言康复机构 1 个，市级听力语言康复机构 11 个，县级听力语言康复机构 24 个；培养专业人员数量逐年增长，由 2011 年 22 人上升至 2013 年 108 人，约增长 3.91 倍；听力语言康复训练人数稳定在 950 人左右；培训聋儿家长数逐年增长，由 2011 年 1157 人上升至 2013 年 1264 人，增幅达 9.25%（表 4-79）。

表 4-79　2011～2013 年陕西省听力语言残疾人健康服务情况

年份	听力语言康复机构（个）			培养专业人员（人）	听力语言康复训练（人）	培训聋儿家长（人）
	省级	市级	县级			
2011 年	—	—	—	22	958	1157
2012 年	1	12	23	105	965	1253
2013 年	1	11	24	108	951	1264

（4）肢体残疾人健康服务：2011～2013 年开展肢体残疾康复训练服务机构数量逐年增长，由 2011 年 20 个上升至 2013 年 97 个，增长 3.85 倍；肢体残疾者康复训练人数逐年增长，由 2011 年 4303 人上升至 2013 年 9422 人，约增长 1.19 倍；贫困肢体残疾儿童人数先增长后下降，由 2011 年的 100 人增至 2012 年的 145 人，后降至 2013 年 55 人，总体呈下降趋势。脑瘫儿童系统康复训练人数由 2011 年 379 人上升至 2013 年 421 人，增幅达 11.08%（表 4-80）。

表 4-80　2011～2013 年陕西省肢体残疾人健康服务情况

年份	肢体残疾康复机构数（个）	康复训练人数（人）	贫困肢体残疾儿童（人）	脑瘫儿童系统康复训练（人）
2011 年	20	4303	100	379
2012 年	68	7293	145	210
2013 年	97	9422	55	421

（5）智力残疾人健康服务：智力残疾人健康服务机构及服务人数快速增长。2011～2013 年开展智力残疾康复训练服务的机构数量逐年增长，由 2011 年 15 个上升至 2013 年

21 个；智力残疾人康复训练人数大幅增长，由 2011 年 676 人上升至 2013 年 3357 人，约增长 3.97 倍（表 4-81）。

表 4-81   2011～2013 年陕西省智力残疾人健康服务情况

年份	智力残疾康复机构数（个）	康复训练人数（人）
2011 年	15	676
2012 年	16	1019
2013 年	21	3357

（6）辅助器具供应服务："十二五"期间，陕西省全面启动"关爱重残共享阳光"重度残疾人辅助器具适配项目，深入开展辅助器具供应服务，残疾人辅助器具供给数量逐年增长，由 2011 年 16 628 件上升至 2013 年 55 396 件，约增长 2.33 倍。其中，普及型假肢供应数量逐年降低，由 2011 年 1897 件下降至 2013 年 1371 件，降幅为 38.37%；2013 年矫形器供应数量为 782 件，较 2012 年 1352 件下降 42.16%（表 4-82）。

表 4-82   2011～2013 年陕西省辅助器具供应服务情况

年份	辅助器具供应服务机构数（个）	减免费用供应辅助器具（件）		
		总计	普及型假肢	矫形器
2011 年	17	16 628	1897	130
2012 年	19	53 200	1473	1352
2013 年	—	55 396	1371	782

5. 流动人口健康服务现状

（1）健康档案建档率与知晓率：2015 年流入人口健康档案的建档率仅为 29.61%，虽比 2014 年有所提高，但是与 2013 年相比，下降 10% 以上，降幅明显。2013～2015 年，健康档案知晓率依次分别为 64.62%、64.26%、59.31%，呈现逐年下降的趋势。

（2）健康教育获得知识项目途径：与 2014 年相比，2015 年健康教育知识的平均获得个数有了较大提高，从 2.55 项上升到 3.94 项，但是仍有近 10% 的流入人口尚未覆盖。2014 年，将近一半的流入人口健康教育的获得个数不足两项。但在 2015 年，一半的流入人口的健康教育知识获得个数已达到 4 项。

分项目来看，2015 年各项健康知识的获取率均优于 2014 年。相对于精神障碍防治等其他健康教育知识，流入群众对营养健康知识等日常生活中应用广泛、影响较大的健康教育知识更加关注。连续两年获得率最高且增长最快的三类健康教育知识分别是：营养健康知识、生殖与避孕优生优育及慢性病防治，占比分别为 66.33%、62.27% 和 43.03%。

2015 年，健康教育知识传播最广的途径依次是宣传栏、广播电视节目和手机短信、微信三种，占比依次是 83.37%、77.51%、61.46%。总体来说，2015 年的各种健康教育的宣传途径执行情况要好于 2014 年，但讲座和面对面咨询等精准、系统的宣传方式获得率要低于 2014 年水平。

（3）预防接种持证率与接种率：2015 年预防接种证的总体持有率为 99.31%，较 2014 年 99.14% 水平略有上升。分孩次来看，2014 和 2015 年中第二孩次的持证率均略低于第一孩次，但是都稳定在 92%以上。在流入儿童中，2015 年的接种率为 97.86%，较 2014 年 93.52%水平提高 4.34 个百分点。分孩次来看，2015 年的一孩和二孩接种率分别为 98.20% 和 97.37%，均高于 2014 年的 89.59%和 91.19%。

（4）儿童保健：儿童保健建册率、体检率有所提高，体检次数有所减少。2015 年流动人口子女的建册率为 77.62%，相比于 2014 年水平 68.74%提高 8.88 个百分点。分孩次来看，2014 年、2015 年的第二孩次的建册率明显低于第一孩次。与建册率相同，2015 年流入儿童中接受免费的健康检查率相比于 2014 年有所提高，从 37.54%上升到 44.34%。分孩次来看，连续 2 年，第二孩次的体检率均低于第一孩次。

2015 年流动儿童平均免费体检 2.55 次，平均每位流入儿童每年能享受到 2 次以上的免费体检，低于 2014 年的 2.77 次。分孩次来看，2015 年的流动儿童中第一孩次的平均体检次数为 2.44 次，低于第二孩次 2.83 次。2014 年第一、二孩次的体检次数分别为 2.84 次、2.64 次。

（5）孕产妇保健：孕产妇保健产后访视率、产后检查率有所降低。2014 年和 2015 年流入人口的数据对比显示，2015 年流动孕产妇的产后访视率为 21.13%，较 2014 年 38.03% 水平降低 16.90 个百分点。分孩次来看，2014 年第一、二孩次的产后访视率分别为 42.43%、32.02%，2015 年分别下降至 21.95%、21.24%。第二孩次的产后访视率均低于第一孩次。

2015 年流动人口育龄妇女产后检查率为 54.27%，较 2014 年 60.49%水平降低 6.22 个百分点。分孩次来看，2014 年第一、二孩次产后检查率分别为 66.53%、53.99%，2015 年分别下降至 65.09%、41.38%。第二孩次的产后检查率均低于第一孩次。

（6）计生服务：从实施效果来看，备孕人群参加免费孕优的情况并不理想，流入人群中一半以上的备孕夫妇并未参加免费孕优检查项目。总体来看，2015 年陕西省流动人口孕前优生检查率虽然较 2013 和 2014 年有大幅提高，但也仅有 34.79%进行过免费的孕前优生健康检查。各项计生服务项目中，孕前优生检查、避孕套/药服务在流入人群中覆盖面和获得率最高，一半以上的流动人口已婚育龄妇女获得过孕前优生检查，1/5 的已婚育龄妇女知晓或获得了免费的避孕药具，其他的计生服务项目获取率均在 10%以下。

（7）随迁老人健康管理：总体来说，随迁老人的身体状况较好，超过 80%的老年人自评身体健康，15.21%的老年人自评有一定的疾病，但生活能够自理，仅有 4.61%的老年人自评身体健康状况较差，生活不能自理。参加社区组织的免费健康体检的老年人仅占总体的 32.23%，没有参加的占比高达 67.77%。

患有糖尿病和高血压老年人的占比为 26.73%。在随迁至流入地后，仅有 25.86%的老年人有医生进行随访，高达 74.14%的老年人未享受到此项服务。

在随迁老年人中，参加的社会医疗保险中，占比最高的是新型农村合作医疗保险，比例达到 74.88%，其后依次是城镇职工基本医疗保险、城镇居民基本医疗保险、城乡居民合作医疗保险，最低的是公费医疗，仅占总体的 0.95%。在流入地加入的医疗保险中，占比最高的是城镇居民医疗保险，达到 52.63%，其次是新型农村合作医疗保险（26.32%）和城镇职工基本医疗保险（15.79%），最低的是公费医疗，仅有 5.26%。

在患有医生诊断需要住院医治疾病的老年人中，有 69.77%的老年人住院治疗，有 30.23%的尚未住院。其中在本地住院的有 76.67%，返回户籍地点住院的有 6.67%，在其他地方的有 13.33%。在有需要住院而未住院的老年人中，原因主要集中在家人觉得不方便、经济困难和没人照顾三个方面。

6. 存在问题

（1）老年人口健康管理工作仍需进一步加强。2013～2015 年老年人口接受健康管理的人数先增后减，老年人口健康管理率逐年降低。2013～2015 年已管理患者数分别为 289.14 万人、298.18 万人和 279.79 万人，年均增幅分别为 3.13%和–6.17%。老年人口健康管理率逐年降低，2013～2015 年老年人口健康管理率分别为 87.88%、84.97%、81.07%，2015 年较 2013 年降低 6.81 个百分点。陕西省老年人口健康管理工作仍需进一步加强。

（2）出生缺陷干预工作仍需加强："十二五"期间，陕西省出生缺陷发生率快速提高。2015 年，出生缺陷发生率为 154.50/万，较 2010 年 104.17/万的水平提高 50.33 个万分点。随着现代化医疗设备的监测水平不断提升，检查出生缺陷发生率也随之提高。出生缺陷发生在生命的起点，对儿童的生存与成长是一种全程性、难以逆转的影响。因此，实施出生缺陷干预刻不容缓，应将干预贯穿于婚前、孕前、产前、产后全过程，切实提高人口质量。

（3）低收入人口医疗服务利用不足：根据第五次卫生服务调查数据，在两周就诊率方面，2013 年陕西省低收入人口两周就诊率为 12.2%，较全国低收入人口 14.8%的平均水平低 2.6 个百分点。其中，城市低收入人口两周就诊率为 12.9%，较全国低收入人口 14.0%的平均水平低 1.1 个百分点；农村低收入人口两周就诊率为 11.8%，较全国低收入人口 15.6%的平均水平低 3.8 个百分点。在应住院未住院患者比例方面，陕西省低收入人口应住院未住院比例为 25.32%，较全国低收入人口应住院未住院 22.40%的比例高 2.92 个百分点。

（4）流动人口健康服务获取率低：2015 年陕西省流动人口孕前优生检查率虽然较 2013 和 2014 年有大幅提高，但仅有 34.79%进行过免费的孕前优生健康检查，远低于常住人口 97.00%的水平。参加社区组织的免费健康体检的老人仅占总体的 32.23%，远低于常住人口 81.07%的水平。在随迁至流入地后，仅有 25.86%的糖尿病和高血压老年患者有医生进行随访，高达 74.14%的老人未享受到此项服务。

三、优化健康服务的主要任务

（一）强化基础卫生服务能力

1. 完善公共卫生服务体系

优化各级公共卫生机构职能，改善基础设施装备，配足配强各级公共卫生服务人员，强化专业队伍技术能力建设。建设省级生物安全三级实验室、省疾控中心应急实验大楼和省传染病院。改、扩建省级和 10 个市级精神卫生中心。64 个市、县（区）疾控机构业务用房和实验室建设。107 个疾控机构实验室仪器设备配置，100%的市级和 90%的县级疾控中心达到国家标准；建设 5 个省级、10 个市级综合医院感染疾病诊疗中心；建设 12 个艾滋病确证实验室和 12 个耐多药结核病实验室。慢性病综合防控示范区建设。重点寄生虫病、地方病和职业病防控防治项目。省级职业病、传染病、地方病、结核病等防治机构建设，百万人口以上精神卫生机构空白县新建精神专科医院或县医院精神病区建设。卫生应急指挥决策系统建设项目，省、市卫生应急队伍设备装备更新。省、市、县（区）卫生监督机构设备装备更新。全省血液安全筛查实验室和血站基础设施建设，省级血液中心、市级中心血站业务用房建设。46 个市、县（区）妇幼保健机构基础设施建设。西北妇女儿童医院基因检测示范中心、省妇幼保健院和西安市儿童医院二期，以及全省三级 127 个危重孕产妇和新生儿转诊救治中心规范化建设、10 个辅助生育中心建设。到 2020 年，100% 的市级和 90% 的县级疾控中心达到国家标准，省、市、县（区）疾病预防机构实验室设备装备达标率达到 100%。市、县（区）妇幼保健机构标准化建设覆盖率达到 90% 以上。到 2030 年，建成分工明确、信息互通、资源共享、协调联动的公共卫生服务体系。

2. 实施重大疾病精准防控

健全重大疾病防控统筹协调机制，完善和推进艾滋病、结核病、乙肝、出血热、手足口病和狂犬病等重点传染病专病专防策略，规范疫苗流通管理，全面落实国家免疫规划项目，建立预防接种异常反应补偿保险机制。实施慢性病综合防控示范区创建，强化慢性病筛查和早期发现，基本实现高血压、糖尿病患者管理干预全覆盖，逐步将符合条件的癌症、脑卒中等重大慢性病早诊早治适宜技术纳入诊疗常规。落实地方病综合防控措施，保持控制和消除地方病危害。到 2020 年，法定传染病报告率达到 98.5% 以上，以乡（镇）为单位适龄儿童免疫规划疫苗接种率保持在 95% 以上，高血压和糖尿病患者规范化管理率达到 85% 以上，因重大慢性病导致的过早死亡较 2015 年降低 10%，12 岁儿童患龋率控制在 30% 以内；2030 年，实现全人群全生命周期的慢性病健康管理，重大慢性病过早死亡比 2015 年降低 30%，12 岁儿童患龋率控制在 25% 以内。

3. 提升公共卫生服务均等化水平

全面实施国家基本和重大公共卫生服务项目，围绕群众健康共性需求，拓展服务内容，建立经费标准动态调整机制，完善过程考核、质量评估指标体系。规范基层公共卫生服务标准，提高精细化服务水平。落实流动人口基本公共卫生服务，完善基本医保关系转移接续办法，提高流动人口医疗保障水平，广泛开展流动人口健康促进行动，提高服务均等化、同质化水平。深化流动人口全国"一盘棋"机制建设，关怀、关爱留守人群特别是留守儿童，促进社会融合。

（二）提高个性化服务水平

1. 织牢母婴健康安全网

加强省级妇女儿童健康科研和危重疑难病诊治能力建设，打造技术领先和管理科学示范平台。市级建设高水平区域妇幼保健中心，县级建成危重孕产妇和新生儿转诊救治中心，提高基层服务能力。实施妇幼健康和计划生育服务保障工程，提供从孕期到产后全程服务。加强出生缺陷三级综合防治，大力提倡婚前健康检查。实施"两癌"筛查，完善青春期保健、妇女病普查普治和更（老）年期保健服务，提高妇女常见病筛查和早诊早治率。到 2020 年，全省孕产妇和 7 岁以下儿童系统管理率均保持在 95% 左右，孕前优生健康检查目标人群覆盖率保持在 90% 左右，婴儿死亡率、5 岁以下儿童死亡率和孕产妇死亡率分别下降到 6‰、7‰ 和 14/10 万以下；2030 年，力争全省婴儿死亡率下降到 4‰ 以下，5 岁以下儿童死亡率下降到 4.5‰ 以下，孕产妇死亡率下降到 11.3/10 万以下。

2. 重视青少年健康

编制实施健康儿童计划，提高儿童重点疾病防治能力。开展贫困地区儿童营养改善项目，提高儿童生长发育水平。开展学生健康危害因素监测与评价，加强学生近视、龋齿、肥胖等常见病防治工作。大力推广农村义务教育学生改善计划，建立学生营养与健康监测评估制度，加强学校集体供餐的食品安全、营养质量监管和指导。关爱青少年生殖健康，开展青春期保健服务，减少非意愿妊娠。加强托幼机构卫生保健工作，托幼机构卫生保健指导实现全覆盖。切实解决留守儿童教育，孤残儿童、艾滋病孤儿和流浪未成年人救助等问题。

3. 构建老龄健康服务体系

积极应对老龄化，以医养融合发展为核心，建立以居家养老为基础、社区服务为依托、机构养老为补充的养老服务体系和健康支持体系。因地制宜地建设一批老年病医院、康复医院、护理院、敬老院等医养结合机构，为老年人提供治疗期住院、康复期护理、稳定期生活照料、安宁疗护一体化服务。鼓励支持医疗机构转型、社会力量举办健康养老机构，发展普惠性老年健康体检、医疗救治、老年教育等社会福利事业。加强医养结合设施建设，新（改、扩）建医养结合养老机构300个，医养床位达到6万张，护理型养老床位占机构床位总数的比例达到15%以上。支持铜川市、安康市开展全国医养结合试点建设，支持省荣康医院、荣军医院开展医养结合试点；加强县级养老服务机构建设，支持每个县（市、区）建设一所主要为失能、半失能老年人提供康复护理等服务的社会养老服务中心（老年公寓），配备必要的护理、医疗、康复辅具等专业设备，实现县级社会养老服务中心全覆盖；加强社区养老服务设施建设，城市社区居家养老服务设施和老年人日间照料中心全覆盖。新建农村互助幸福院6000个，覆盖80%的农村社区。培育100个居家养老服务社会组织；加强养老服务产业园区建设，培育30家养老骨干企业，鼓励有条件的企业（集团）建设养老服务产业园区。支持每个区市建设一个养老服务产业园，省级建设一个综合性的养老服务发展园区。支持西安市养老服务业综合改革试点地区建设和安康市生态养老基地建设，支持西咸新区秦汉新城、鄠邑区、华阴市打造健康养老产业基地。全面建立经济困难、高龄、失能老人财政补贴制度，健全家庭养老保障和照护服务扶持政策。实施《老年人健康管理技术规范》，推广以慢性病管理、中医药和老年营养运动干预为主的适宜技术，改善老年人群营养健康状况，开展老年心理健康和心理关怀服务。力争2020年在全省范围内形成规模适宜、功能互补、安全便捷的健康养老服务网络。

4. 维护残疾人健康

制订实施全省残疾预防行动计划，开展全人群、全生命周期的致残因素预防和致残疾病防控。做好残疾预防综合试验区创建试点，开展以社区为基础、一级预防为重点的三级残疾预防工作。进一步完善筛查、诊断、随报、评估一体的残疾监测网络，建立残疾报告制度。以残疾儿童和持证残疾人为重点，制订残疾人基本康复服务目录，依托专业康复机构、社区和家庭，实施精准康复服务行动。加强残疾人康复中心、听力语言康复中心、残疾人辅助器具中心等康复机构规范化建设，把省残疾人康复中心建设成三级甲等医院。开展残疾人辅助器具个性化适配，重点普及助听器、助视器、假肢等残疾人急需的辅助器具。

利用医疗卫生机构和社会资源，建设一批专业化骨干康复机构、综合医院康复医学科和康复医院。推进政府机关、公共服务、公共交通、社区等场所、设施的无障碍改造，新（改、扩）建道路、建筑物和居住区严格执行国家无障碍设计规范。强化防盲治盲和防聋治聋工作。将医疗康复项目纳入基本医疗保险支付范围，完善贫困残疾人参加基本医疗保险政府补贴政策，建立重度残疾人医疗费用护理补贴制度。到2020年，完成省康复医院、省听力语言康复中心、省辅助器具中心和4个市级康复中心、6个市级语训机构、6个市级辅助器具中心、107个县（区）级康复中心建设及2603个社区康复站建设；到2030年，完成4个市级康复中心、6个市级语训机构、6个市级辅助器具中心和18 580个村康复站建设。

5. 实施健康扶贫工程

精准识别因病致贫、因病返贫人群和疾病类型，建立到户到人的贫困人口健康档案，以大病和慢性病为重点，实施分类救治和先诊疗后付费的结算制度。建立和完善健康扶贫政策制度，分类落实社会保障和医疗保障脱贫政策。对符合条件的贫困人口参加城乡居民基本医疗保险个人缴费部分按规定由财政给予补贴。城乡居民基本医疗保险和大病保险制度对贫困人口实行政策倾斜，门诊统筹率先覆盖所有贫困地区，将贫困人口按规定纳入重、特大疾病医疗救助范围，开展签约服务。建立三级医院（含部队医院）与56个贫困县级医院稳定持续的"一对一"帮扶关系，二级医疗机构对口支援贫困地区乡镇卫生院全覆盖。实施贫困地区基层卫生计生服务机构标准化建设项目，为贫困地区县、乡医疗卫生机构定向免费培养医学类本专科生，实施全科医生特设岗位计划，支持和引导符合条件的贫困地区乡村医生按规定参加城镇职工基本医疗保险，推进远程医疗服务向贫困地区延伸。到2020年，全省因病致贫人群全部如期脱贫，贫困地区医疗服务能力明显提升，贫困人口主要健康指标接近全省平均水平。

（三）推动计划生育管理服务创新

1. 完善政策体系

构建以生育支持、幼儿养育、青少年发展、老人赡养、残疾照料为主体的家庭发展政策框架。贯彻落实《陕西省人口与计划生育条例》，引导群众负责任、有计划、按政策生育，自然增长率稳定在6‰左右。合理配置妇幼保健、儿童照料、学前和中小学教育、社会保障等资源，满足新增公共服务需求。优化妇幼保健资源，加快产科和儿科医师、助产士及护士专业人才培养，扩充产科儿科床位，提升助产服务能力，加强孕产期保健服务；完善危重孕产妇和新生儿转诊、会诊网络和机制，畅通急救通道。改、扩建市、县、镇妇幼保健计划生育中心1000个。实施出生人口和流动人口动态监测工程。完善计划生育技术服务政策，提高再生育技术服务保障能力。完善计划生育扶助保障政策，健全计划生育家庭福利政策体系。实施家庭人口文化传播、家庭健康促进、家庭创业、特殊困难家庭扶助工程，着力解决计划生育特殊困难家庭在生活保障、养老照料、大病医疗、精神慰藉等方面存在的问题。

2. 创新服务模式

健全人口与发展综合决策体制机制，统筹推进生育政策、服务管理制度、家庭发展支持体系和治理机制综合改革，推动计划生育工作由控制人口数量为主向调控总量、提升素质和优化结构并举转变，由管理为主向更加注重服务家庭转变，由主要依靠政府力量向政府、社会和公民多元共治转变，完善宣传倡导、依法管理、政策推动、综合治理的计划生育长效工作机制。落实生育登记服务制度，建立健全出生人口动态监测和预警机制。2020年出生人口性别比控制在 109 以内，2030 年实现自然平衡。

（四）提供优质高效医疗服务

1. 优化医疗服务体系

以补短板、调结构、强基层为重点，依托现有医疗资源构建整合型医疗卫生服务体系，基本实现优质医疗卫生资源分区域统筹配置、均衡化布局、均质化服务。加强医疗质量管理与控制体系建设。省一级严格控制三级综合医院数量和规模，重点加强传染病医院、精神病医院、康复医院、老年病医院和肿瘤医院等专科医院建设，建成若干引领"一带一路"的国家级区域医学中心 1 个，中西部医疗保健中心 1 个，省级区域医疗卫生中心 9 个。建设 20 个国家级重点临床专科、100 个省级重点临床专科，10 个全科医生规范化培养基地、10 个住院医师规范化培训基地。市一级建设以市级综合医院、中医医院和妇幼保健院为龙头，辐射全市城乡的区域医疗服务中心，全面提升急诊急救和疑难危重症患者救治能力。加强传染病、精神病等专科医院建设，鼓励城市二级以下综合医院向专科医院（社区卫生服务中心）转型发展，推动现有医疗资源结构调整。县（区）一级医院加强医疗机构人才、技术、重点专科等核心能力建设，重点强化院前急救和儿科、妇产科、老年病科、预防保健科、传染病科、精神病科、慢性病科建设。保留并支持撤乡并镇卫生院建设，因地制宜地设置村卫生室，开展镇、乡两级医疗卫生机构标准化建设。加强医疗卫生机构建设。到2020 年，30 分钟基本医疗卫生服务圈基本形成，每千常住人口执业（助理）医师达到 2.5人、注册护士数达到 3.18 人、医疗卫生机构床位数达到 6.2 张；城乡县域内就诊率提高到90% 以上，基本实现大病不出县的目标。2030 年，15 分钟基本医疗卫生服务圈基本形成，每千常住人口执业（助理）医师达到 3 人。

2. 建立现代医院管理制度

持续深化公立医院综合改革，实行管委会领导下的院长负责制，制定院长任职资格、选拔任用等管理制度，推进院长职业化。建立科学规范的补偿机制、运行机制和监管机制，推进人事编制、薪酬制度改革，合理调整服务价格，全面推行药品零差率销售，健全公立医院绩效考评和第三方评价体系，形成维护公益性、调动积极性、保障可持续的运行新机制。

3. 创新服务供给模式

建立各级各类医疗机构间目标明确、权责明晰的分工协作机制，按照重心下沉、资源下移的要求，建成一批紧密型区域医疗联合体和医疗集团，组建以全科医生为主体的责任医师团队到基层社区，推动省市联动、县镇村一体化发展，构建专业公共卫生机构、综合医院和专科医院、基层医疗卫生机构"三位一体"的预防、治疗、康复、长期护理服务链。建立成熟完善的分级诊疗制度，形成基层首诊、双向转诊、上下联动、急慢分治的就医新秩序。全面推进家庭医生签约服务，实现城乡居民全生命周期享有健康全程管理、个性化指导服务。

4. 提升服务质量和水平

建立省、市、县（区）、镇（社区）医疗质量控制组织和指标体系，建设全省全信息化医疗质量管理与控制平台，推进医疗机构检查、检验结果互认。全面实施标准化、表单化的临床路径管理，提高针对重大疾病的规范化诊疗与管理水平。持续推进改善医疗服务行动计划，提高医疗服务同质化程度，增强患者就医获得感。改革完善城市医院对口支援农村医疗卫生制度，以输入管理理念、培育技术项目、培训骨干力量为重点，促进整体医疗服务水平提高。到2020年，全省二级以上医院全部建成感染管理质量与控制中心，三级医院平均住院日下降到8日以下，门诊处方抗菌药物使用率控制在10%以内，院内感染发生率下降到3.2%，30天非计划再次入院率不高于2.4%。

（五）发挥中医药独特优势

1. 实施中医"治未病"健康工程

将中医药优势与健康管理结合，建立融健康文化、健康管理、健康保险为一体的中医健康保障模式。二级以上中医医院设立"治未病"科（中心），综合医院和专科医院设立中医科，提供中医健康咨询、健康评估、干预调理、康复护理、训练指导、随访管理等综合服务。发展中医药养生保健、特色康复、健康养老和旅游等相结合的服务新业态，支持社会力量单独或与中医医院联合举办中医药健康服务机构，培育技术规范、信誉良好的连锁集团，创建一批中医药健康服务示范基地。支持北京中医药大学铜川孙思邈学院和陕西中医药大学建设。迁建省中医药研究院，建设3个省级中医临床研究教学基地、4所市级和45所县级中医医院、1100个基层医疗机构中医综合服务区，创建3~5个区域中医诊疗中心、10个中西医结合示范基地。80%的市级中医院和85%的县级中医院分别达到三级甲等和二级甲等标准。2020年，二级以上中医医院全面建立"治未病"科；2030年，中医药服务在"治未病"中的主导作用、在重大疾病治疗中的协同作用和在疾病康复中的核心作用得到充分发挥。

2. 实施中医临床优势培育工程

建立省、市、县三级中医专科专病防治体系，提高三级中医医院优势病种诊疗服务和研究能力，二级中医医院常见多发及慢性病的中医诊疗能力和急危重症患者的抢救能力。健全中西医临床协作机制，提高慢性病、传染病、疑难疾病、急危重症的临床疗效，发挥中医药在重大疾病治疗中的协同作用。大力推广中医药适宜技术和非药物疗法，提升基层中医药服务能力。建设10个中医专科诊疗中心、50个重点（特色）专科。建设10个中医养生保健和特色康复服务示范基地、10个中医药医养结合服务示范基地、10个中医药健康旅游示范基地。开展社区卫生服务中心和乡镇卫生院中医馆建设。2030年建成优质高效的中医医疗服务网络。

3. 实施中医药传承工程

开展长安医学学术流派传承研究，秦巴道地中药材药性机制和陕西历代名家经典名方研究，挖掘整理民间中医特色诊疗、传统中药技术，全面继承国医大师、名（老）中医学术思想、诊疗经验，积极推进成果转化应用。将师承教育全面融入院校教育、毕业后教育和继续教育，强化医教协同，培养一批国医大师和名中医。加强全省中医药百年老字号保护。评选 50 名省级名中医，建设 5 个中医学术流派、100 个名中医传承工作室。

4. 实施中医药创新发展工程

建立多学科、跨部门共同参与的中医药协同创新机制，针对重大疑难病、传染病等疾病开展联合攻关，形成和推广一批疗效显著的防治方案、技术成果。综合运用现代科技手段和产业发展模式，大力推进中医药产品创新，研发一批基于经典名方、院内制剂的中医新药，研制一批基于中医理论的诊疗仪器与设备。加强中医住院医师、中医类别全科医师规范化培训基地建设。实施中医药人才"十百千万"工程（培育培养 10 名全国领军人物、100 名学科带头人、1000 名专科技术骨干、10 000 名基层中医药人才）。建设 20 个中医药重点学科、10 个中医药重点研究室，开展 20 项中医药重大病种协同创新研究。

第四节　完善健康保障

一、健康保障的概念

从字面意思理解，健康保障就是现代社会为解决国民的健康问题所进行的一种制度安排。深入分析我们又会发现，健康保障的定义在很大程度上受到人们健康观的影响。

在西方发达国家，公共卫生体系相对比较健全，矛盾并不突出。但是，在个人健康保障系统中，却面临着许多问题，如医疗费用过度膨胀、医疗卫生资源的浪费、医疗服务质量低下等，因此个人健康保障往往是健康保障研究关注的重点，而个人健康保障系统运行的核心问题是医疗费用的补偿问题。学者们无论是研究英国、新西兰和意大利等的国家卫生服务制度（National Health System），还是研究美国的医疗照顾制度（Medicare）和医疗援助制度（Medicaid），或者是德国的医疗保险制度（Medical Insurance），所关注的主要问题都是医疗服务费用的补偿问题。因此，健康保障往往就被定义成"医疗保险"的同义词。

但是，在我国大多农村人口依然难以便捷地获得可靠的公共卫生服务和基层卫生服务的情况下，这种理解显然不够全面。尤其是 2003 年 SARS 之后，人们对以预防为主的公共卫生有了更深刻的认识，有学者将健康保障定义为：具有减轻乃至消除健康脆弱性作用的公共行动。这样的公共行动只有在家庭、社区和国家层面上同时展开，才有可能达到维护群众和个人健康安全的目的。其中，政府的参与是不可缺少的。正因为如此，健康保障属于公共政策领域，并体现为一系列具有维护健康安全作用的制度安排。上述定义体现了健康保障包括以下两个本质特征：其一，健康保障是以处置国民面临的健康风险为目的的一种制度安排；其二，健康保障应该是一种公共行动，是政府或者社会为维护国民健康所采取的干预行动。

同时，有学者进一步指出，健康保障服务应该具备五个方面的内容：医疗费用保障、医疗内容和医疗水准的保障、预防医疗的保障、医疗机构和卫生人力资源的保障、生活环境的保障。而且，虽然健康保障不等于医疗费用保障，但医疗费用保障确实是健康保障极其重要的一环。本章主要对个人健康保障进行研究,包括医疗保障、药品供应保障的现状、问题、发展目标与主要任务。

二、健康保障发展现状及问题

(一)医疗保障发展现状及问题

1. 城镇职工基本医疗保险现状

(1)参保与覆盖:在实现城镇从业人员基本参保的基础上,陕西省先后制定了下岗失业人员、城镇灵活就业人员和农民工参加基本医疗保险的办法,通过降低缴费基数、减免费用等措施将这部分弱势群体纳入基本医疗保障范围,有效扩大了职工医疗保险的覆盖面。截至2015年,陕西省城镇职工基本医疗保险参保人数为580.26万人,参保率超过95%。目前陕西省针对各类人群的基本医疗保险制度都已逐步建立,制度完整性较好。

(2)基金筹集与分配:全省城镇职工基本医疗保险基金收入从2009年的75.7亿元增加到2015年的184.77亿元,基金总支出从2009年的51.8亿元增加到2015年的149.96亿元,2013年末基金累计结存128.87亿元,筹资水平和基金结余规模不断增加,城镇职工基本医疗保险筹资呈现可持续性。

(3)保障水平:先后建立了门诊大病、门诊慢性病等补偿项目,出台了提高统筹基金支付比例、扩大慢性病病种、取消大额医疗费用支付封顶线、提高住院报销封顶线等多项政策,不断提高了参保职工保障水平。全省城镇职工基本医疗保险享受医疗服务总人次由2008年的747.2万人次增加到2013年的873.7万人次,人均达到1.53次,政策范围内住院医疗费用基金支付比例为81.3%,体现了城镇职工基本医疗保险普惠性。

此外,全省统一确定了15种慢性病,将其纳入城镇基本医疗保险门诊报销范围,并在此基础上要求各级统筹地区根据基金结余情况进一步扩大病种。目前陕西省部分统筹地区职工基本医疗保险门诊慢性病病种达到36个,城镇职工基本医疗保险最高支付限额全部提高到当地职工年平均工资的6倍左右,且不低于5万元,有效减轻了参保职工的医疗费用负担。

(4)医疗保险经办与管理:目前全省对城镇职工基本医疗保险的管理和经办普遍采取政策制定机构和经办机构平行建制的模式。政策制定机构负责制定参保和补偿政策及定点医疗机构、定点零售药店管理办法,经办机构负责医疗保险审核与结算。目前已经基本实现了医疗保险管理制度化、规范化和标准化。

在异地就医结算方面,2014年,陕西省落实《关于进一步做好基本医疗保险异地就医医疗费用结算工作的指导意见》(人社部发〔2014〕93号),进一步推进异地就医结算工作。2015年,基本实现省内异地住院费用直接结算,建立国家级异地就医结算平台。

(5)统筹层次:陕西省城镇职工基本医疗保险启动是以县(区)级统筹来设计制度的,医疗保险缴费比例、基金核算和管理、待遇和计发等各成一体,标准不一,这种统筹层次过低的状况,既不利于规范管理,又影响了医疗保险基金统筹共济能力的发挥,要建立医疗保险发展的长效机制,必须进一步提高统筹层次。2009年,陕西省发布《陕西省人民政府办公厅关于建立城镇职工基本医疗保险市级统筹的通知》(陕政办发〔2009〕4号),全省于2011年已实现了城镇职工基本医疗保险市级统筹。

2. 城乡居民基本医疗保险现状

根据《国务院关于整合城乡居民基本医疗保险制度的意见》（国发〔2016〕3 号），为积极推动城乡居民基本医疗保险制度建设，陕西省相继发布《陕西省人民政府办公厅关于统一城乡居民基本医疗保险提升服务效能的实施意见》（陕政办发〔2016〕79 号）及《关于加快实施统一的城乡居民基本医疗保险政策的通知》（陕卫体改发〔2016〕135 号），规定了整合后城镇居民基本医疗保险的参保、筹资、保障待遇及经办管理办法，为城镇居民基本医疗保险和新型农村合作医疗有效整合提供制度保障。

（1）基金筹集与分配：全省统一制定城镇居民基本医疗保险个人缴费、财政补助标准。2017 年全省城镇居民基本医疗保险个人缴费按人均年不低于 150 元筹集，筹资时间从文件下发之日起至 12 月 31 日。对城乡居民个人缴费差距较大的市（区），力争用两年时间完成过渡。城镇最低生活保障对象、特困供养人员、计生特殊困难家庭、重度残疾的学生儿童、完全丧失劳动能力的重残人员、"三无"人员、低收入家庭 60 周岁以上的老年人及未成年人等参保人员，按照有关规定减免个人缴费，减免部分由各市政府确定的相关部门缴纳。

（2）保障水平：参保居民在定点医疗机构住院发生的政策范围内医疗费用起付标准以上的部分，由城镇居民基本医疗保险统筹基金按照以下标准支付：在统筹区内，一级医院住院报销比例为 85% 左右，但不得超过 90%；二级医院报销比例为 70% 左右；三级医院报销比例不低于 50%。参保居民在统筹区外定点医院住院，一级医院报销比例不低于 70%，二级医院报销比例不低于 60%，三级医院报销比例不低于 50%。参保居民在社区定点医疗机构发生的符合门诊统筹支付范围的普通门诊医疗费用，按照以下标准支付：村卫生室（含社区卫生服务站）发生的门诊费用，报销比例力争达到 70%；乡镇卫生院（含社区卫生服务中心）发生的门诊费用，报销比例不低于 50%。参保居民在定点医疗机构发生的住院、门诊大病医疗费用累加，基本医疗保险统筹基金最高支付限额不低于当地城镇居民上年度可支配收入的 6 倍。

（3）经办与管理：在经办服务方面，按照统一政策、集中办公、方便群众的原则，市级依托人力资源社会保障部门管理的城镇居民基本医疗保险经办机构，县级依托经办机构由人力资源社会保障、卫生计生部门共同对现有经办资源进行评估后择优确定，将城镇居民基本医疗保险、新型农村合作医疗、城镇居民大病保险、医疗救助等经办整合，简化办事程序，为参保群众提供"一站式"经办服务。创新经办服务模式，推进管办分开，引入竞争机制，在确保基金安全和有效监管的前提下，以政府购买服务的方式委托具有资质的商业保险机构等社会力量参与基本医疗保险的经办服务，激发经办活力。

在定点医疗机构管理方面，按照"先纳入，再规范"的原则，统一城镇居民基本医疗保险定点机构，实现市域内各类定点医疗机构的资格互认，统一实行协议管理，对非公立医疗机构与公立医疗机构实行同等政策。加强对统筹区域外的省、市定点医疗机构的管理监督。各市尽快完善定点医疗机构管理办法，建立健全考核评价机制，强化监督管理。

在基金管理方面，城镇居民基本医疗保险基金纳入财政专户，实行"收支两条线"管理，专款专用，不得挤占挪用。基金支付由各市（区）城镇居民基本医疗保险经办机构申请，财政部门审核后拨付。各市（区）财政要建立城镇居民基金预决算制度，年初预算、季度拨付、年终决算。

（4）统筹层次：2017 年 1 月起，陕西省实行统一的城镇居民基本医疗保险政策，城镇居民基本医疗保险实现市级统筹。

3. 医疗救助制度发展现状

陕西省城市医疗救助制度和农村医疗救助制度均始于 2003 年，医疗救助资金支出包括医疗救助和资助参加的基本医疗保险。2015 年全省农村医疗救助对象达 136.29 万人，其中民政部门资助参合人数达 71.98 万人。2014 年出台《陕西省城乡医疗救助暂行办法》，统筹城乡发展，推进医疗救助城乡一体化。

医疗救助制度是解决贫困人口医疗问题的重要制度。经过基本医疗保险与大病保险保障后的贫困人口，仍有可能无法负担重、特大疾病导致的经济压力。因此，医疗救助制度是在基本医疗保险和大病保险制度补偿基础上，对于生活特别困难而又需要医疗救助的贫困人口再进行补助，托起社会安全网的网底，有利于减轻群众医药负担，遏制"因病致贫、因病返贫"。其具体保障对象包括特困供养人员、最低生活保障对象、重点优抚对象、低收入家庭等。保障内容包括资助参保参合、门诊医疗救助、住院医疗救助，其中住院医疗救助又分为基本医疗住院救助和重、特大疾病住院救助。

（1）参保资助：对重点救助对象参加城镇居民基本医疗保险（城镇居民医保）或新型农村合作医疗（新农合）的个人缴费部分进行补贴，特困供养人员给予全额资助，最低生活保障对象按其家庭困难程度分类别、分标准给予定额资助。以 2016 年西安市为例，城市低保对象中的"三无"人员、完全丧失劳动能力的重度残疾人参加居民医保个人应缴费用全额给予资助。农村特困供养对象和农村低保对象中 70 周岁（含）以上老年人、二级（含）以上重度残疾人参加新农合个人应缴费用全额给予资助，其他农村低保对象参加新农合个人应缴费用给予 100 元定额资助，多出部分由个人承担。

（2）门诊救助：门诊救助的重点是因患慢性病需要长期服药或者患重、特大疾病需要长期门诊治疗，导致自付费用较高的医疗救助对象。对特困供养人员医疗救助政策范围内个人自付费用，给予全额救助。对最低生活保障对象医疗救助政策范围内个人自付医疗费用，在年度限额以内按不低于 50%的比例给予救助，日常门诊每人每年不超过 1000 元，重、特大疾病门诊每人每年不超过 5000 元。其他救助对象门诊医疗救助办法，由县级以上政府根据当地救助对象需求和医疗救助资金筹集情况研究确定。当年门诊救助金额已经超出年度封顶线，个人负担仍然较重的，可将门诊和住院医疗救助封顶线合并计算后给予救助，但当年累计救助金额不得超过门诊加住院救助封顶线之和。

以 2016 年西安市为例，慢性病门诊救助年累计救助封顶线原则上不超过 1000 元/人。救助病种参照新农合、居民医保病种规定。日常救助，城乡特困供养人员日常门诊、购药，经新农合、居民医保、大病保险报销后，对个人自付费用全额给予救助。儿童白血病、儿童先天性心脏病等 22 种重、特大疾病门诊治疗的救助对象按照住院救助标准给予救助。

（3）基本医疗住院救助：主要适用于重点救助对象、低收入救助对象和特定救助对象。救助对象住院医疗费用经基本医疗保险支付后，医疗救助政策范围内个人自付部分不超过当地大病保险起付线的特困供养人员，给予全额救助；最低生活保障对象按照不低于 70%的比例救助，年度累计封顶线不低于 1.5 万元；低收入救助对象、特定救助对象，按不低于 50%的比例救助，年度累计封顶线不低于 1.2 万元。

（4）重、特大疾病住院救助：救助对象单次住院医疗费用经基本医疗保险支付后，医疗救助政策范围内个人自付部分超过当地大病保险起付线的，经城乡居民大病保险报销后，特困供养人员给予全额救助；最低生活保障对象按不低于70%的比例给予救助，年度累计救助封顶线不低于3万元；低收入救助对象、特定救助对象按不低于50%的比例给予救助，年度累计救助封顶线不低于2万元；因病致贫对象按照不低于30%的比例救助，年度累计救助封顶线不低于1.5万元。救助对象住院医疗费用经基本医疗保险支付后，医疗救助政策范围内个人自付部分年度累计超过当地大病保险起付线的，经城镇居民大病保险支付后，按照以上标准扣除当年基本医疗住院救助和全费用定额医疗救助已救助金额后给予救助。

4. 存在问题

（1）医保基金面临可持续性挑战：影响医保基金可持续性的原因包括以下几个方面。

第一，慢性病已经成为危害居民健康的首要因素，随着生活方式、生活环境的改变及老龄化进程加速，人类疾病谱发生了根本变化，对人类健康的主要威胁已逐渐由传统意义的传染病转移到慢性病，每年由慢性病导致的疾病负担占总疾病负担的比例高达70%，慢性病死亡占比的提高和慢性病导致的疾病经济负担严重威胁着城镇居民的生命健康与医保基金的可持续发展。

第二，全社会人口老龄化增加医保基金的可持续运行风险。第六次人口普查数据显示，陕西省65岁以上人口，2010年为318.39万，占总人口的8.53%，较2000年相比，比重上升了2.60个百分点，高于全国平均水平，已进入老龄化社会。人口结构变化对于医保基金的影响主要体现在两方面。

一方面由于参保人60岁以后不再缴纳医保费用，老龄人口比例的增加使得缴纳医保基金的人数逐年下降，在职职工与退休人员比例不断减小，基金缴费人数和基金使用人员比例减小，代际转移压力较大，进一步放缓现阶段快速增长的医保基金收入。具体从统筹账户和个人账户收支情况来看，2009～2013年，陕西省城镇职工基本医疗保险（城镇职工医保）统筹基金收入增长66.2%，而个人账户收入增长1.05倍。同时统筹基金支出增长116.0%，个人账户支出仅增长78.6%。受到缴费率、缴费基数和参保人员职退比等因素的影响，统筹基金收入的增长速度明显低于个人账户收入的增长速度，而统筹基金支出的增长速度要远远高于个人账户支出的速度。

另一方面，老年人群体的扩大就意味着慢性病患病率及患病人数增加，第五次卫生服务调查数据显示，陕西省60岁及以上年龄段慢性病患病率达64.89%，60岁以上老年人慢性病患病率是全部人口患病率的3.2倍，老年群体平均医疗费用是30岁以下年轻人的3倍以上，随着各地越来越多的慢性病纳入医保基金支付的范畴及慢性病报销比例的快速上调，老年人口数量的逐年增加及我国医疗保险覆盖面的扩大都增加了医保基金的支出数量，这些都使医保基金的风险加大。

第三，医疗保障待遇的提高、保障范围的扩大及保障内容的增多，增加了医保基金的支出。全民医保背景下，保障范围基本稳定，医保的保障待遇显著提高，医疗保障覆盖内容不断扩大，现行的基本医疗保险补偿模式包括门诊、住院、慢性病、大病等补偿项目，医保目录的扩展、定点医院和定点药店增加与报销规则的改变，增加了医保基金的支出。

但筹资规模增长速度相对滞后，覆盖人群难以继续扩大，但缴费率的确定缺乏与物价、医疗费用动态协调机制，缺乏科学预算管理等问题，使得医保基金可持续压力不断增大。

（2）医保制度设计存在缺陷，无法化解基金可持续性风险：由于人口老龄化，慢性病"井喷"等客观原因，医保基金面临严峻挑战，但是当前医保的报销政策及支付方式仍存在缺陷，无法有效化解基金可持续性风险。

第一，医保报销政策不完善，医保基金持续"上浮"。由于医保报销政策不完善，不同医疗机构的医保支付比例未能有效拉开差距，医保未能发挥将常见病及慢性病患者分流至基层医疗卫生机构的引导作用，大量患者仍然停留在三级医院就医，进而导致医保资金大量花费于三级医院，基金持续"上浮"，医疗费用居高不下。现行医保报销政策加剧了医保基金负担。

第二，医保支付方式单一，未能充分发挥控费作用。医疗机构作为提供医疗服务的第三方，普遍存在利用专业性优势和垄断地位诱导需求，提供过度服务的行为。参保人从自身健康角度，在进行治疗过程中选择更昂贵的药品、治疗方式。而医疗机构的主要经济来源就是医疗保险费用支付，那么在提供医疗服务过程中会出现"道德风险"，为了自身经济利益最大化，建议、诱导参保人过度消费，造成了医疗费用的不合理增长，严重影响了医保基金的使用效率和制度的可持续性。然而目前医保针对过度医疗缺乏有效的监控手段。目前，陕西省各地医保支付方式单一，没有形成医保与医院的医疗服务价格谈判机制，此办法对于限制医保资金滥用，控制医疗费用的不合理增长确实起到了一定的作用，但是由于疾病轻重程度的差异及医院治疗彻底程度的差异，还是无法有效规避医疗费用风险，难以控制医疗费用的不合理增长。

第三，医保药品目录和诊疗项目目录滞后于医院临床诊断技术发展现状。基本医疗保险保障范围狭小，药品目录和诊疗项目与医院临床诊断不协调。并且疾病患病率会随着年龄的增长而增高，而相同的疾病老龄患者的治疗费用往往高于年轻患者。课题组在陕西省多地市长期跟踪调查中发现，许多老年参保者反映个人账户资金太少，不够用，基本药品目录单一，很多治疗效果好的药品不在其范畴之内；而医院开的很多药品和检查项目往往不在医保报销范围之内。这严重地降低了医保基金的使用效率，损害了参保者的利益。

第四，疾病预防工作与需求有差距，卫生保健工作有待提高。现行的医疗保险制度，主要是针对参保人员中患有疾病的人通过保险的方式和手段给予一种事后经济补偿的制度。高额的医疗费用使患者承受沉重的经济负担，导致机体受损、生活窘迫、生命质量下降。好的医疗保险制度不是只负责进了医院的健康人和患者，而是要使更少的患者进医院的门，使健康人不进医院。因此，应当促使全民医疗保险向全民健康保险过渡，将基本医疗保险与预防保健能够有机地、实效地结合起来，使健康人或亚健康人能够在健康保健和预防疾病上采取更加积极的预防措施，既有利于减轻医保基金的负担，也有利于实现全民健康的目标。

第五，信息化管理水平落后，上级主管部门监督调控困难。第六次人口普查数据显示，陕西省常住人口接近 3732.00 万，城镇职工医保、城镇居民医保、新农合合计覆盖人群已达 3816.11 万人，基金收入规模超过 260 亿元。如此规模的参保人群和筹资规模，必须通过现代化信息管理系统才能有效管理。然而当前全省基本医疗制度信息化管理网络建设滞后，信息化管理系统不统一，上下级沟通不畅。已建立信息化管理系统的地区，由于制度各异，且没有统一的规范化管理标准，各地管理系统相对封闭，指标统计口径不一，不利于上级主管部门监督调控。

（3）城镇居民医保制度未完全整合：目前陕西省部分城镇居民医保制度与新农合制度仍未整合，在一定程度上导致了城镇居民医保待遇不公平的问题。医疗保险制度虽然都是政府主导，性质功能基本一致，但筹资水平和提供给参保人的医疗待遇水平却有很大差别。城镇居民医保待遇水平优于农村居民。城镇居民和农村居民实行的是大病统筹，在门诊治疗的常见病、多发病大多需要自己负担。即使同样住院，报销比例、起付线、封顶线也有很大区别。这是因为两个彼此独立的制度是针对不同人群设计的，主要考量的是制度内部的基金平衡和内部待遇水平的公平，而不是不同制度之间待遇水平的相对公平，城镇居民医保制度分割运行，城镇居民受身份限制，分别参加不同的医保制度，个人缴费标准不同，享有的保障待遇差距较大，缺乏不同制度之间的互相衔接，缺乏不同待遇水平之间的统筹协调，城镇居民医保报销水平及医疗服务质量优于农村居民，城镇居民无法公平地享有基本医疗保障权益。

（4）医疗救助未充分体现精准扶贫：低收入家庭更容易陷入"健康-贫困陷阱"，重大疾病患者长期治疗，因丧失劳动能力需要人照料而失去家庭主要经济来源，住院治疗和门诊长期服药需求同时存在，高额的医药费开支造成贫困。此外，不同层次的医疗保障制度仅针对各自政策内合规医疗费用进行报销，还受到起付线、封顶线、报销比例和报销目录的多重限制，低收入人群医疗费用的自付比例和自付费用，与个人或家庭实际生活收入支出状况相比，仍然会存在灾难性卫生支出，精准扶贫效果有待提高。精准医疗扶贫要做到精准到户、精准到人、精准到病。

现有大病医疗保障制度的补偿顺序大致为，基本医保+大病保险+医疗救助+商业补充保险+慈善救助基金，基本医保和大病保险设定了起付标准和最高报销限额，但并未与家庭或个人的收入挂钩，中低收入者对大病保险的利用率仍然较低。由于起付线较高，报销比例大多是分段梯度递增。高收入者往往可获得更多福利，低收入者往往难以迈过高报销比例阶段的门槛。这样，造成真正需要保障和救助的困难群体得不到救助，那些不需要救助的群体通过所谓的"二次报销"，享受到"锦上添花"的待遇，造成保障资金利用低效率的现状，也未完全实现降低家庭、特别是低收入家庭灾难性卫生支出的政策目标。

（5）医疗救助基金缺乏科学预算和动态调节机制：医疗救助资金"不够用"和"用不完"的两个极端现象并存，救助资金供需矛盾突出。一方面，医疗救助资金来源较为单一，主要依靠上级转移支付和地方财政配套，但现有政府财政预算拨款机制，仅在往年基础上按一定增长比例进行调整，缺乏科学精确的预算方案，未形成医疗救助基金的动态调节机制，随着先进医疗技术和药品的投入使用，医疗费用逐年上涨，经济水平和物价水平上升也会使得医疗费用增长，在这样的社会背景下，缺乏科学精准的医疗救助基金预算机制，缺乏稳定增长机制，会使对低收入人群的保障仅维持在原有水平，管理模式由于资金限制无法创新，导致低收入人群因病致贫、因病返贫现象仍然存在，灾难性卫生支出发生率仍较高，资金预算不合理对医疗救助制度的发展和完善形成严重掣肘。另一方面，医疗救助资金出现利用障碍。为保证救助资金不超支，不同程度地设置了封顶线和限制补偿比例，资金压力大、救助对象集中，在实际操作中仍沿用几年前的起付线，导致一部分救助资金滞留，影响了对特殊群体的医疗救助，精准扶贫效果有待提高。

（二）药品供应保障发展现状及问题

1. 药品供应保障发展现状

（1）药物采购：根据陕西省卫生计生委《关于深化药品耗材供应保障体系改革的通知》，陕西省公立医疗卫生机构配备使用的药品耗材必须通过省药械集中采购平台进行采购，不得以任何理由和方式规避或变相规避药品耗材网上采购，必须让采购行为公开透明，杜绝灰色交易。陕西省各公立医疗卫生机构医院信息系统应与省卫生计生信息平台、省药品采购平台完成互联互通，实现药品耗材采购、配送、使用全流程闭环监管。

在药品采购金额方面，2013～2015年陕西省药品采购总金额逐年增加，其中基本药物采购金额先增后降，占药品采购总金额的比例逐年下降。2013～2015年陕西省药品采购总金额分别为599 281.71万元、1125 642.15万元和1194 240.33万元，年均增幅分别为87.83%和6.09%；2013～2015年陕西省基本药物采购金额分别为211 838.86万元、352 408.39万元和345 883.34万元，年均增幅分别为66.36%和-1.85%；2013～2015年陕西省基本药物采购比例分别为35.35%、31.31%和28.96%，2015年较2013年下降6.39个百分点（表4-83）。

表4-83 2013～2015年陕西省药品采购金额

年份	总金额（万元）	基本药物采购金额（万元）	基本药物采购比例（%）
2013年	599 281.71	211 838.86	35.35
2014年	1125 642.15	352 408.39	31.31
2015年	1194 240.33	345 883.34	28.96

分机构来看，2013～2015年陕西省基层医疗机构与县级医院基本药物采购比例逐年提高，城市三级医院基本药物采购比例逐年下降。2013～2015年陕西省基层医疗机构基本药物采购比例分别为77.17%、80.12%和83.27%，2015年较2013年提高6.10个百分点；县级医院基本药物采购比例分别为34.15%、35.21%和37.13%，2015年较2013年提高2.98个百分点；城市三级医院基本药物采购比例分别为20.00%、19.18%和18.15%，2015年较2013年降低1.85个百分点（表4-84）。

表4-84 2013～2015年陕西省医疗机构基本药物采购比例　　　　（单位：%）

年份	基层医疗机构	县级医院	城市三级医院
2013年	77.17	34.15	20.00
2014年	80.12	35.21	19.18
2015年	83.27	37.13	18.15

2017年1月1日起，陕西省城市公立医疗机构药品耗材采购实行"两票制"（"两票制"是指药品耗材生产企业到流通企业开一次购销发票，流通企业到医疗机构开一次购销发票）。药品耗材生产企业销售产品时，必须开具增值税发票（简称税票），列明药品耗材的名称、规格、数量、单价、金额等；流通企业购进药品耗材时，应主动向生产企业索要税票，税票必须与药品耗材的品种、规格、数量一致；公立医疗机构在入库

验收药品耗材时,应当要求流通企业出具加盖其公司印章的由生产企业提供的进货发票复印件。医疗机构核验后,作为支付药品耗材货款的凭证,纳入财务档案管理。通过实施"两票制",压缩药品的"回扣"空间,减少药品不合理差价,达到降低药品价格的目的。

(2)药品议价:陕西省通过组建采购联合体,开展药品耗材带量议价工作,降低药品价格。以省药品集中采购价格为上限,按照"保证质量、让利百姓"的原则,通过综合医院牵头,各相关医院参与,对采购金额大、使用量多、重合度高的药品耗材,如基础大输液等开展联合带量议价采购,切实回归医院和药品生产企业采购主体地位,招采合一、量价挂钩、以量换价,进一步降低药品耗材虚高价格。

(3)药物配送:为配合"两票制"实施,进一步规范城市公立医疗机构药品耗材配送管理,净化流通环境,提高配送集中度,目前陕西省各城市公立医疗机构按照公开公平、双向选择的原则,通过招标程序,已实现自主遴选配送企业,优先选择现代物流配送企业,压缩配送企业数量,其中三级医疗机构药品、耗材配送企业分别不超过 15 家;二级医疗机构药品、耗材配送企业分别不超过 5 家、15 家。为确保特殊药品供应,其配送企业不计入数量;鼓励生产企业直接为城市公立医疗机构配送药品耗材,不计入配送企业数量。

2013~2015 年陕西省医疗机构基本药物配送到位率逐年降低,分别为 98.64%、95.23%和 92.05%,2015 年较 2013 年下降 6.59 个百分点(图 4-19)。

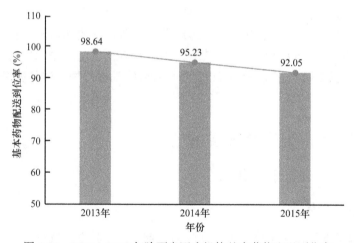

图 4-19　2013~2015 年陕西省医疗机构基本药物配送到位率

分机构来看,2013~2015 年陕西省基层医疗机构与县级医院基本药物配送到位率逐年降低,城市三级医院基本药物配送到位率保持高水平。2013~2015 年陕西省基层医疗机构基本药物配送到位率分别为 97.54%、90.06%和 83.83%,2015 年较 2013 年降低 13.71 个百分点;县级医院基本药物配送到位率分别为 98.63%、95.90%和 92.88%,2015 年较 2013 年降低 5.75 个百分点;城市三级医院基本药物配送到位率均维持在 99%以上水平(表 4-85)。

表 4-85　2013～2015 年陕西省医疗机构基本药物配送到位率　　（单位：%）

年份	基层医疗机构	县级医院	城市三级医院
2013 年	97.54	98.63	99.76
2014 年	90.06	95.90	99.73
2015 年	83.83	92.88	99.44

2. 存在问题

（1）基本药物使用比例逐年降低：《陕西省卫生计生委关于进一步加强基层医疗卫生机构药品配备使用管理工作的意见》规定，陕西省所有政府办基层医疗卫生机构和村卫生室全面实施基本药物制度，优先配备使用基本药物，实行药品零差率销售。其中：政府办社区卫生服务中心、乡镇卫生院配备使用基本药物（包括国家基本药物和陕西省增补药物，下同）品规数不低于机构药物品规总数的 70%，社区卫生服务站和村卫生室不低于 80%，县级及以上医疗机构应积极调整用药结构，优先配备使用基本药物，并加强与基层医疗卫生机构用药衔接。二级医疗机构基本药物销售额占药品总销售额的比例不低于 40%，其中，县级公立医院综合改革试点的二级医院不低于 50%，三级医疗机构不低于 25%。但是从表 4-83、表 4-84 来看，2013～2015 年陕西省医疗机构基本药物占药品采购总金额的比例逐年下降；2015 年二级医疗机构（县级医院）基本药物采购比例仅为 37.13%，低于 40% 的政策要求，三级医疗机构基本药物采购比例仅为 18.15%，低于 25% 的政策要求，同时三级医疗机构基本药物采购比例在 2013～2015 年间呈现逐年降低的趋势。

（2）基本药物配送到位率逐年降低：2015 年陕西省医疗机构基本药物配送到位率逐年降低，较 2013 年下降 6.59 个百分点；其中，2015 年陕西省基层医疗机构基本药物配送到位率较 2013 年降低 13.71 个百分点；2015 年县级医院基本药物配送到位率较 2013 年降低 5.75 个百分点。

三、完善健康保障的主要任务

（一）健全医疗保障服务体系

1. 完善全民医保体系

健全完善以基本医保为主体、大病保险为延伸、医疗救助为托底、商业健康保险为补充的多层次医疗保障体系。整合新农合、城镇居民医保和职工医保，构建城乡一体、便民高效的基本医保制度，遵循分级管理、责任共担、统筹调剂、预算考核，建立与经济社会发展水平、各方承受能力相适应的基本医保稳定可持续筹资机制和待遇水平调整机制，逐步实现省级统筹。调整职工医保个人账户管理办法，开展门诊统筹。到 2020 年，城镇居民医保参保率稳定在 95% 以上，基本医保实际报销比例达到 60%；2030 年，全民医保体系成熟定型，基本医保实际报销比例达到 70%。

2. 提高经办管理水平

按照"统一政策、集中办公、信息共享、方便群众"的原则，设立市、县医保管理经办中心，加强城镇职工医保和居民医保政策衔接，统筹开展基本医保、大病保险、应急救助、医疗救助和商业保险的"一站式"服务。完善医保关系转移接续和转诊备案制度，实现跨省异地就医医疗费用联网结算。鼓励有资质的商业保险机构以政府购买方式参与基本医保经办承办服务。强化基本医保精算管理和保险基金预算管理，建立医疗机构费用控制约束激励机制和医保分级评价体系。推进支付方式改革，建立医保经办机构与医疗机构协商谈判机制和医疗费用负担风险分担机制，完善按病种付费、总额预付等复合型付费方式，逐步实现住院按疾病诊断相关分组付费、门诊按人头付费的方式。完善医保目录管理机制，建立药品、医疗器材、诊疗项目的基本医保准入和退出机制。完善全民健康体检制度，推进基本医保制度建设从"保医疗"向"保健康"转变。

3. 发展商业健康保险

鼓励商业保险机构开发长期护理保险、特殊大病保险及与健康管理、运动健身、养老服务等相关健康保险产品。推进商业保险公司与医疗、体检、护理等机构合作，开展医疗责任保险、医疗意外保险及医师执业保险等多种形式医疗保险。落实企业为职工支付补充医疗保险费有关优惠政策，推动企业、个人参加商业健康保险。出台城镇职工医保个人账户资金购买商业健康保险政策。鼓励商业保险机构开展养老服务机构综合责任保险。到2030 年，商业健康保险赔付支出占卫生总费用的比重显著提高。

（二）完善药品耗材供应保障体系

1. 建立现代流通新体系

按照质量优先、价格合理、性价比适宜的要求，完善药品"三统一"政策，推进全省药品采供平台建设，建成遍及城乡的现代医药流通网络。推行分类采购，常用低价药实行直接挂网采购，特种药实行定点生产、集中供应。完善全省统一的网上药品集中采购平台，组建一批以大型公立医院为龙头的采购联合体开展带量议价采购，形成药品实际交易价格竞争性谈判机制，实行药品采购"两票制"，并逐步延伸覆盖到医用耗材和医疗器械。组建省级药品专职监管队伍，建成药品价格和质量追溯体系。规范临床用药指南和处方集，促进合理用药。

2. 巩固完善基本药物制度

建立全省基本药物目录动态调整机制，制定非政府办医疗卫生机构配备使用基本药物管理办法，完善基层医疗卫生机构综合补偿政策和基本药物制度与城镇居民医保、职工医保制度衔接，建立基本药物制度，实施监测评价指标体系和信息管理系统，推进医疗机构使用和基本药物品种全覆盖。

第五节 发展健康产业

一、健康产业的概念

现代健康观念不只是局限于身体无病痛，而是一个关注人的整体健康，包括躯体健康、心理健康、行为健康、智力健康、道德健康等的多元化概念。健康产业指与维持健康、修复健康、促进健康相关的一系列有规模的产品生产、服务提供及信息传播产业的统称，涉及医药产品、保健用品、营养食品、医疗器械、休闲健身、健康管理、健康咨询、健康保险业等多个与人类健康紧密相关的生产和服务领域。随着社会的发展、科技的进步及人们对健康生活品质的不断追求，将会不断有新的经济活动方式和产业组织形态应运而生，健康产业的外延也将不断扩大。

（一）健康产业的分类

从健康消费需求和服务提供模式角度出发，健康产业可分为医疗性和非医疗性两大类，并形成四大基本产业群体：以医疗服务机构为主体的医疗产业，以药品、医疗器械及其他医疗耗材产销为主体的医药产业，以保健食品、健康产品产销为主体的保健品产业，以个性化健康检测评估、咨询服务、调理康复和保障促进等为主体的健康管理服务产业。医疗产业、医药产业对于消费者而言多是被动消费，偏重于治疗；健康管理服务产业则是主动消费，偏重于预防；保健品产业介于两者之间。健康产业包括制造经营和健康服务两项活动。制造经营是指产品的生产经营，如药品、保健品、中药材、医疗器械、医用材料、化妆品、食品饮品、设备等；健康服务活动是指医疗服务、健康管理、休闲健身、营养保健、人才服务、咨询服务等领域的服务。

（二）健康产业的产业链和产业体系

从产业功能角度来看，健康产业所涉及的各相关产业共同形成了一个维持健康、修复健康、促进健康的产业链和产业体系。其中医疗服务、医疗设备、制药等属于传统意义上的健康产业，其主要目的是治疗疾病、修复健康。保健品、健康体检、健康教育、健康管理等是医疗卫生向前延伸的产业，其重点在于疾病预防和健康状态的维持，在健康产业链中属于前端产业。健康食品的生产和销售则属于影响健康的最前端产业，涉及农业种植、食品加工、餐饮服务等多个环节，横跨了传统的第一、第二、第三产业。体育健身、养生、美容等产业的目的在于实现更高层次的健康，是健康产业链中的后端产业。健康产业的运行离不开信息、资金等的流动，因此还有与之相适应的健康信息、健康保险、健康理财等，属于健康产业体系中的辅助性产业。

（三）健康产业特征

健康产业是一个以大健康观念为前提、与健康直接或间接相关的产业体系，具有产业链条长、涉及面宽、技术含量高、投资大且风险高、与公众利益密切相关、社会公众高度关注、市场环境特殊、影响因素复杂等特征。

（1）健康产业涉及健康维持、健康修复、健康促进等多个与人类健康紧密相关的服务领域，横跨第一、第二、第三产业。健康产业的发展对与之相关的多个产业具有较强的关联影响。

（2）健康产业的发展与生命科学、信息技术、材料科学等众多学科和技术的发展密切相关，是健康领域科学技术研究成果的集中体现，是众多相关领域科学研究和技术创新的价值体现，其技术和产品是多学科交叉、融合、渗透的产物，是具有很高的科技含量和高附加价值的产业。

（3）健康产业的高技术含量决定了其技术研发与产品开发所需软硬件设备费用高、周期长，失败风险高，同时其相关人力资源的成本亦很高。因此，健康产业还具有资金投入大且高风险的特征。

（4）健康产业的产品或服务对相关社会公众的身心健康有重要影响，公众对其产品或服务的质量或效果十分关注且特别敏感。

（5）健康产业产品市场竞争规律与其他产业有明显区别。例如，健康核心产业——医疗和医药产业具有被动消费的特点，但保健品消费又介于被动选择与主动选择之间。因此，健康产业需要严格的监管以保证使用者的安全。

（6）健康产业发展受人群疾病谱、文化与生活习惯、医疗卫生制度等多种复杂因素的影响。如新医改关于加强药品流通与监管的政策对医药企业的分销渠道及营销策略已经产生了重要的影响，国家关于公立医院和私立医院的政策规定及医保政策对社会公众健康服务需求与选择具有重要影响，从而必然影响健康产业发展的方方面面。

二、健康产业发展现状及问题

（一）健康产业发展现状

2014 年 12 月 2 日，陕西省人民政府颁布《陕西省人民政府关于促进健康服务业发展的实施意见》（陕政发〔2014〕36 号），提出健康服务业发展的主要任务包括：大力发展医疗服务；全面发展中医药医疗保健服务；加快发展健康养老服务；支持发展多元化健康服务；实施全民健身计划；积极推动健康旅游发展；积极发展健康保险服务；培育健康服务业相关支撑产业；推进健康服务信息化。通过加快发展健康服务业，达到深化医改、改善民生、提升全民健康素质，进一步扩大内需、促进就业、转变经济发展方式，全面建成小康社会的目标。

1. 各类型企业数量与就业情况

2015 年规模以上健康产业各类型企业共吸纳从业人员 4.57 万人，同比增长 17.1%，其中女性 2.97 万人，占全部从业人员比重为 65.0%，增长 15.9%。从企业控股情况来看：国有控股企业 48 个，从业人员 9940 人，平均每个企业 207 人，占全部从业人员的 22.09%；私人控股企业 267 个，从业人员 26 511 人，平均每个企业 99 人，占 58.93%；港澳台商控股企业 1 个，从业人员 1666 人（表 4-86，图 4-20、图 4-21）。健康产业拉动就业效果明显，女性从业人员占比高，私营企业对就业贡献大。

表 4-86   2015 年陕西省健康产业各类型企业数量与从业情况

企业类型	法人单位（个）	从业人员（人）	平均每个企业吸纳的劳动力（人）
国有控股企业	48	9940	207
集体控股企业	11	1274	116
私人控股企业	267	26 511	99
港澳台商控股企业	1	1666	1666
外商控股企业	2	1008	504
其他企业	45	4592	102
合计	374	44 991	121

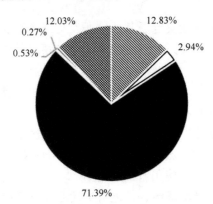

图 4-20　2015 年陕西省健康产业各类型企业数量占比

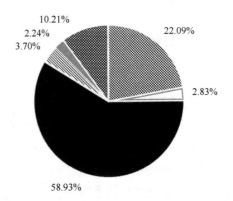

图 4-21　2015 年陕西省各类型企业健康产业从业人员数量占比

2. 营业收入

从企业经济效益来看，营业收入最高的三个行业为：西药批发、药品零售、中药批发，营业收入分别为：240.28 亿元、68.20 亿元和 58.34 亿元，分别占全省规模以上健康产业法人单位营业总收入的 56.24%、15.96% 和 13.66%，其次为综合医院和体育用品及器材零售，营业收入为 26.60 亿元和 17.80 亿元，分别占总收入的 6.23% 和 4.17%；药品批零行业总收入 366.82 亿元，占总收入的 85.86%，推动全省健康产业发展的作用明显（图 4-22、图 4-23 ）。

（二）存在问题

1. 健康产业发展规模偏小

2015 年全省健康产业法人单位有 23 000 多家，与全国各省、市、区健康产业法人单位数量相比属于中上水平。虽然数量较多，但是发展规模偏小，规模以上健康产业法人单位仅有 378 家,占全省健康产业法人单位数的比重仅为 1.6%。其中以 224 家限额以上医药、

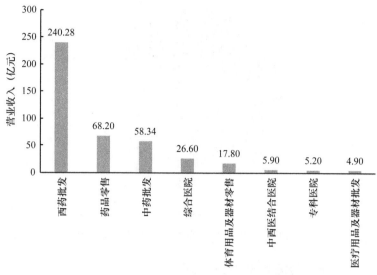

图 4-22 2015 年陕西省健康产业主要行业营业收入

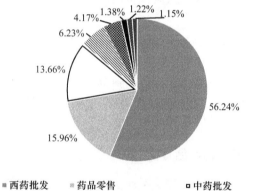

■ 西药批发　　　　 ▨ 药品零售　　　　 □ 中药批发
⊠ 综合医院　　　　 ⊗ 体育用品及器材零售　■ 中西医结合医院
⊠ 专科医院　　　　 ■ 医疗用品及器材批发

图 4-23 2015 年陕西省健康产业主要行业营业收入占比

医疗用品及器材批发和药品零售企业为主,还有 120 家医疗机构、传统医药之外的与健康密切相关的 12 个行业类别仅有 34 家法人单位,全省健康服务体系还有待完善,行业发展不成熟,现有健康服务产业链并没有得到有效拓展,健康产业发展过程中相关产业的相互促进作用并没有发挥出来。

2. 健康产业资源分布不均、发展不平衡

全省健康产业各地区之间、城乡之间发展不平衡态势明显。关中地区健康产业法人单位达 16 754 家,占全省健康产业法人单位总数的 72.66%,陕北地区有 2502 家,占 10.85%,陕南地区有 3801 家,占 16.49%(图 4-24)。关中地区发展水平明显高于陕北、陕南地区。改革开放以来,城乡经济发展一直呈现"二元"结构特点,健康产业发展同样存在差距,其发展也优先落地大城市,无论是设备还是人才,大城市成了企业发展资源的聚集地。2015 年,西安、咸阳、宝鸡、渭南四市规模以上健康产业法人单位数占全省总数 67.20%,其中西安最多,有 147 家,占 38.90%,超过其他"六市一区"规模以上单位数的总和。

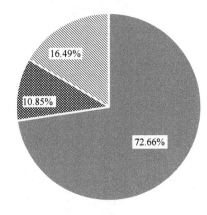

图 4-24　2015 年陕西省各地区健康产业法人单位数量比例

3. 居民健康消费水平与健康观念有待提升

从居民的健康消费观念看，大多数居民重治疗、轻预防，重预防、重保健、"治未病"的观念还未深入人心。

从全省居民消费支出看，城镇居民人均医疗保健支出由 2013 年 1386 元提高到 2015 年 1784 元，年均增长 13.5%，占城镇居民消费总支出的比例由 2013 年 8.5%提高到 2015 年 9.6%；农村居民的人均保健支出由 2013 年 803 元提高到 2015 年 959 元，年均增长 9.3%，占比 12% 左右，在八大项消费支出中分别居第 5 位和第 4 位；城镇居民平均每百户拥有健身器材 3 台，农村居民户则几乎没有。

4. 健康服务亟待多元发展，产品有待丰富

健康产业覆盖面广，产业链长，涉及医疗卫生服务、健康管理与促进、健康保险保障及其他与健康相关的服务，从目前情况看，结构性矛盾依然突出：一是健康管理与促进服务较为薄弱，以健康和亚健康人群为主要服务对象，涵盖健康体检、健康咨询、心理咨询、健康养老、健康护理、体育健身、养生等健康服务，还不能满足人们对健康服务日益增长的需求。2015 年全省有 3200 多家法人单位从事健康管理与促进服务，占全省健康产业法人单位的 14.2%，但规模以上单位数只有 17 家，占规模以上健康服务单位数的 5%。其中老年人、残疾人养护服务机构法人单位有 510 多家；针对亚健康人群的专业性、规范化服务咨询管理机构仍然稀缺，仅有 50 多家；保健、护理、精神康复、休闲健身等法人机构也仅有 400 多家，母婴照料服务不够规范，从业人员层次良莠不齐。二是经营健康商业保险的机构少、产品单一、服务有待多样化。2015 年全省经营健康保险机构法人单位仅有十几家，规模以上至今还是空白。同时，公众健康保险意识不强、投保率低也制约其发展。

三、发展健康产业的主要任务

（一）优化多元办医格局

1. 发展社会办医

按照每千常住人口 1.45 张床位为非公立医疗机构预留规划空间。鼓励各地探索对社会办非营利性医疗机构举办者的激励机制，支持发展高水平、有规模的医疗机构，鼓励发展专业性医院管理集团。放宽举办主体和服务领域，在符合区域床位总量控制的前提下，社会办医数量与单体规模由举办主体自主确定。鼓励支持社会资本以投资新建、参与改制、公办民营、民办公营等多种形式进入医疗行业，重点建设康复、老年、妇产等专科医院，形成与公立医疗机构互为补充的服务格局。到 2020 年，省内非公立医疗机构床位数和服务量分别达到总量的 28%和 25%左右。

2. 完善待遇保障

全面推进简政放权、放管结合、优化服务，下放社会资本举办医疗机构审批权限，制定落实社会办医在土地、投融资、价格、财税等方面的扶持政策。将提供基本医疗卫生服务的社会办非营利性医疗机构（社会办医机构）纳入政府补助范围。社会办医机构承担的公共卫生和大型活动医疗保障、突发公共卫生事件应急处置等指令性任务的支出，以政府购买服务的方式全额予以补偿。完善社会办医与公立医疗机构在医保定点、职称评定、等级评审、技术准入、科研立项等方面享受同等待遇政策。将社会办医机构统一纳入医疗质量控制与评价范围，加强监管体系建设，建立负面清单、不良行为积分管理和退出机制，促进社会办医规范发展。

（二）构建健康服务新业态

1. 发展健康旅游服务

利用森林、温泉、绿色氧吧等省内天然资源，发展保健、养老、养生等健康旅游产业，加大"秦岭无闲草"、铜川药王山养生圣地等品牌宣传，培育"大秦岭人文生态旅游度假圈"，开发一批具有吸引力的健康养生旅游目的地。鼓励社会力量投资集医疗康复、养生保健、休闲旅游为一体的中医养生保健旅游项目，开发具有陕西特色的中医药健康旅游产品。

2. 发展互联网健康服务

支持省内高校、研究院所及高新技术企业联合搭建健康产业技术开发平台，建立健康产品孵化基地，发展基于互联网的智慧健康设备、健康电子产品、健康医疗移动应用等服务。推进居民健康卡和社会保障卡应用集成，建立覆盖全生命周期的预防、治疗、康复、健康管理和社会保障一体化电子健康服务，逐步实现全省城镇居民人手一卡、一卡多用、一卡通用的目标。打造全民健身互联网公共服务平台，为健身人群提供便捷服务。

3. 发展第三方支持服务

引导社会资本独资或与省内三级甲等医院联合发展区域医学检验、医学影像、病理诊断、血液透析、健康产品检测等规模化专业机构，建设医学影像、健康档案、检验报告、电子病历等医疗信息共享服务平台，建立跨地区、跨医院的医疗数据共享交换标准体系。支持社会力量开展医疗服务评价、健康管理服务评价、健康市场调查和咨询服务。

（三）发展健身休闲运动产业

1. 推动体育健身资源共建共享

优化体育健身市场环境，简化体育健身休闲项目和体质测定、运动康复机构立项审批手续，支持和引导社会力量参与健身休闲设施建设和运营。按照现代企业制度建立专业化运营公司，推动体育场馆资源所有权、经营权分离改革，发展多种形式的体育健身俱乐部，丰富业余体育赛事，打造一批区域健身、休闲综合服务体。制定政府购买体育健身公共服务意见，提高全民健身参与度和体育场馆利用率。

2. 开发健身休闲项目

鼓励开发适合不同人群特点的休闲健身项目，制定推广"运动处方"，促进运动医学和康复医学融合发展，开发特色旅游休闲健身项目，打造一批户外体育旅游线路，促进体育旅游、体育休闲、健康文化等相关业态发展。

（四）促进医药产业发展

1. 发展中医药健康产业

加强中药资源保护利用，开展中医资源普查及动态监测，建立濒危药用动植物自然保护区、濒危稀缺中药材培育基地和林麝养殖示范基地，建设陕西省药用动植物种质库和标本库。制定中药材主产区种植区域规划，建立道地药材目录和大宗地产药材标准，加快品种选育和种源基地建设，推进国家地理标志保护产品认证，促进陕西省大宗优质中药材规范化、规模化、产业化发展，发展30种大宗优质中药材品种。建设现代化中药材交易流通大市场，加强中药材生产信息、价格动态监测分析和预测预警，建立中药材质量追溯体系和区域战略储备中心，设立3个中药产品联合研发中心。加快中药工业转型升级和中药大品种二次开发，提高产品质量和疗效，形成一批具有核心竞争力的名方名药，打造"秦药"大品牌。

2. 发展药品器械产业

聚焦国际国内医药产业领域发展制高点，以健全质量标准体系、提升质量控制技术为核心，依托省内医药龙头企业和社会力量建立一批药品、医疗器械、新型生物医药材料、康复保健产品等研发中心和产业基地，完善医药科技成果转化机制，上市一批科技含量高、达到国际国内领先水平的新型产品，推动陕西省医药企业做大做强。推进省内医药流通行业转型升级，形成一批具有国内竞争力的跨省大型医药流通企业。

第五章

"健康陕西 2030" 战略保障措施研究

"健康陕西 2030"建设必须全社会参与，政府各部门协同，需要健全支撑保障、强化组织实施。"健康陕西 2030"的实现，需要体制保障、机制保障、法制保障、投入保障、人才保障、技术保障六大战略保障措施。

第一节 体制保障

成立健康陕西建设领导小组，由省委、省政府主要领导和主管领导任组长、副组长，省级相关部门为成员，统筹协调推进健康陕西建设落实工作，审议和推动健康陕西建设的重大规划、重大政策、重大工程和重要工作安排，指导各部门、各地市开展工作。领导小组办公室设在省卫生计生委，承担领导小组日常工作。建立省级相关部门有效联动机制和联系会议制度，设立健康陕西建设专家咨询委员会，研究全省卫生与健康发展的前瞻性、战略性重大问题，开展健康相关重大问题研究，提供决策咨询和成效评估。各地区、各部门都要将健康陕西建设摆上重要议事日程，健全领导体制和工作机制，调动一切积极因素，凝聚全社会共识和力量，统筹推进健康陕西建设各项工作。

将健康融入所有政策，加强政府倡导，把保障人民健康作为经济社会政策的重要目标，研究制定切实可行、操作性强的配套政策。全面建立健康影响评价评估制度，系统评估各项经济社会发展规划和重大政策、重大工程项目对健康的影响，实行健康影响评估"一票否决"制度。全面推行县以上主要领导干部健康保护责任审计制度。

第二节 机制保障

在机制保障层面，深化体制机制改革，确立健康在经济社会发展中的优先地位，加强监督检查，建立激励表彰和问责追究制度；转变卫生发展模式，建成具有陕西特色的基本医疗卫生制度。

一、建立健全监督考核和问责追究机制

将健康陕西建设列入各级经济社会发展规划，确立健康在经济社会发展中的优先地

位，统筹推进人民健康与经济、社会良性协调发展。将健康陕西建设主要指标纳入各级党委、政府目标考核，作为党政干部政绩考核的重要内容，建立任期目标责任制，实化评价指标，完善考核机制。建立健康陕西建设年度工作情况报告、通报制度，每年向各级人民代表大会报告实施情况，向社会各界通报进展情况。加强监督检查，建立激励表彰和问责追究制度，保障健康陕西建设各项工作顺利实施。

二、转变卫生发展模式

从以疾病治疗为中心转向以健康促进为中心，从过于侧重医疗体系建设转向建立强有力的基础医疗卫生服务体系。推进政事分开、管办分开，理顺公立医疗机构与政府关系，强化医疗、医药、医保联动，突出体制机制和技术应用创新，着力破解难题，努力在分级诊疗制度、现代医院管理制度、全民医保制度、药品供应保障制度、综合监管制度5项制度建设上取得新突破，建成具有陕西特色的基本医疗卫生制度。

第三节 法制保障

在法律保障层面需要加强健康法治建设，完善地方法规，做到有法可依，强化综合执法，落实执法必严、违法必究。

一、完善地方法规

加强医疗卫生、食品药品、环境保护等重点领域地方法规立法和修订工作，完善部门和地方性规章，健全健康领域省级标准规范和指南，形成具有陕西特色的健康法制体系。

二、强化综合执法

推进医疗机构属地化管理，建立协调统一的监管制度。加强卫生计生、食品药品、环境保护等部门的监督执法体系和能力建设，强化各级政府职能部门在健康领域的监管职责，建立政府监管、行业自律和社会监督相结合的权责明晰的监督管理体制。创新医疗服务、药品供给、医疗保障等领域监管方式，加强事中事后监管，推行"双随机一公开"，完善常态化监管机制。

第四节 投入保障

在投入保障层面，需要完善健康筹资机制，充分调动各方投资积极性，建立多元投入机制，鼓励社会资本投资健康产业，畅通社会投入渠道。

一、建立多元投入机制

充分调动政府、社会团体、企业和个人健康投资积极性，建立以政府投入为主导、社会资本和个人投入可承受的多元化、多渠道的筹资格局。调整优化各级政府财政支出结构，将卫生与健康投入纳入优先保障领域，其投入增长幅度要高于经常性财政支出增长幅度，全面履行政府保障基本健康服务责任。公共财政向公共医疗卫生服务体系、重大疾病防控、全民医疗保障、健康环境等重点领域建设及贫困地区、农村地区、基层卫生机构和公共卫生等薄弱环节投入。建立健康投入结果跟踪问效机制，开展健康投入绩效监测和评价。

二、畅通社会投入渠道

鼓励金融机构创新产品和服务，完善财税扶持健康产业措施。研究制定提高烟草行业消费税政策，建立健康专项基金。开拓公益事业投资融资渠道，鼓励社会各界投入和捐赠，形成多渠道支持健康事业的局面。

第五节　人　才　保　障

在人才保障层面，加强医教协同，提高医学生教育水平，培养高质量医学人才，扩大医学生教育规模，满足陕西省健康领域人才需求；加强人才队伍建设，加大对特需专业、特需岗位人才培训；培养与居民健康需求相适应的体育教育人才；深化人事薪酬制度改革，提高人才积极性。

一、加强医教协同

建立完善全省医学人才培养供需平衡机制，加快建成院校教育、毕业后教育、继续教育三个阶段有机衔接的医学人才培养培训体系，完善住院医师、全科医师和专科医师规范化培训制度，2020 年基本建立全省住院医师规范化培训制度，所有新进医疗岗位的临床医师全部接受规范化培训。研究建立公共卫生与临床医学、健康服务和医疗卫生复合型高层次人才培养机制，推进卫生与健康管理人员专业化、职业化。支持建设西北医科大学，发挥陕西省医学院校为陕西培养卫生与健康人才的作用。

二、加强人才队伍建设

开展全省基层医疗卫生机构"十百千万"人才培养计划，重点培养百名优秀院长（主任）、千名高技术学科带头人、万名高水平业务骨干。加快全科、儿科、产科、精神科、康复、心理健康、健康教育等急需紧缺专业人才培训步伐，建立完善符合基层实际的人才培养、招录、使用和激励机制。研究制定适应健康服务产业发展的高等院校相关专业设置方案，加大养老护理员、心理咨询师等健康人才培养力度。到 2020 年，全省卫生从业人员达到 36.5 万，每万人口拥有全科医生 2 名、专业公共卫生技术人员 8 名。

三、加强社会体育指导员队伍建设

支持有条件的高等院校通过优化专业结构，对退役运动员进行再就业培训，多渠道培养体育指导员。推行职业社会体育指导员资格证书制度、高危险性体育项目行政审批制度和体育服务认证制度，建立和完善体育服务规范。到 2020 年，每万人口拥有职业类社会体育指导员 2.6 人；2030 年，全省每万人至少拥有 5 名职业类社会体育指导员。

四、深化人事薪酬制度改革

建立人才使用、评价和激励机制，建立符合医疗行业特点的职称评审、薪酬待遇等制度，改善执业环境，增强职业荣誉感。允许医疗卫生机构突破现行事业单位工资调控水平，允许医疗服务收入扣除成本并按规定提取各项基金后主要用于人员奖励，实现同岗同酬同待遇。制定基层医疗卫生人才待遇改善的政策措施，健全基层及紧缺人才激励与约束机制。落实基层卫生专业技术人员职称评审政策，建立符合基层医疗工作实际和全科医生岗位特点的人才评价机制。探索医师自由执业、医师个人与医疗机构签约服务或组建医生集团，最大程度地释放医疗生产力的潜能。

第六节 技术保障

在技术保障层面，推动健康科技创新，突破关键核心技术，完善医学科研基地布局；建设健康信息化服务体系，加强人口健康信息化建设，加快健康大数据应用。

一、推动健康科技创新

（一）突破医学关键核心技术

调整优化各类医学科技计划（专项），支持医疗卫生机构、医学科研机构、生物医药企业联合开展医学科技创新。实施陕西省重大疾病防治和健康产业发展科技重大工程，支持干细胞与再生医学、组学技术、生物治疗、精准医疗等医学前沿诊疗核心技术研发，重点在慢性病防控、肿瘤防治等关键技术和防治结合、中西医结合、医养结合等实现路径上取得突破。积极引进国际先进医疗技术，重点开展新生儿出生缺陷筛查防治和癌症患者的靶向治疗。

（二）完善医学科研基地布局

联合省内医学高校和大型医院建立规范、整合、高效的医学科技创新体系，设立陕西省医学科学研究院，支持省级医院创建国家级区域医学研究中心，建立省级精准医疗研究应用示范中心，建设省级心脑血管、肿瘤、老年病等临床医学和医学科研数据示范中心，建成一批集医、教、研为一体的科技协同、适宜技术、医药成果转化推广平台和示范基地，推动医学科技资源和卫生与健康新技术应用推广。

二、建设健康信息化服务体系

（一）加强人口健康信息化建设

建成统一权威、互联互通的人口健康信息化服务体系，完善省、市、县三级卫生计生信息平台及三大基础数据库、六项业务信息系统。到2020年，基本实现省、市、县三级人口健康信息平台互通共享，远程医疗覆盖50%的医疗卫生机构；2030年实现全省远程医疗系统全覆盖。

（二）加快健康大数据应用

围绕"百姓一张卡、政府一张屏"目标，强化公共卫生、计划生育、医疗服务、医疗保障、药品供应、综合管理等应用信息系统数据采集、集成共享和业务协同。建立和完善省级健康医疗数据资源目录体系，推进"医疗+互联网"服务新模式，发展智慧健康医疗便民惠民服务，应用远程医疗体系推动卫生与健康领域教育培训常态化。制定全省分级、分类、分域的健康大数据应用政策规范，加强健康医疗数据安全保障和患者隐私保护。

第六章

"健康陕西 2030" 战略阶段研究

第一节　"健康陕西 2030" 战略环境分析

SWOT 分析法就是把与研究对象密切相关的因素通过调查列举出来，主要由 S（strengths，组织的内部优势），W（weaknesses，组织的内部劣势），O（opportunities，组织的外部机遇）、T（threats，组织的外部环境风险）四部分组成，依据矩阵形式进行排列，然后运用系统的分析思想，把这些因素相互匹配起来进行分析和研究，从而得出相应的结论。PEST 分析法是从政治（politics）、经济（economy）、社会（society）、技术（technology）这四个外部宏观环境影响因素对研究对象进行分析[19]。

SWOT-PEST 分析法，是将研究对象的内部微观环境和外部宏观环境系统地整合起来，系统地分析研究对象在政治、经济、社会、技术方面的优势和劣势，以及所要面对的机会和风险，找出关键影响因素，制定战略发展方案[20]。SWOT-PEST 分析法除了适用于以营利为目的的社会企业进行战略指导外，还适用于对政府部门法规、制度、规划等政策的发展环境进行系统的分析，从而判断研究对象是否具有广阔的发展前景，它是一种以解决现实问题为核心的研究方法。本研究在采用 SWOT 分析的基础之上，引入 PEST 分析，将两者结合构建出 SWOT-PEST 分析矩阵模型，对健康陕西战略环境进行系统分析，为进一步提出"健康陕西 2030" 战略阶段提供依据。

一、优势

（一）居民健康受到政府部门的高度重视

2015 年 10 月，十八届五中全会审议通过了《中共中央关于制定国民经济和社会发展第十三个五年规划的建议》（以下简称《建议》），正式将"健康中国"提升为国家战略。2016 年 8 月 19 日，习近平在全国卫生与健康大会上进一步强调：以普及健康生活、优化健康服务、完善健康保障、建设健康环境、发展健康产业为重点，加快推进健康中国建设，努力全方位、全周期保障人民健康，为实现"两个一百年"奋斗目标、实现中华民族伟大复兴的中国梦打下坚实健康基础。"健康中国"已成为实现全民健康的战略选择和行动纲领。

　　无论是《建议》，还是全国卫生与健康大会的召开，从中都可以看出，目前中国政府对于居民健康的重视达到了前所未有的高度。健康工作的全面推进是必然的发展趋势，必然能够得到政府的大力支持。陕西省政府已决定全面推进健康陕西建设。2017 年 2 月 28 日，陕西省政府召开卫生与健康大会，会议决定将推进健康陕西建设上升为全省战略，为"健康陕西 2030"战略落实提供支持。

（二）健康战略的实施促进经济社会发展

　　健康战略的实施是提高居民健康水平的重要手段，居民健康水平的提升不仅是增加群众幸福感的重要途径，更与经济发展相辅相成、紧密互动。一方面，通过实施健康战略，可以促进国民健康生命年的延长，降低疾病负担；另一方面，实施健康战略可以带动经济发展。健康战略的实施不仅会带动药品与医疗器械生产研发企业、医疗服务业、健康保险业、养老产业及互联网医疗等行业的兴起，也在涉及环保、食品安全等与健康生活息息相关的领域孕育了新的市场机会。建议未来重点扶持自主研发药品、医用耗材、医疗器械和大型医疗仪器等新兴战略性支柱产业，以及与健康生活方式和老年护理相关的健康服务业。

（三）健康产业发展迅速

　　2014 年 12 月，陕西省人民政府出台《陕西省人民政府关于促进健康服务业发展的实施意见》（陕政发〔2014〕36 号），提出大力发展医疗服务、中医药医疗保健服务、健康养老服务、健康保险服务，培育健康服务业相关支撑产业，达到深化医改、改善民生、提升全民健康素质，进一步扩大内需、促进就业、转变经济发展方式、全面建成小康社会的目标。

　　在政府政策支持下，健康产业发展迅速。2015 年全省规模以上健康产业法人单位 378 个，新增 59 个，较上年增长 18.5%；营业收入 436.69 亿元，较上年增长 23.3%，总资产 258.17 亿元，较上年增长 21.9%；共吸纳从业人员 4.57 万人，同比增长 17.1%。分类别来看，2015 年陕西省共有医疗卫生服务法人单位 13 773 家，比 2013 年增加 33 家；健康管理与促进服务单位 3273 家，较上年增加 451 家，增长 16.0%；健康保险和保障服务单位 440 家，增加 41 家，较上年增长 10.3%；其他与健康服务相关的服务单位（主要是药品及医疗器械的批发与零售）5571 家，增加 2271 家，较上年增长 68.8%。民营健康服务机构发挥着关键作用，在陕西省健康产业各类型企业中，私人企业数量占比 70.63%，就业人员数量占比 58.07%。

（四）医学科技进步为促进居民健康提供有力手段

　　医学科技的发展是保障医学进步、促进人类健康的重要基础。医学科技支撑是全方位的，通过健康研究，促进居民健康素质的提高；通过疾病研究，提高疾病和伤害的防控能力；通过前沿领域研究，促进医学科学的发展，增强健康事业的可持续能力。医学科技支撑体系建设的目的是围绕与医学密切相关的生老病死问题，采取一切可以采取的办法以保障健康，预防病灾，诊疗疾病。随着社会的发展，医学科技新方法、新药品、新仪器、新设备的发明创造和推广应用速度加快。医学科技进步为推动卫生事业改革发展和促进居民健康提供了有力手段。

在疾病预防领域，随着基础性研究不断增强，应用研究和对疾病及公共卫生事件的预测研究取得较大进展，新技术、新方法、新经验与疾病控制、公共卫生技术服务紧密联系，最大限度地避免疾病风险，保护人群健康。传染病防控在揭示疾病病因、从源头上控制疾病、摸清流行规律、阻断传播环节、研制疫苗药物、加强对易感者的保护及监测、检测等方面均有不少创新，多种传染病得到有效控制。在慢性病防控领域，通过开展流行状况及发展趋势研究、经济负担研究和干预措施评价研究等，明确了主要慢性病的流行现状和主要危险因素，为制定和实施慢性病防治策略和措施提供了有力证据。在妇幼卫生领域，疫苗的广泛使用，节育技术、新生儿筛查技术和产前诊断技术的应用及其他适宜技术的推广普及，使妇女和儿童的常见病、多发病得到广泛防治。在营养与食品卫生领域，食源性危害检测新技术不断成熟，特别是快速检测方法、设备和试剂盒的研发应用，为食源性疾病的监测和预警奠定了技术基础。在环境卫生领域，环境与健康的关系研究逐步深入，生物芯片技术、生物传感器技术及以聚合酶链反应为基础的分子生物学检测技术的应用与研究取得了一系列研究成果，为监测环境污染、预防环境所致疾病提供了技术支撑。

二、劣势

（一）健康相关的制度建设仍不完善

目前陕西省在公共卫生、医疗服务、医疗保障等方面的制度建设仍不完善，在一定程度上制约着健康战略的实施，不利于健康陕西建设。在公共卫生方面，仍存在全社会对公共卫生重视程度不够，尚未形成全民参与的机制，重医疗、轻预防现象，医防合作运行机制不健全，医疗机构承担疾病控制工作职责不清、信息化建设滞后等问题；在医疗服务方面，仍存在优质医疗资源分布不均、基层卫生人员欠缺、医疗机构服务整合不够等问题；在医疗保障方面，仍存在医保支付方式单一、医保药品目录和诊疗项目目录滞后于医院临床诊断技术发展、城镇居民医保制度未完全整合、医疗救助基金缺乏科学预算和动态调节机制等问题。

（二）健康产业发展规模偏小，产品有待丰富，对经济发展的促进作用不显著

目前陕西省健康产业发展仍处于起步阶段，发展规模偏小，产品有待丰富，对经济发展的促进作用不显著。

一方面，健康产业发展规模偏小。2015 年全省规模以上的健康产业法人单位仅有 378 家，占全省健康产业法人单位数的比重仅为 1.6%。全省健康服务体系还有待完善，行业发展不成熟，现有健康服务产业链并没有得到有效拓展，健康产业发展过程中相关产业的相互促进作用并没有发挥出来。

另一方面，健康服务亟待多元发展，产品有待丰富。健康产业覆盖面广，产业链长，涉及医疗卫生服务、健康管理与促进、健康保险保障及其他与健康相关的服务，从目前情况来看，健康管理与促进服务较为薄弱，以健康和亚健康人群为主要服务对象，涵盖健康体检、健康咨询、心理咨询、健康养老、健康护理、体育健身、养生等健康服务还不能满

足日益增长的需求。2015 年全省有 3200 多家法人单位从事健康管理与促进服务，占全省健康产业法人单位的 14.2%，但规模以上单位数只有 17 家，占规模以上健康服务单位数的 5%。其中老年人、残疾人养护服务机构法人单位有 510 多家；针对亚健康人群的专业性、规范化服务咨询管理机构仍然稀缺，仅有 50 多家；保健、护理、精神康复、休闲健身等法人机构也仅有 400 多家，母婴照料服务不够规范，从业人员层次良莠不齐。

（三）社会办医发展水平低

从机构数量及床位数量上看，2015 年，民营医疗卫生机构数量占全省总数的 30%，但民营医疗卫生机构床位数仅占全省医疗机构总床位的 13%。可见，民营资本举办的医疗卫生机构虽然占机构总数的 30%，但总床位却不足，规模也普遍偏小。从服务提供上看，民营医院诊疗人次仅占全省总诊疗人次的 13%，出院总人数仅占全省总出院人数的 6%，说明社会资本举办医疗卫生机构的力量偏弱，发展水平低，尚不能有效地为居民提供所需的医疗卫生服务。

（四）缺少完善的健康评价体系

健康影响评价（health impact assessment，HIA）是健康管理过程中的重要组成部分，但是目前我国缺少完善的健康评价体系。以与环境相关的健康影响评价为例，环境健康影响评价是对环境健康监测结果的健康危害程度进行分析，但是目前我国环境评估的范围，尤其是新区、重大项目建设审批环评，仍主要集中于项目对周围环境中空气、水、噪声环境的影响预测与评价，对健康影响的预测评价普遍缺失。

三、机遇

（一）政府大力推动健康陕西建设

"十二五"期间，陕西省政府在健康促进、健康管理、环境保护、医疗卫生服务、健康保障和健康产业等方面颁布了一系列政策文件。政府从各个领域推动健康陕西建设，为健康陕西战略的实施提供了良好的契机（表 6-1）。

表 6-1　2011～2016 年陕西省政府健康陕西建设主要政策文件

年份	相关政策文件	发文机关
2011 年 6 月	《陕西省 2011 年基本公共卫生服务项目指导方案》	陕西省卫生计生委办公室
2013 年 4 月	《陕西省人民政府关于进一步加强职业病防治工作的意见》	陕西省人民政府
2013 年 7 月	《陕西省水土保持条例》	陕西省人大常委会
2013 年 11 月	《陕西省大气污染防治条例》	陕西省人大常委会
2013 年 12 月	《陕西省"治污降霾·保卫蓝天"五年行动计划（2013—2017 年）》	陕西省人民政府
2014 年 12 月	《陕西省人民政府关于促进健康服务业发展的实施意见》	陕西省人民政府
2015 年 4 月	《陕西省人民政府办公厅关于进一步做好重点传染病防控工作的通知》	陕西省人民政府办公厅
2015 年 6 月	《陕西省人民政府办公厅关于促进中医药健康服务发展的实施意见》	陕西省人民政府办公厅

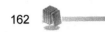
年份	相关政策文件	发文机关
2015 年 7 月	《陕西省城乡环境卫生整洁行动实施方案(2015—2020 年)》	陕西省爱卫会
2015 年 12 月	《陕西省食品生产监督管理办法》(试行)	陕西省食品药品监督管理局
2016 年 1 月	《陕西省精神卫生工作实施方案(2015—2020 年)》	陕西省卫生计生委、陕西省综治办等
2016 年 6 月	《陕西省深化医药卫生体制综合改革试点方案》	陕西省人民政府
2016 年 7 月	《陕西省全民健身实施计划(2016—2020 年)》	陕西省人民政府
2016 年 9 月	《关于加快实施统一的城乡居民基本医疗保险政策的通知》	陕西省卫体改
2016 年 9 月	《陕西省"十三五"环境保护规划》	陕西省生态环境厅
2016 年 10 月	《陕西省"十三五"食品药品安全规划》	陕西省食品药品监督管理局、陕西省发改委
2016 年 10 月	《关于深化药品耗材供应保障体系改革的通知》	陕西省医改办、陕西省卫计委

(二)资金投入持续增加

随着政府对健康工作的日益重视,陕西省卫生支出持续增长,卫生总费用占 GDP 的比例逐年提高,为健康陕西建设提供了经济支持。陕西省卫生总费用由 2011 年 730.98 亿元逐年上升至 2014 年 1124.00 亿元,增幅达 53.77%。其中,政府卫生支出由 2011 年 225.15 亿元上升至 2014 年 317.90 亿元,增幅达 41.19%;社会卫生支出由 2011 年 221.58 亿元上升至 2014 年 423.50 亿元,增幅达 91.13%;个人卫生支出由 2011 年 284.26 亿元上升至 2014 年 382.60 亿元,增幅达 34.60%(图 6-1)。

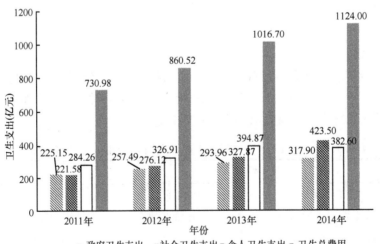

图 6-1　2011~2014 年陕西省卫生支出

2011~2014 年陕西省人均卫生费用逐年提高,由 2011 年 1952.93 元上升至 2014 年 2977.50 元,增幅达 52.46%(图 6-2)。

2011~2014 年陕西省卫生总费用占 GDP 比例逐年提高,由 2011 年 5.84% 上升至 2014 年 6.40%,增幅达 9.59%,卫生资金投入持续增长(图 6-3)。

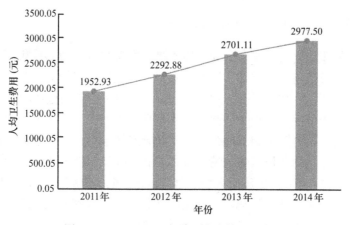

图 6-2 2011～2014 年陕西省人均卫生费用

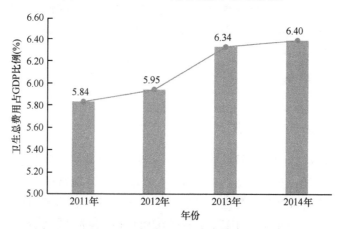

图 6-3 2011～2014 年陕西省卫生总费用占 GDP 比例

（三）居民健康需求不断提高

随着经济社会的发展，居民健康意识不断提升，居民健康需求日益增长。同时，由于老年人口快速增加，慢性病患病率逐年增高，生活照料、康复护理、医疗保健、精神文化等健康服务需求呈不断上升的状态。

"十二五"期间，城镇居民人均医疗保健支出由 2011 年 1101 元上升至 2015 年 1784 元，增幅达 62.03%，占消费性支出比例由 2011 年 7.98%上升至 2015 年 9.66%，提高 1.68 个百分点；农村居民人均医疗保健支出由 2011 年 533 元上升至 2015 年 959 元，增幅达 79.92%，占消费性支出比例由 2011 年 11.87%上升至 2015 年 12.14%，提高 0.27 个百分点（表 6-2）。

表 6-2 2011～2015 年陕西省居民医疗保健支出

年份	城镇居民		农村居民	
	人均医疗保健支出（元）	占消费性支出比例（%）	人均医疗保健支出（元）	占消费性支出比例（%）
2011 年	1101	7.98	533	11.87
2012 年	1212	7.91	620	12.12
2013 年	1386	8.45	803	12.38
2014 年	1496	8.53	884	12.19
2015 年	1784	9.66	959	12.14

（四）国外成熟的健康战略实践经验值得借鉴

国外成熟的健康战略实践经验，为实施"健康陕西 2030"战略提供了可借鉴经验。国外发达国家对于健康战略的制定和实践开始较早，已经形成了较为成熟的模式，如日本的"健康日本 21"、美国的"健康国民 2020"战略。在以下方面对健康陕西战略实施具有借鉴意义：一是对健康价值的认识，认为健康具备自身价值，是经济繁荣的前提，对提高生产力、劳动力供给、人力资本和节约公共支出具有经济学意义。二是关注健康弱势的人群和地区，采取差异化目标，根据各地情况具体实施，并从制度上予以保障，减少健康不平等。三是把各级政府主导、将健康融入所有部门政策、全民健康覆盖作为战略的核心策略，并实现医疗保障与健康服务一体化。四是突出公共卫生在国家健康战略中的特殊位置，将健康保护和卫生干预作为重要措施，降低健康风险，控制可预防疾病，改善生存环境，提高国民健康素质。五是注重战略规划制定和实施的科学性、严谨性，包括战略规划制定过程中的论证评估，措施、经费、立法等保障配套，实施过程的监督管理，实施效果的科学评估与考核，战略规划的可持续性等。

四、挑战

（一）缺乏健全的政策法规体系

以环境健康政策法规为例，目前陕西省针对各类污染问题，颁布了一系列环境政策法规：一是《陕西省环境保护条例》。主要内容：环境功能区划与环境保护规划、环境监督管理、污染防治、环境风险防范与应急处置及法律责任等方面的详细规定。二是针对空气污染、水污染及土壤污染问题专门颁布的系列法规。主要包括《陕西省大气污染防治条例》《陕西省水土保持条例》《陕西省地下水条例》《陕西省固体废物污染环境防治条例》。但是上述政策法规主要针对环境问题治理，并未将环境与健康相联系。目前陕西省环境与健康相关的政策法规体系仍不健全，缺乏环境健康损害补偿制度和标准，政府、企业、居民的健康损害责任仍不明确。

（二）居民疾病经济负担加重

陕西省居民疾病经济负担有所加重。第五次卫生服务调查数据显示，2013 年陕西省灾难性卫生支出发生率为 18.10%，较 2008 年 6.56%的水平提高 11.54 个百分点，意味着有接近 20%的家庭有因大病陷入贫困的风险。截至 2015 年年底，在陕西省 316.72 万贫困人口中，因病致贫人数占 28.68%，患病已成为致贫返贫的重要原因。

（三）政府购买健康服务机制不完善

政府购买服务将大量公共服务职能从政府部门剥离出来由社会组织承担，发挥社会组织尤其是公益机构有效性、专业化的天然优势，形成以政府为主导，各种社会主体共同参与的公共服务供给格局。以政府购买卫生计生公共服务为例，2015 年，国家卫生计生委发布《关于开展政府购买公共服务试点工作的通知》，将原本由政府直接向社会提供的卫生计生公共服务，转交由具有专业资质的社会组织或企事业单位提供，以提高服务质量和财政资金使用效率。但是政府购买卫生计生公共服务政策评估结果显示，目前陕西省政府购买卫生计生公共服务仍存在政府购买服务流程不规范、政府监管职能缺位、服务项目结算机制设置不合理、承接机构不符合资格审查标准、计生服务项目与公共卫生项目交叉重复等问题。

五、SWOT-PEST 分析矩阵

通过建立 SWOT-PEST 分析矩阵，从政治、经济、社会和技术（本文中的技术因素是指与健康战略相关的理论研究、实践经验、医学技术和评价体系等）这四个维度对健康战略的内部优势与劣势及外部机遇与风险进行进一步分析，为"健康陕西 2030"战略在今后的发展中发挥优势、克服劣势、抓住机遇、迎接挑战提供依据。

在政治因素方面，政府政策的支持、健康相关的制度建设、政策法规的制定等极大地影响着健康战略的实施。政府部门的高度重视、陕西省政府的大力推进，都为健康战略的发展建立了一个良好的政策环境。但医疗卫生等健康相关制度建设仍不完善，健康政策法规体系不健全，制约着健康战略的有效落实。

在经济因素方面，资金投入持续增加，为健康战略的实施提供经济支持，有助于促使健康陕西建设进一步推进，而健康战略的实施同时也会促进经济社会发展。然而目前陕西省健康产业发展规模偏小，产品有待丰富，对经济发展的促进作用不显著，并且随着资金投入持续增加，居民疾病经济负担有所加重，对未来健康战略的进一步实施提出了挑战。

在社会因素方面，健康产业的迅速发展可以满足居民日益增长的健康需求，为健康战略发展提供良好的契机。但是，社会组织提供健康服务仍存在诸多问题。一方面，社会组织提供健康服务的质量较低，具体表现为社会办医发展水平低；另一方面，政府购买健康服务机制不完善，导致社会组织在参与健康服务提供过程中仍然存在诸多阻力。

在技术因素方面，医学科技进步为促进居民健康提供有力手段，国外先进的健康战略发展模式和实施经验可以为"健康陕西 2030"战略实施提供借鉴，但同时必须建立完善的健康评价体系，加强相关理论的研究，以弥补健康战略实践经验不足的问题（表 6-3）。

表 6-3 健康陕西战略 SWOT-PEST 分析矩阵

SWOT 因素	PEST 因素			
	政治（P）	经济（E）	社会（S）	技术（T）
优势（S）	居民健康受到政府部门的高度重视	健康战略的实施促进经济社会发展	健康产业发展迅速	医学科技进步为促进居民健康提供有力手段
劣势（W）	健康相关的制度建设仍不完善	健康产业发展规模偏小，产品有待丰富，对经济发展的促进作用不显著	社会办医发展水平低	缺少完善的健康评价体系
机遇（O）	政府大力推动健康陕西建设	资金投入持续增加	居民健康需求不断提高	国外成熟健康战略已取得的实践经验可以借鉴
挑战（T）	缺乏健全的政策法规体系	居民疾病经济负担加重	政府购买健康服务机制不完善	相关理论研究和健康战略实践经验不足

第二节　"健康陕西2030"战略发展阶段分析

"健康陕西2030"战略的发展目标是，完成健康陕西建设，促进全民健康的制度体系更加完善，人人享有高质量的健康服务和高水平的健康保障，人民更加健康长寿，环境更加健康优美，社会更加健康和谐，各项健康指标大幅提升。为此，战略发展的方向是完善健康相关的制度体系建设，首先是基本形成健康陕西建设制度框架，目前空气污染等影响健康的突出问题得到有效解决。在此基础上，不断推进健康陕西建设，进一步提高城镇居民健康水平，健康环境基本形成，健康服务更加优质高效，健康保障水平明显提高，健康产业规模显著扩大。

本研究建议将"健康陕西2030"战略的实施步骤分为三个阶段：第一阶段（2018～2020年），完善健康制度体系，构建健康陕西建设制度框架，形成各部门健康工作协作机制，解决影响健康的突出问题，此项为"十三五"期间工作的核心和重点；第二阶段（2021～2030年），建立完备的健康制度体系，各方面制度更加成熟定型，基本实现健康领域治理体系和治理能力现代化；第三阶段（2031～2050年），借鉴"健康陕西2030"战略实践经验，提出新的健康目标与健康战略，到2050年，健康陕西与"富裕陕西、和谐陕西、美丽陕西"同步达标。

"健康陕西2030"战略的实施应走一条渐进式的改革与发展之路。具体而言，应根据环境污染、医疗卫生资源分布不均对健康的影响程度及问题的轻重缓急，优先解决眼前急需解决的问题，再逐步实现居民健康水平的全面提升。根据健康陕西建设现状和"健康陕西2030"战略的发展目标，我们建议按以下战略步骤实施"健康陕西2030"战略，并在此基础上，提出新时期的健康发展战略，争取早日完成健康陕西建设任务。

一、第一阶段

（一）发展目标

完善健康制度体系，构建健康陕西建设制度框架，形成固定的各部门健康工作协作机制，解决影响健康的突出问题。根据SWOT-PEST矩阵分析，这一阶段制约健康战略实施最大的劣势和挑战是，健康相关的制度建设仍不完善，缺乏健全的政策法规体系。从现实状况来看，目前陕西省与健康相关的制度体系的确存在缺陷。以医疗保障制度为例，目前陕西省医疗保障制度仍存在医保支付方式单一、城镇居民医保制度未完全整合、医疗救助基金缺乏科学预算和动态调节机制等问题。由此导致的问题包括医保基金负担沉重、个人卫生支出占卫生总费用的比重逐年增长、居民疾病经济负担加重等。因此，在这一阶段的首要任务应当是完善健康制度体系，构建健康陕西建设制度框架，作为健康战略进一步实施的基础。另外，由于健康问题往往涉及多个部门，所以需要针对不同的健康制度，形成固定的各部门健康工作协作机制。通过逐渐完善健康制度体系，建立各部门健康工作协作机制，首先解决居民最关注的、对健康影响最突出的问题。

（二）重点任务

一是针对居民健康素养低下的问题，改革健康教育工作模式，多部门联合，构建以专业健康教育机构为引领、公共卫生机构和基层卫生服务机构为骨干、医疗机构为支撑的健康教育体系，建立以健康促进为核心、社区为基础、家庭为单位、学校与工矿企业和公共场所为重点的健康教育工作模式。

二是针对空气污染、水污染与食品安全问题，统筹治理影响健康环境因素，卫生、环保等多部门联合，实施污染防治行动与环境健康评估监测，加强食品质量检验检测能力及食品安全信用体系建设，实施食品安全"黑红榜"制度。

三是针对由于医疗资源分布不均、基层医疗机构服务能力低下等导致的"看病难"问题，优化医疗服务体系，省一级严格控制三级综合医院数量和规模，市一级建设以市级综合医院、中医医院和妇幼保健院为龙头，辐射全市城乡的区域医疗服务中心，鼓励城市二级以下综合医院向专科医院（社区卫生服务中心）转型发展，区县一级医院加强医疗机构人才、技术、重点专科等核心能力建设，重点强化院前急救和儿科、妇产科、老年病科、预防保健科、传染病科、精神病科、慢性病科建设。保留并支持撤乡并镇卫生院建设，因地制宜设置村卫生室，开展镇乡两级医疗卫生机构标准化建设。

四是针对居民疾病经济负担加重的问题，卫生、人社和民政等部门联合，完善全民医保体系，健全完善以基本医疗保险为主体、大病保险为延伸、医疗救助为托底、商业健康保险为补充的多层次医疗保障体系。完成城镇居民医保整合，探索城镇居民医保和职工医保整合方式，构建城乡一体、便民高效的基本医保制度。在医疗费用控制方面，推进医保支付方式改革，建立医保经办机构与医疗机构协商谈判机制和医疗费用负担风险分担机制，完善按病种付费、总额预付等复合型付费方式，逐步实现住院按疾病诊断相关分组付费、门诊按人头付费的方式。在药品费用控制方面，组建一批以大型公立医院为龙头的采购联合体，开展带量议价采购，形成药品实际交易价格竞争性谈判机制。

五是针对健康产业发展规模偏小，产品有待丰富的问题，鼓励社会力量发展健康旅游服务、互联网健康服务、第三方支持服务、健身休闲运动和中医药健康服务等项目，简政放权，下放审批权限，在土地、投融资、价格、财税等方面制定相应扶持政策，为健康产业发展提供政策支持，创建良好的发展环境。

二、第二阶段

（一）发展目标

建立完备的健康制度体系，各方面制度更加成熟定型，基本实现健康领域治理体系和治理能力现代化，全面解决各项健康问题，各项健康指标达到预期目标。通过第一阶段健康战略的实施，较为完善的健康制度体系、健康陕西建设制度框架及固定的各部门健康工作协作机制基本形成，影响健康的突出问题基本得到解决。在此基础上，从健康生活、健康环境、健康服务、健康保障和健康产业五大方面入手，在不断完善各项健康制度的同时进行创新，全面推进健康战略实施。

（二）重点任务

一是在健康生活方面，基于完备的健康教育服务体系，建成1个省级和2~4个市级健康教育服务示范基地，形成覆盖全省的健康素养和生活方式监测体系。在居民健康素养不断提高的前提下，进一步塑造居民自主自律的健康行为。在第一阶段健身公共服务体系建设的基础上，进一步加强健身公共设施、国民体质监测与健身指导中心和社会体育指导员队伍建设，全民健身运动得到广泛开展。

二是在健康环境方面，总结各类污染防治行动经验，制订新时期污染防治行动计划，建成环境与健康综合监测网络及风险评估体系，应对可能出现的新的环境污染问题。依托完善的食品药品安全管理制度，实现食品药品安全质量全系统联动，对食品药品实行全过程监管、全品种覆盖及全链条追溯。

三是在健康服务方面，建立科学稳定的公共卫生投入机制，继续加强公共卫生设施建设，丰富基本公共卫生服务项目内容。在建立各级医疗机构合理分工的医疗服务体系基础上，创新服务供给模式，发挥中医药独特优势，持续提升医疗卫生服务质量和水平。

四是在健康保障方面，全面实施住院按疾病诊断相关分组付费、门诊按人头付费的医保支付方式，不合理医疗费用基本消除。整合城镇居民医保和职工医保，构建统一高效的基本医保制度，进一步完善与经济社会发展水平、各方承受能力相适应的基本医疗服务筹资和待遇水平调整机制，逐步实现省级统筹。

五是在健康产业方面，根据社会经济发展状况，进一步改善健康产业发展环境，在体系完整、结构优化的健康产业体系的基础上，加大创新力度，进一步开发健康产业项目，促使健康产业规模持续扩大，成为促进陕西省国民经济发展的重要力量。

根据上述两个阶段的主要目标及任务，在"健康陕西2030"战略实施过程中可使用以下评价指标体系（表6-4）。

表6-4 "健康陕西2030"战略实施评价指标体系

一级指标	二级指标	三级指标
健康水平		人均期望寿命
		主要死因
		婴儿死亡率
		婴儿出生体重
		5岁以下儿童死亡率
		孕产妇死亡率
		恶性肿瘤不同年龄组死亡率
		心脑血管病不同年龄组死亡率
		城乡居民达到《国民体质测定标准》合格以上的人数比例
		超重和肥胖人口的比例
健康生活	健康教育	建立健康知识和技能核心信息发布制度
		建立健康素养和生活方式监测机制
		将健康教育纳入区域发展规划
		居民健康素养水平
		膳食营养和健康知识知晓率

续表

一级指标	二级指标	三级指标
健康生活	健康教育	大型健康教育活动次数
		中小学生肥胖率控制比例
		学校健康教育开课率
		食品安全知晓率
	健康行为	开展控烟限酒教育宣传活动
		无烟场所建设数量
		取缔烟草广告数量
		开展性安全的宣传教育与干预工作
		开展毒品危害、应对措施和治疗途径的宣传教育与干预工作
		成人吸烟率
		居民健康生活方式与行为形成率
		居民食盐摄入量达标率
		每千人自行车拥有率
		无偿献血占临床用血比例
	健康心理	全民心理健康科普知识普及率
		开展居民心理、教育服务
		重症精神疾病患者有效管理治疗率
		建设突发事件心理危机干预机制
	全民健身	人均体育设施
		人均体育场地面积
		健康步道
		经常参加体育锻炼的人数比例
		社会体育指导员
健康环境	城乡环境卫生	建立健全健康城市建设指标和评价体系
		国家卫生城市和省级卫生县城达标率
		城市生活垃圾无害化处理率
		垃圾分类覆盖率
		农村生活垃圾收集、转运和处理率
		秸秆综合利用率
		农村卫生厕所普及率
		普及二类以上公厕比例
		农村卫生厕所普及率
		污水处理率
		饮用水水源地水质达标率
		末梢水检测合格率
		二次供水检测比例
		农村自来水普及率
		清洁燃料使用率
	环境影响因素	地级以上城市空气质量优良天数比例
		重点流域水质达到或好于Ⅲ类水体比例
		工业污染源排污达标率
		区域环境噪声平均值
		居民对环境质量满意度
	食品安全保障	餐饮业食品卫生量化分级管理率
		食品从业人员健康证持有率
		食品质量抽检合格率

一级指标	二级指标	三级指标
健康环境	食品安全保障	食品安全事故发生处置率
		居民对食品安全满意度
		药品抽检覆盖率
		建成药品及医疗器械质量公告定期发布制度
		食品药品安全风险监测覆盖率
	公共安全治理	健全突发事件应对机制
		健全安全生产事故行政责任机制
		亿元 GDP 生产安全事故死亡率累计降低
		年万车交通事故死亡率
		重点职业病监测与职业病危害因素监测
健康服务	公共卫生服务	疾病控制中心达标率
		妇幼保健机构标准化建设达标率
		每千人专业公共卫生技术人员数
		法定传染病报告率
		适龄儿童免疫规划接种率
		糖尿病患者规范管理率
		高血压患者规范管理率）
		重大慢性病过早死亡率
		12 岁以下儿童患龋率
		城乡居民健康档案建档率
		流动人口健康档案建档率
	个性化服务	儿童体检率
		公共卫生经费占卫生事业费比例
		贫困地区儿童营养改善项目
		妇女两癌筛查率
		妇女常见病筛查和早诊早治率
		孕前优生健康检查目标人群覆盖率
		每千名老人拥有养老机构床位数
		65 岁以上老年人体检率
		建立健全残疾人健康管理和社区康复机制
		残疾人康复机构规范化建设
		残疾人就业率
		低收入家庭免费体检率
		特困人群医疗救治比例
	计划生育管理	人口自然增长率
		人口出生性别比
		避孕节育计生卫生服务人次
		优生优育、生殖健康知识宣传普及率
	医疗服务	每千常住人口执业（助理）医师数
		每千常住人口注册护士数
		每位基层医生服务的居民数
		每千人拥有床位数
		城乡县域内就诊率
		15 分钟基本医疗卫生服务圈覆盖率
		家庭医生签约率
		家庭医生有效服务率

续表

一级指标	二级指标	三级指标
健康服务	医疗服务	每万人口拥有全科医生数
		平均急救反应时间
		院前急救规范达标比例
		个人卫生支出占卫生总费用的比重
		居民对卫生服务满意度
	中医药服务	能够提供中医药服务的基层医疗卫生机构占比
		社区卫生服务中心和乡镇卫生院中医馆、国医馆建设率
健康保障	医疗保障	城镇居民医保参保率
		城镇职工医保参保率
		基本医保实际报销比例
		"一站式"报销建成率
		异地就医医疗费用直接结算比例
		居民对医疗保障满意度
	药品供应体系	基本药物目录动态调整机制
		基本药物使用比例
健康产业	多元化发展	健康服务业总规模
		健康产业增加值占地区生产总值的比例
		每千人人口非公立医院床位数
		每千人人口非公立医院服务量占比
	信息化发展	医疗信息共享率
		电子健康服务覆盖率
		医疗信息共享服务平台建成率
健康管理保障机制	社会经济发展指标	城镇居民人均可支配收入和农村居民人均纯收入年均增速
		高中阶段教育毛入学率
		全市从业人员平均受教育年限
		城镇登记失业率
		城镇居民最低生活保障标准
		人均公园绿地面积
		中心城公共交通出行比例
		居民对健康城市建设满意度
		考核评估机制建设
		卫生与健康财政投入占经常性财政支出比例
		建立健全健康影响评价评估制度

三、第三阶段

（一）发展目标

评价"健康陕西2030"战略，借鉴"健康陕西2030"战略实践经验，提出新的健康目标与健康战略。

（二）重点任务

一是对"健康陕西2030"战略实施的过程及结果进行第三方评估，以《"健康陕西2030"规划纲要》中的健康目标为基础，结合新时期出现的健康问题，构建更加完善的评价指标体系，评价健康战略的实施结果，发现在战略实施过程中存在的问题及原因。

二是在此基础上，提出新时期的健康发展战略，到 2050 年，健康陕西与"富裕陕西、和谐陕西、美丽陕西"同步达标。

"健康陕西 2030"战略发展阶段见图 6-4。

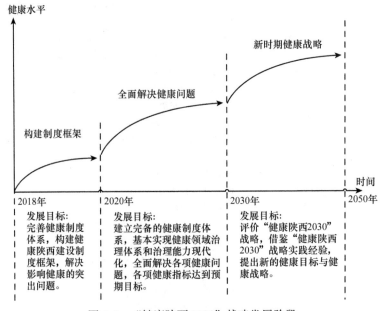

图 6-4　"健康陕西 2030"战略发展阶段

第七章

陕西省安康市健康城市建设案例

第一节 建 设 背 景

安康市古称"金州"，位于陕西省东南部，北依秦岭，南靠巴山，汉水横贯东西，被誉为"西安后花园"，素有"天然生物基因库""中药材之乡""中国硒谷""中国民歌之乡""中国茶乡"等美誉。安康市下辖一区九县和一个省级高新技术产业开发区，面积 23 391 平方千米，人口 310 万，2017 年生产总值为 974.66 亿元。

2015 年年底，安康市委、市政府开始探索健康城市建设可行性，通过着力营造健康环境、全面优化健康服务、全面培育健康人群、大力发展健康产业、积极构建健康社会，实现"卫生助民、食品护民、生态惠民、体育健民、文化养民"，形成了可复制、有影响、可推广的成功案例。根据安康市卫生和计划生育局统计数据显示，2017 年，安康市人均期望寿命为 75.51 岁，孕产妇死亡率为 10.47/10 万，婴儿死亡率为 1.43‰。

第二节 建设目标和范围

一、建设目标

1986 年，第一届国际健康促进大会首次提出了健康促进的定义、三大基本策略和五大优先工作领域。三大基本策略分别为倡导（advocacy）、赋权（empower）和协调（mediate），提出这三个策略实际上是为了达到不同的目标；五大优先工作领域分别为制定促进健康的公共政策、创造支持性环境、加强社区的行动、发展个人技能及调整卫生服务方向[21]。

依据健康促进三大基本策略和五大优先工作领域，安康市委、市政府确定了"七大人人享有"的总体建设目标和"五大健康指标"的具体目标，根据《安康市建设健康城市规划（2016—2020 年）》，具体内容如下：

（一）总体目标

按照世界卫生组织提出的健康城市 10 条标准和建设健康城市准则[22]及全国卫生与健

康大会精神、全国爱卫会印发的《关于开展健康城市健康村镇建设的指导意见》和《陕西省 2016—2020 年健康细胞示范建设工作指导意见》的要求，围绕安康市新型城市化发展要求，持续控制影响人群健康的各类环境、生活方式因素，把安康市建成一个城市基础设施配套齐全，环境污染有效控制，市容整洁优美，社会文明有序，科教文体相应发展，健康服务便捷规范，公共安全体系健全高效，社会保障制度全面完善，人民健康水平明显提高的健康城市。到 2020 年，基本实现人人享有基本医疗保障、人人享有基本养老保障、人人享有 15 分钟卫生服务圈、人人享有 15 分钟体育健身圈、人人享有安全食品、人人享有舒适宜居环境、人人享有清新空气、人人享有洁净饮水，城乡居民主要健康指标处于国内同等城市领先水平。

（二）具体目标

1. 人群指标

到 2020 年，人均期望寿命达到 78 岁；婴儿死亡率小于 5‰；孕产妇死亡率小于 10/10 万人；新生儿缺陷率小于 6‰；儿童免疫接种率大于 99%；甲、乙类传染病年发病率小于 170/10 万人；意外伤害死亡率小于 45/10 万人；国民体质监测合格率达到 90%；市场药品、食品安全抽检合格率大于 95%；公民健康基本知识知晓率达到 88%；健康生活方式与行为形成率达到 80%；健康基本技能掌握率达到 75%；市民综合健康素养达到 18%；中小学生窝沟封闭率城市达到 90%，农村达到 80%；接触职业危害因素职工健康监护率达到 90%；救护知识培训人数达到 2/10 000 人。

2. 环境指标

到 2020 年，环境质量综合指数达到 92；全年空气质量优良天数比例达到 90%；集中式饮水水源地水质合格率达到 100%；安康市水功能区环境质量达标率达到地表水环境质量Ⅲ类标准；生活垃圾无害化处理率市区达到 100%，农村达到 80%；生活污水集中处理率达到 95%；农村无害化卫生厕所普及率达到 85%；城市道路机械化清扫率达到 60%；人均公园绿地面积达到 16 平方米；重点工业企业废水排放达标率达到 99%；医疗废弃物无害化处置率达到 100%。

3. 服务指标

人均体育设施用地面积达到 1.8 平方米；每千人拥有医疗床位数达到 8.6 张；每千人拥有执业医师（助理）数达到 3.8 人；每千人拥有执业护士数达到 3.5 人；城乡居民健康档案建档率达到 90%；35 岁以上人群血压知晓率达到 70%；35 岁以上人群血糖知晓率达到 50%；大众艾滋病基本知识知晓率达到 90%；重症精神疾病患者管理治疗率达到 70%；每百名老人拥有养老机构床位数达到 4 张；有康复需求残疾人服务率大于 98%。

4. 社会指标

城乡居民基本医疗保险参保率达到 98%；亿元 GDP 生产安全事故死亡人数小于 0.09 人；各类食用农产品监测平均合格率达到 96% 以上；各类加工食品监测平均合格率达到 90% 以上；符合社会救助条件的困难群众的救助率达到 100%；室内公共场所和工作场所

全面禁止吸烟全面达标；保障性住房建设达到 40 000 套；健康促进社区覆盖率达到 80%。

5. 民意指标

对卫生服务满意程度达到 85%；对环境质量满意程度达到 80%；对城市清洁满意程度达到 85%；对食品安全满意程度达到 80%；对社会保障满意程度达到 80%；对社会治安满意程度达到 85%；对建设健康城市满意程度达到 85%。

二、建设范围

建设的重点是中心城市建成区 30 平方千米，并将城区周边恒口、五里、大同、关庙、张滩、县河、吉河、瀛湖和流水镇纳入建设范围。同时，选择 1 个条件较好的国家卫生县城开展"健康县城"建设试点工作。

第三节　组织架构与规划编制

2015 年 12 月，安康市委、市政府发文正式全面启动健康城市建设工作，并先后印发了《安康市建设健康城市规划（2016—2020 年）》《安康市健康细胞工程建设工作方案》。市委、市政府成立建设健康城市指挥部，市委书记、市长担任总指挥，负责统一领导、统筹管理、指挥协调安康市健康城市建设工作。指挥部办公室设在市双创办，全面负责建设健康城市工作组织实施。健康城市建设主要指标和重点行动纳入市政府年度工作计划和重点工作。各部门、各单位要建立健康城市建设的工作机构，配备必要的工作人员，全面抓好各项建设工作。

第四节　任务和行动

一、五项任务

（一）营造健康环境

丰富爱国卫生运动内涵，打造国家卫生城市升级版。严格城市规划和管理，完善城市基础设施，加快供水管网、污水垃圾处理设施和城市公厕建设，推进垃圾减量分类机制建设，提高城市道路机械化清扫率。整治城区交通环境，解决交通拥堵、停车难等问题，优先发展公共交通，倡导绿色出行。加快城区绿化改造，推进健康主题公园、健康广场、健康步道等支持性环境建设。统筹做好医疗卫生、养老、治安、教育、文化、体育等公共服务设施建设。完善环境卫生服务体系，持续整治城市环境卫生。加大城中村、城乡结合部、老旧住宅区、背街小巷和旱厕改造力度。全面推进"减煤、控车、抑尘、治源、禁燃、增绿"等措施，综合防治大气污染。加强水资源保护、水污染防治和水质监测，加大农业面源污染治理。加强城市供水运行监管，确保饮用水安全。长期开展病媒生物防制，避免和减少病媒生物危害的发生。

（二）构建健康社会

健全社会保障体系，完善养老、医疗、工伤、失业和低保等多种社会保障制度。加大创业孵化、技能培训和就业援助力度，提高社会就业率。实施保障安居工程，构建多层次的住房保障体系。持续开展食品安全专项整治，严厉打击食品违法行为，保证食品加工规范有序、餐饮消费卫生安全。全面实施素质教育，加快城区江北教育资源整合，促进教育资源优质化。加快发展养老服务业，探索健康养老新模式。深化平安建设，提高城市公共安全水平。推进健康社区、机关、企业、学校、医院等"健康细胞"工程，开展健康示范食堂或示范餐厅试点，建设健康小屋、健康步道，落实职工健康体检、工间操等制度。加强控烟禁烟，实施公共场所禁烟和无烟单位建设。完善健康城市建设的居民参与机制，培养热心公益的志愿者队伍和志愿服务组织，积极促进人际交流，创造和谐、友善、互助的人际关系。

（三）优化健康服务

改革医药卫生体制，促进卫生服务模式从疾病管理向健康管理转变。优化医疗资源配置，发展医疗联合体和医疗集团，构建分级诊疗模式。鼓励社会办医，支持民营医院发展。探索大病商业保险，推进新农合、城镇职工和居民医保"一站式"报销服务。加强基层卫生、公共卫生服务体系建设，强化社区卫生服务，推广责任医师团队家庭签约服务模式。推进基本公共卫生服务均等化，积极防治重大传染病、慢性病、职业病、地方病和精神疾病等。强化中医"治未病"和特色专科建设，推广应用中医保健和适宜技术。加大医疗机构与相关部门、社会服务机构的协作，形成安全便捷、功能互补的健康养老网络、残疾人康复网络。加快卫生信息化建设，普及城乡居民"健康卡"的应用，为居民建立电子健康档案，开展远程诊疗和预约诊疗，抓好居民就医"一卡通"，实现"政府一张屏、群众一张卡"的信息化服务模式。

（四）培育健康人群

提高出生人口素质，加强对生命每一阶段的健康管理。抓好母婴健康工程，预防和干预出生缺陷。强化疾病预防和控制，做好妇女、儿童、老年人、残疾人及流动人口等重点人群的预防保健。通过形式多样的活动，推进健康教育与健康促进项目。开展市民健康素养、健康需求基线调查，以合理用药、合理膳食、减盐限油、适量运动、控烟限酒为切入点，有针对性地实施健康行为干预和控制。鼓励社区群众建立各类健康兴趣小组和互助交流组织，提高群众健康自我管理意识和能力。开展心理健康促进活动，普及大众心理健康知识。开展各类应急自救基本技能培训，提高市民应对突发事件的自救互救能力。倡导文明风尚，摒弃乱扔、乱吐、乱贴、乱行等不文明行为，提高群众环境保护和文明卫生意识。加强公共体育设施建设，建立健身运动指导和健康咨询服务队伍，广泛开展全民健身活动。

（五）发展健康文化

充分利用各种大众传播媒介，开展多角度、多层次、全方位的健康知识宣传，在全社会倡导正确的健康理念。着力提高全民健康意识，移风易俗，改变陈规陋习和不健康的生活方式，把健康科学知识转变为群众能够理解接受、易于养成践行的良好行为习惯。加强中医药科普宣传，传播中医药健康文化，提升群众中医养生保健素养。大力倡导健康文化，鼓励和支持健康文化产业发展，创作出更多群众喜闻乐见的健康文化作品，不断满足人民群众日益增长的多层次健康文化需求。健全市民公约、村规民约等社会规范，宣传社会主义核心价值观，倡导公序良俗，让健康理念深入人心。

二、十项行动

（一）巩固和提升国家卫生城市创建成果

进一步巩固提升国家卫生城市创建成果，打造国家卫生城市升级版。将健康城市建设与国家森林城市、省级文明城市等创建任务结合起来，抓整改、促提升、防反弹、建机制，加强对市容市貌、建筑景观、城市道路、建筑物、公共设施、环境卫生、园林绿地、广告标志、农贸市场、公共场所等监管的最佳化，推进城市管理向标准化、精细化、常态化转变，确保市容环境整洁、优美、干净、卫生。大力实施城市绿化和森林生态建设，加大园林式单位和小区建设力度，加强城市公园、绿地管护。

（二）城乡环境整洁行动

（1）发动"人人动手清洁家园"活动。结合"周五义务大清扫"等活动，广泛发动市民参与整治社区和公共场所环境卫生的公益性活动。建立群众性监督机制，定期开展环境卫生督查及整治活动。

（2）推进"遏制陋习，爱护环境"活动。引导市民主动关心城市卫生，自觉维护市容环境，摒弃乱吐痰、乱扔垃圾等陋习，提高市民的公共环境卫生意识。

（3）推进"让有害生物远离生活"活动。动员全社会参与，进一步加强病媒生物日常防制，积极开展以清除鼠、蟑、蚊、蝇等虫害滋生地为目标的群众性环境卫生整治活动。进一步完善政府动员、全社会参与的工作机制，多部门协作，人人动手，消灭病媒生物，确保病媒生物密度指标全面持久达到国家标准。

（三）生态环境综合整治行动

（1）开展"治污降霾·保卫蓝天"行动。集中治理燃煤、机动车尾气、城市扬尘、工业企业等大气污染，保证空气质量达到国家二级新标准。

（2）倡导绿色出行。启动"环江五十里"自行车慢行系统计划，投放公共自行车。增加新能源公共交通工具，利用社区、学校、媒体等，加大自行车和公共交通使用的宣传教育。

（3）加大水资源保护力度。到2020年年底，汉江干流安康市内水质全程达到Ⅱ类，汉江支流安康市内水质达到水功能区划要求；集中式饮用水水源地水质达标率达到96%。

（4）加强农业面源污染治理。加强面源污染危害的宣传培训，引导农民科学用药、合理施肥、慎用激素，鼓励使用农家肥和新型有机肥，鼓励使用生物农药或低毒、低残留农药，改善农药、化肥所带来的环境污染问题。

（四）健康教育与健康促进行动

（1）加强慢性病防控。建立完善居民健康档案，掌握辖区人口的主要健康问题。对高血压、糖尿病、老年人等高危人群和患者，落实登记建档、随访和定期体检等健康管理，控制血压、血脂、血糖。对重症精神病患者落实管理和防治措施。在社区卫生服务体系中设置社区健康专干，推动健康促进工作。推广组建各类健康自我管理小组，鼓励社区居民主动掌握并干预自身的健康状况。在市区药店、计划生育服务站增设血压、体重测量和药学、计划生育知识等相关咨询服务。

（2）开展健康教育宣传。加快卫生信息化建设，建立健康知识网络平台，发布权威健康信息。充分利用电视、广播、报纸、网络、公益广告、手机通信等传播媒介，加强卫生知识与保健常识的宣传。在安康电视台、广播电台设立健康频道或栏目，在安康日报设立"健康城市"活动宣传专版，普及健康知识。因地制宜，建设健康园地、健康广场、健康小屋、健康步道等健康促进基地，免费为市民提供血压体重测量、健康咨询、体能测试、娱乐健身等健康服务。

（3）开展市民安全防范知识宣传。大力普及识别危险标识的知识和技能，提醒市民保护自身安全，减少意外伤害。强化街道（社区）内无毒品、预防青少年违法犯罪的宣传教育工作力度和效果；提高市民参与街道（社区）、乡镇治安防范活动的积极性和责任感，创造健康和谐的社会治安环境。

（4）关注心理健康问题。成立市民心理健康促进讲师团，举办心理健康科普知识讲座等，普及大众心理卫生健康知识。发挥精神卫生防治机构的专业优势，组建心理健康志愿者队伍，开展"心理健康进社区、进机关、进企业"等公益活动，关注干部职工心理健康和突发事件中易患人群的心理健康，实施早期干预策略。加快精神卫生服务人才队伍培养，加快建设功能比较完善的精神卫生防治体系。

（5）普及自救互救技能。组织各类急救基本知识、技能培训、竞赛和演练活动，不断提高市民应对突发事件的自救互救意识和能力。

（五）全民科学健身行动

（1）推进全民健身活动。大力普及科学健身的理念和知识，动员吸引广大市民坚持参加徒步、骑自行车、游泳、广场健身等户外活动，推动每天锻炼 1 小时，营造"体育生活化"的体育健身社会氛围。培养社会体育指导员，发挥其在全民健身活动中的指导和促进作用。倡导各级各类机关、企事业单位和社会团体定期举办不同层次、不同类型全民健身竞赛活动，重点推广广播操和工间操，并做到在职职工每人每周参加一次以上体育健身锻炼，每年参加一次以上体质测试，掌握一项以上科学的体育健身锻炼方式。建设健康主题公园，完善城乡体育健身设施。

（2）加强校园体育活动。中小学校确保学生每天在校体育锻炼活动时间不少于 1 小时，其他各类学校要从教学制度设计等方面引导学生积极参与体育锻炼活动。

（六）合理膳食行动

（1）倡导良好的饮食习惯。制定符合合理膳食要求的"健康食谱"，并在群众中推广，积极改变影响健康的饮食陋习，针对本地区喜食腌制、熏制食品等习惯进行干预。加强"饮酒与健康"相关知识的科普宣传，提高过量饮酒危害性的知晓率，倡导"不劝酒不酗酒"。

（2）加强控油控盐宣传。提高市民对每人每日油盐摄入量（盐≤6 克、油≤25 克）等健康知识的知晓率，鼓励居民低盐低脂饮食，免费发放标准盐具和油具，通过多种形式提高标准盐具和油具的使用率。在餐饮业、社会团体、幼儿园、学校、医院及集体用餐单位开展健康饮食指导和培训，建设"健康示范食堂""健康示范餐厅"，推广适宜的油盐控制措施。

（3）开展"放心食品、健康消费"活动。及时发布食品安全提示或警示，切实加强市民对食品安全性情况的知情权和基本知识的知晓率，引导市民自觉抵制不健康食品消费。建设"健康餐饮一条街"或"餐饮城"等，创造良好的群众饮食条件，提高健康生活水平。

（4）保障市民安全饮水。落实饮水安全工程卫生学评价和水质监测，提高水质监测技术水平，建立饮用水信息系统，实施水质状况定期公布制度，出厂水、管网末梢水、小区直饮水的水质符合要求，保障市民饮水安全达到国家标准。

（七）全民控烟行动

（1）广泛宣传烟草危害和被动吸烟危害，重点加强对未成年人、女性等人群的烟草危害教育，从源头上遏制新吸烟者的产生。开展对服务类公共场所从业人员的控烟技能指导，在社区、学校、医院和公共场所设置戒烟宣传和督导员，依托社会监督作用，改善公共场所控烟状况。

（2）开展无烟创建活动，持续抓好无烟医院、无烟学校、无烟单位、无烟工作场所创建和评比工作。

（3）起草制定《安康市室内工作场所和公共场所控烟办法》，并提请市政府印发。

（八）健康社区、健康镇（村）建设行动

（1）在城市开展健康社区建设。相关街道、社区要通过一系列健康促进活动，使居民在健康知识、态度和行为方面有明显改变。组建健康城市建设志愿者服务队，每月、每季度定期开展志愿服务活动。制作群众喜闻乐见的慢性病防控材料，定期开展"健康社区"讲座，普及社区健康知识。建设社区健康自助小屋。普及广播体操、健身操（舞）等健身活动。举办"健康之家"评选、"健康饮食（烹调）"比赛等特色活动。建立防治糖尿病兴趣小组等慢性病互助交流组织，提高社区居民自我保健的能力。积极开发使用居民健康档案，提高社区慢性病管控率。

（2）在农村开展健康镇（村）建设。结合"美丽乡村"、卫生镇、卫生村等创建活动，理念先行，过程为主，逐步改善居住环境和人的意识行为。镇（村）至少组建一支健康服务队伍，负责整治村容、健康教育、井水消毒、有害生物防制、改厕、宣传统计等工作。继续推进国家、省、市级卫生镇和卫生村建设，巩固已取得的成果，建立卫生创建长效管理机制。

（九）健康单位建设行动

以健康机关、健康企业、健康学校、健康医院等为重点，形成一批健康示范单位。各示范单位要根据自身实际和特点，做好健康食堂、健康楼道等场所建设，为职业人群创造健康的工作环境。加强职业人群职业病、慢性病、心理健康知识宣传，明显提高单位工作场所职业病、慢性病、心理健康宣传教育覆盖率。落实干部职工定期体检制度。建立职工体育健身团队，开展体育健身和竞赛活动。鼓励建立工间操制度，设立专业健康指导员。

（1）建设健康机关。加强机关健康教育和宣传，积极开展针对干部职工的健康促进工作，引导市区机关工作人员增强健康意识、提高健康素质，在建设健康城市中发挥示范带头作用。

（2）建设健康企业。以人人享有职业病防护为目标，建设健康环境，改善工作条件，动员和组织广大职工积极实施各项健康计划，开展健康促进活动，有效预防和降低意外伤害、职业病的发生率，提高企业劳动者的健康素质。

（3）建设健康学校。以健康教育为载体，将健康教育与健康促进纳入中小学行为规范教育，使在校生从小形成健康理念和健康行为，提高师生健康知识知晓率和健康行为形成率。

（4）建设健康医院。全面改善就医环境，不断提高医疗服务质量、服务规范和人性化服务水平，逐步建立与社区医院和其他医疗单位互动机制，充分发挥资源优势，实现健康促进。

（十）健康文化传播行动

（1）倡导正确健康理念。充分利用广播、电视、报纸等大众传播媒介及微信、短信等新媒体，开展多角度、多层次、全方位的健康知识宣传，倡导正确的健康理念。健全市民公约、村规民约等社会规范，宣传社会主义核心价值观，倡导公序良俗，让健康理念深入人心。

（2）发展中医药文化。加强中医药科普宣传，传播中医药健康文化，提升群众中医养生保健素养。

第五节 任务实施情况

一、改善健康环境

（一）推进城乡整洁行动

以贯彻落实《陕西省爱卫会关于印发陕西省城乡环境卫生整洁行动实施方案（2015—2020 年）的通知》（陕爱卫会发〔2015〕1 号）精神为契机，坚持以重点问题为导向，在广泛开展调研、论证的基础上，制定出台了《安康市城乡环境卫生整洁行动实施方案（2015—2020 年）》（安爱卫发〔2015〕6 号），确定了四项重点工作任务，即农村生活垃圾处置、生活污水处理、爱国卫生运动、美丽乡村建设等，进一步夯实了各部门工作责任，并建立了"季通报、年考核"制度。在汉滨区启动了改厕示范镇试点，大力实施植树造林和绿化景观节点建设维护，开展了绿化进万家活动，全力"让森林走进城市，让城市拥抱森林"，城市空气质量不断提高，按照城市环境空气质量综合指数评价，2018 年 1～7 月安康市空气质量优良率位居全省前列。

（二）美化生态人居环境

加快城市精细化管理水平，持续推进环境卫生、市容秩序、门头牌匾、市政管理、绿化景观提升、交通管控 6 项试点创建工作，攻克城市管理顽疾，重点解决城市环境卫生、市政设施、节点绿化、交通管控方面的突出问题，坚持建管并举，疏堵结合，形成职责明确、分工负责、相互配合的城市精细化管理工作机制。

（三）推动完善公共交通系统

扎实推进"三横两纵"精细化管理示范街区建设，完成了金州路改造提升工程，加快推进兴安路和 316 国道改造提升，已建成巴山东路、西外环路等 6 座人行天桥和 21 处公交港湾。安康东大桥、南环干道综合提升改造等 47 个城市公共设施建设项目也在有序推进。

二、健康服务建设

（一）深化医药卫生体制改革

着力解决群众"看病难、看病贵"的问题，在深化县级公立医院改革的基础上，全面启动市级公立医院改革，深入推进了安康市医疗、医药、医保"三医"联动机制建设，制定了新农合市级统筹方案，医养结合工作也被列为国家试点市，全面推进了"基层首诊、双向转诊、急慢分治、上下联动"的分级诊疗和责任医师团队家庭签约服务，不断提升医疗服务质量。

（二）强化公共卫生服务

以全民健康教育与健康促进为"龙头"，充分发挥各级卫生计生单位宣教职能，积极倡导、传播健康理念、健康知识。截至 2016 年 6 月，安康市共开展健康教育培训 350 多场次，已建设健康文化 73 处，建设健康讲堂 18 所，组建健康文化宣传队 21 支。以"疾病预防控制、妇幼健康和计划生育服务、卫生应急和医疗救治、卫生计生综合监督执法"四大体系建设为"支柱"，安康市二级以上综合医院、中医医院全面设置公共卫生科，使公立医院的公共卫生职能得以充分发挥，全面加强传染病防治；完善基层"医疗服务中心、公共卫生和计划生育服务中心"的"一院两中心"运行模式，使公共卫生项目的落实与全面两孩政策能够实现无缝对接；整合区域内各类卫生应急资源，加强突发公共事件预测预警、日常准备、应急处置，保证卫生应急和紧急医疗救援能够最大限度地减少健康危害和危险因素；转变监督执法重心，加强公共场所和生活饮用水卫生监督，着力实施卫生计生综合监督执法，加大行业监管，确保行业自律。同时，依托社区卫生服务中心建立了一批日间照料中心；安康市实现了"国家贫困地区儿童营养改善项目"全覆盖；在中心城区的重点镇办建成了若干个健康小屋，一期建成的 10 个健康小屋已全部对公众开放。

三、健康社会建设

（一）健康无烟安康

继续做好无烟安康建设后续工作，开设了"无烟安康"微信平台，积极组织开展控烟展板巡展活动,在市级各单位、汽车站、火车站、高客站、城区各学校进行巡展。积极向安康日报控烟专栏投稿,上半年共投发稿件9篇。在三八妇女节、"5·31"世界无烟日开展了无烟宣传活动。开展了控烟签名活动,大力宣传烟草危害,倡导无烟生活。命名了74个市级无烟单位和12个无烟机关示范单位,为创建无烟单位起到了示范引领作用。

(二)健康细胞建设

健康细胞方面,一是及早着手,率先制定印发了《安康市健康细胞工程建设工作方案》,明确了健康机关、健康学校、健康医院、健康企业、健康社区等198个示范点,进一步明确职责、严格标准、落实任务。二是加强示范点的督导检查、业务指导,不定期组织专家组、技术组开展示范点建设专业督导检查。三是将健康城市(县城)、健康细胞工程细化分解到基础城建、城市管理、环境保护、公共卫生、公共服务、学校教育、扶贫脱困等行业,把健康理念融入到社会的各个方面,有力地促进了健康干预措施的落实。通过对安康市"健康细胞"的调研,对建设现状进行的分析,具体如下:

1. 健康社区建设现状

健康社区建设是以提升居民慢性病健康素养、开展戒烟限酒,合理膳食、科学健身为主题,以健康家庭创建为载体,创建慢性病综合防控、卫生应急综合示范区活动品牌。以健康宣传教育为入手,引导居民学习健康知识,倡导健康生活方式,提高居民健康素养。健康社区评价指标体系评价满分为100分,包括4项一级指标、11项二级指标及29项三级指标。同时,针对每项三级指标有具体的评分标准。本次调研选取安康市老城社区为评价对象,进行健康社区建设现状调查。

(1)组织管理方面:安康市老城社区相关负责人口头阐述有进行公开承诺与公开倡议,但无材料信息记录;出台《关于成立健康社区创建工作领导小组的通知》文件,成立领导小组,老城区办事处主任为组长,下设责任副组长2名,由办事处副主任及办事处党工委委员担任;副组长2名,由办事处工会主席及办事处包联社区领导担任;工作人员12名。同时积极召开工作例会,讨论存在的问题及建议;无法考察是否将健康社区纳入社区发展规划中;制定完善的规章制度及相关措施,包括《汉滨区老城办事处关于创建健康社区工作实施方案》《老城办事处鼓楼社区关于创建健康社区工作计划》,主要指标有健康知识知晓率、健康行为形成率等。工作内容:健全组织机构,开展健康教育活动,普及科学健康知识;设置专人负责健康社区建设;工作计划完善,档案齐全。

(2)健康环境方面:通过查阅资料及实地查看,安康市老城社区在室内公共场所、工作场所和公共交通工具等公共场所禁止吸烟;建筑物入口处、电梯、公共厕所、会议室有禁烟标识;无烟草广告和促销;环境整洁方面,在进行实地查看时,发现社区内有未及时清扫的垃圾,其他方面表现良好;人文环境方面,有固定健身场所和健康步道,健身设备定期维护以保证正常使用;有文化场所,提供健康教育资料,提供交流环境。社区内宣传栏进行中医药健康知识、病媒生物防治知识普及,健康小屋中放置健康教育资料。但是安康市老城社区未对健康结局指标进行统计。

(3)健康活动方面:安康市老城社区定期举办健康知识讲座,提供健康咨询等;未开展健康家庭评选;开展特色健康教育活动,举办健康讲座,设立健康小屋,供居民自测血压、体重、身高等，墙壁贴有居民平衡膳食宝塔宣传海报，摆放日常保健手册，但未举办以健康为主题的集体活动，如健康知识竞赛、健康演讲比赛及戒烟竞赛等。

2. 健康机关建设现状

健康机关建设是以健康食堂、科学运动、戒烟限酒、健康讲座为主题，实施健康促进机关品牌示范活动。引导职工养成良好生活方式和掌握健康技能，提高机关干部健康素养。卫生计生部门带头创建，爱卫办成员单位健康机关建设参与率应不少于30%。健康机关评价指标体系评价满分为100分，包括4项一级指标、10项二级指标及26项三级指标。同时，针对每项三级指标有具体的评分标准。本次调研选取安康市国家税务局（国税局）为评价对象，进行健康机关建设现状调查。

（1）组织管理方面：针对安康市国税局，书面承诺表现在《市局机关城市创建工作实施方案》，承诺启动健康机关、健康餐厅建设，落实健康体检、健康干预和巩固提升无烟单位创建成果；同时，国税局于2018年5月16日召开五城联创工作部署会议，2018年5月18日召开工作推进会；协调机制方面，国税局发布《市局机关城市创建工作实施方案》，成立"五城联创"领导小组，设组长1名，副组长6名，责任组长2名，成员由市局直属单位、机关各科室主要负责人组成；规章制度方面，2018年5月22日，安康市国税局办公室印发《安康市国家税务局机关巩固提升"国家卫生城市""国家森林城市"目标任务》，出台《安康市国家税务局保证食品安全的规章制度》，针对"制定促进职工健康的规章制度和相关措施"评价指标一项，制定"2018年工会活动一览表"，根据职工兴趣爱好组建兴趣小组；专人负责方面，有专门人员负责机关健康工作；未制定健康促进机关工作计划；定期总结方面，有安康市国税局2018年度病媒生物防制第一季度工作总结。

（2）健康环境方面：安康市国税局在所有室内公共场所、工作场所禁止吸烟；机构主要建筑物入口处、电梯、公共厕所、会议室等区域有明显的无烟标识；食堂取得食品卫生许可证，达到食品卫生量化分级管理B级；食堂内有可自由取阅的健康生活方式宣传资料；为职工提供锻炼和阅读环境；未开展职工健康厨艺比赛、膳食知识问答等活动；未记录油、盐的购买量和使用量。

（3）健康活动方面：安康市国税局结合单位特点设置"健康小屋"，摆放血压计、身高测量仪等健康测量仪器；开展健康讲座。如参加市爱卫办春季病媒生物防制技术培训、市健康细胞建设培训班；开展职工羽毛球比赛；未开展每日工间操；职工对健康促进机关的知晓率是否要普查，考评方法未提及。安康市国税局未对健康结局指标进行统计。

3. 健康企业建设现状

健康企业建设是以建设无烟环境，开展职业安全、职业防护健康教育和健康主题活动为载体，加强职业危害因素治理和女职工职业健康保护，提高职工职业防护知识、技能和健康素养。健康企业评价指标体系评价满分为100分，包括4项一级指标、11项二级指标及26项三级指标。同时，针对每项三级指标有具体的评分标准。本次调研选取安康市尧柏水泥有限公司为评价对象，进行健康企业建设现状调查。

（1）组织管理方面：安康市尧柏水泥有限公司在组织管理方面，企业书面承诺、职工大会，均有落实，有具体纸质资料；建立领导工作小组，定期召开工作例会；年度工作计划中包含健康企业工作计划（具体包括召开职工大会、成立健康促进企业工作领导小组、制定相关规章制度、给职工创造无烟环境、进一步改善职工食堂卫生、组织职工体检、每季度开展健康讲座、组织集体活动、定期组织文体活动等内容），各项规章制度完整；企业专人负责健康相关工作，接受市级卫生部门培训，邀请省级专家讲座培训。

（2）健康环境方面：安康市尧柏水泥有限公司在环境建设方面，有禁烟标识和相应制度，但办公室内禁烟具体落实情况不佳；企业环境卫生，厕所清洁、食堂符合要求；有专门职工锻炼和阅读环境（电子阅览室、乒乓球活动室），但具体使用状况未知。

（3）健康活动方面：安康市尧柏水泥有限公司设置健康小屋，有体重计、宣传板和画报，但使用情况未知；职工分不同工种进行体检，出具体检结果报告，未检测职业病（水泥厂以粉尘、噪声等危害影响为主），个别员工患有高血压；邀请疾病预防控制中心专家及职业安全防控专家进行讲座，员工安全防护意识有所提高；同时开展各色主题活动。

4. 健康医院建设现状

健康医院建设是以创建无烟机构、建设健康文化、提供优质健康服务、营造安全和谐健康诊疗环境为主题，充分发挥医疗机构作为健康教育与健康促进主阵地与支撑平台的作用。创建健康教育与促进融入医疗过程服务品牌活动。充分体现医学社会价值，全面保护和促进患者、医护人员及群众健康。健康医院评价指标体系评价满分为100分，包括6项一级指标、15项二级指标及45项三级指标。同时，针对每项三级指标有具体的评分标准。本次调研选取安康市中医医院为评价对象，进行健康医院建设现状调查。

（1）组织管理方面：①成立领导小组方面，管理层每年组织一次讨论/动员会，参与成员包含医院行政部门成员与主管，明确创建健康促进医院的意义与目标；正式成立"医院健康促进领导小组"，负责院内外健康教育与健康促进工作的全面管理，明确领导小组的组成、责任与分工：由院级领导担任组长，各科室负责人参与，人员构成合理，分工明确；建立定期汇报、协调与沟通机制：有例会制度，一年不少于2次，以及时总结工作经验、发现问题，保证健康促进工作的实施和正常运行。②建立组织网络方面，配备健康促进专职人员，负责全院健康教育与健康促进工作的业务技术指导、组织、协调和管理，创建办有专职人员负责；分科室指定专/兼职健康教育管理员，明确责任与分工，负责开展健康促进工作；医院建立具有独立管理职能的健康促进/健康教育科（室、中心）及办公室（独立的职能部门或设在综合部门下的独立科室）；制订健康促进医院工作年度计划，步骤如下：问题评估，评估本院患者、职工健康教育与健康促进现状，确定亟待解决的问题，界定患者、员工与小区主要健康问题，并提出可行的解决方案。明确工作目标、任务/活动、科室职责与任务分解、时间进度与考核管理要求等，做到每项活动目标明确、责任到位、检查考核要求明确。③制订计划与目标方面，征求实施部门意见并报领导小组批准执行；将健康促进纳入医院发展规划、目标与服务理念和宗旨；医院明确健康促进服务是整体医疗服务的重要组成部分，将健康促进服务指标纳入整体医疗质量改善管理目标，确定服务内容、流程及考评办法。④落实与经费实施方面，医院应提供开展健康促进活动所必备的场所、设施、设备、经费；设立健康教育室或宣传基地；有专项健康教育经费，但未统计具体数额。⑤建立规章制度方面，建立与完善医护人员定期体检、接受疾病防治服务、激励采纳健康生活方式的政策。⑥培训与动员方面，创建之初应召开一次全员动员会议，让大家知晓创建意义、转变理念、提高认识、明确责任、存在问题与改进目标；截至 2018 年 6 月，安康市中医医院已举办四期健康管理意识和疾病管理知识的培训。具体内容：吸烟饮酒行为指导、高血压疾病管理、运动测试与运动处方、音乐鉴赏与治疗等。

（2）诊疗环境方面：建筑、设备、设施、卫生、照明、通风、采暖、绿化等环境符合国家有关规定、标准和要求（包含环境、健康与安全的要求）；医院导医标识清晰，方便患者找到地方；厕所干净卫生；提供满足医护人员休息、健身、娱乐需要的设施和设备；有营养配餐室或食品销售处，为医护人员和患者提供安全的食品和饮水；院内生活垃圾和医疗废物分类收集，医疗废物标识清晰，收集、放置和转运合理，符合院感规定；环境设施应该满足残疾人群、老年人群和其他特殊人群的需求：如无障碍设施、老年人优先窗口等。人文与宣传环境方面，医务人员对待患者和蔼可亲，使用文明礼貌用语；大厅设有咨询台，服务态度良好；咨询台、候诊处有健康传播资料发放架、宣传专栏、大型电子显示屏或电子视频播放等，内容定期更新。

（3）健康活动方面：积极开展特色健康教育和健康促进活动，如组织"患者沙龙活动"、建立中医"治未病"中心、"健康生活方式管理中心"、患者联盟、远程教育咨询等；达到无烟医院标准；中医医院每年对全院健康促进工作进行自评及年度总结工作，发现问题，查找不足，提出改进意见；医院例行性地记录、收集、存档医院健康促进活动、评估资料（非病案形式保存），并提供给相关人员做评估使用；对于提供给患者的健康教育活动做满意度评估，并将评估结果纳入质量管理系统中。

5. 健康学校建设现状

健康学校建设是以中小学校营造健康成长环境、建设安全健康校园为主题，开展保护牙齿、保护视力行动，创建健康文化承载者、传播者活动品牌。健康学校评价指标体系评价满分为 100 分，包括 7 项一级指标、23 项二级指标及 43 项三级指标。同时，针对每项三级指标有具体的评分标准。本次调研选取安康市高新中学为评价对象，进行健康学校建设现状调查。

（1）组织管理方面：安康市高新中学在建设健康学校过程中，主要有以下内容：承诺和行动方面，制定《创建市级健康学校三年规划方案》；制度建设所涉及的十项活动均有准备；有专门的管理人员和负责部门参与；能力建设方面，学校生活老师定期参与市级培训。

（2）学习与生活环境方面：安康市高新中学教学条件较好，班级人数不超过 50 人；学校教学建筑、环境噪声、室内微小气候、采光、照明等环境质量及黑板、课桌椅、厕所的设置符合国家标准；同时学校有建立无烟校园的规章制度及行为规范；安全饮水及健康饮食达标。

（3）社会人文环境方面：安康市高新中学在尊重互爱方面设立校园反霸凌中心，进行贫困生资助；建立心理健康咨询室，配有专业心理健康咨询师；要求学生每天安排活动时间，设置走班制参与各兴趣小组。

（4）学校健康服务方面：安康市高新中学有一个卫生室，设有 1 名医技人员，3 名护理人员，并与附近医疗机构建立绿色通道；健康管理中，每年给学生进行体检，并与体检机构和牙健康机构建立合作关系；在疾病防控中，无食物中毒和安全事故发生。

（5）提高师生技能方面：安康市高新中学设有专门的体育与健康课程，每周两节体育课，每天活动2小时；对学校老师及学生进行采访，对《中小学健康教育指导纲要》不了解，无相关校本课程；主题活动以班会、讲座等形式为主；健康素养有专门针对老师与学生的考试试卷。

（6）加强学校与社会健康互动方面：安康市高新中学家长健康互动主要以家长会的形式展开。

（7）师生满意率方面：安康市高新中学有企业书面承诺、职工大会进行满意度评估，有纸质证明资料。

6. 健康幼托机构建设现状

健康幼托机构是以培养良好卫生习惯、健康饮食和营养为主题，促进儿童健康成长。通过"小手拉大手"和"家长学校"，向家庭、社区、社会辐射。健康幼托机构评价指标体系评价满分为100分，包括3项一级指标、10项二级指标及35项三级指标。同时，针对每项三级指标有具体的评分标准。本次调研选取安康市平利县中心幼儿园为评价对象，进行健康幼托机构建设现状调查。

（1）健康基础建设方面：安康市平利县中心幼儿园设立健康促进工作领导小组及健康建设目标责任制，为积极开展健康促进创建活动，全面提高幼儿素质，积极帮助全园幼儿、教职工达到身体健康、心理健康、社会健康和到达健康的最佳状态，制定健康目标责任制。校长负责健康促进的全面工作，副校长负责幼儿园健康课的课程设置、师资、教材的组织，后勤人员负责贯彻《中华人民共和国食品安全法》，杜绝集体性食物中毒事件的发生，各班组长结合健康促进计划，制订班级的健康教育计划，并落实到位，设置人员进行健康知识宣传，对家长、幼儿园及教职工进行健康促进基本知识宣传培训，师幼健康体检、常见病的预防、健康档案的归档与整理等。平利县中心幼儿园有完善的卫生保健计划，主要从预防为主、卫生保健、儿童营养、安全防护、体格锻炼、月工作计划等方面展开；工作总结的主要内容包括严格执行健康检查制度、加大幼儿日常生活及常规的培养力度、加强幼儿膳食管理及饮食卫生管理、抓紧幼儿体质锻炼、提高抗病能力、抓紧环境卫生工作，创设文明、整洁、舒适的活动环境，坚持宣传等；记录中无重大事故发生；健康促进的资料齐全。

（2）健康环境建设方面：通过对安康市平利县中心幼儿园的实地考察，发现校园整体环境较好，户外建筑、室内建筑均布局合理、分工明确；有防控病媒、蚊虫的设施；每个班级有独立的盥洗室与卫生厕所；个人卫生设施也配备完整；食堂获得餐饮服务许可证；园（所）内应设置餐饮具集中清洗消毒间。

（3）健康管理建设现状方面：安康市平利县中心幼儿园在健康教育方面，开展形式多样的健康培训。针对全体教职工进行保育员指南培训，培训内容主要有入园离园、生活管理、卫生与消毒及工作配合等；学校有专栏对健康知识进行宣传解读；平利县中心幼儿园设置入园健康检查制度，主要内容包括入园体检要求、定期体检制度（幼儿半年体检一次、工作人员每年全面体检一次）、晨间检查和全日观察制度等；平利县中心幼儿园保健制度，包括卫生消毒制度、传染病疾病报告制度、体格锻炼制度、体弱儿管理制度、入园健康检查制度、晨检制度、健康教育管理制度、传染病预防与控制制度及常见病预防与管理制度；卫生室须有医疗机构执业许可证，面积超过12平方米。十项卫生制度上墙；卫生保健人员参与市级定期培训；卫生保健人员有安康市卫生局颁发的卫生保健专业知识培训合格证书，餐厅从业人员有健康体检安全培训合格证；平利县中心幼儿园有针对肥胖儿童、体弱儿童、营养不良导致的消瘦及低体重幼儿、贫血儿童、龋齿儿童、过敏症儿童等的护理要求；同时，有针对流行性腮腺炎、麻疹、呼吸道传染病等及饮用水突发污染事件、食物中毒的应急预案等。

四、健康文化建设

健康文化方面，一是从大健康的高度出发，实施体育设施和健身场馆免费或低收费向公众开发，安康市基本实现了镇办和社区体育健身工程全覆盖，建成了环江 25 千米自行车慢道，安康市中心城区一期 25 个公共自行车站点 600 辆自行车已于 2016 年 6 月 8 日在汉江龙舟节前全面启用。二是倡导推广健康生活方式。成功举办了以"建设健康城市，享受美好生活"为主题的系列群众体育活动和万名老年人健步走活动；持续 3 个月的包括自行车、网球、徒步定向、汉江横渡游泳赛等共计 13 个大项目的"陕西全民健身大会"正在安康进行，同时通过举办建设健康城市专题讲座和邀请专家进社区、进农村、进企业、进机关，进行健康知识宣讲等形式，积极倡导健康生活方式和理念，切实提高群众文明健康素质。三是加快健康城市支持性环境建设，投入专项资金 70 多万元，推进健康步道、健康长廊、健康主题公园建设，满足群众健康生活需要。

第六节　成　效

本部分数据来源为《2017 年安康市国民经济和社会发展统计公报》及《安康市 2018 年政府工作报告》。

一、健康环境改善成效显著

2017 年，安康市治理水土流失 852 平方千米，绿化造林 70 万亩（1 亩≈666.6 平方米），退耕还林 17.5 万亩；生态红线划定工作全面启动，土壤环境质量达到国家二级标准；汉江水质保护、治污防霾、节能减排成效明显，河长制得到水利部肯定，全市地表水质优良率达 100%，汉江出陕断面水质稳定保持国家Ⅱ类标准，中心城市环境空气质量优良天数达 316 天，单位生产总值能耗下降 3.5%。安康市开展绿化进万家活动，全力"让森林走进城市，让城市拥抱森林"，城市空气质量不断提高，按照城市环境空气质量综合指数评价，2018 年 1～7 月安康市空气质量优良率位居全省前列（表 7-1）。

表 7-1　截至 2018 年 7 月 7 日陕西省各市、区空气质量分级天数　（单位：天）

城市	优	良	轻度污染	中度污染	重度污染	严重污染	异常数据天气	排名
商洛市	40	156	14	3	0	0	0	1
安康市	39	156	16	6	1	0	0	2
汉中市	25	127	30	11	5	1	0	3

续表

城市	优	良	轻度污染	中度污染	重度污染	严重污染	异常数据天气	排名
杨凌区	17	107	59	9	4	1	0	4
宝鸡市	12	113	51	12	8	1	0	5
西安市	8	75	68	24	16	2	0	6
渭南市	7	67	78	19	14	5	0	7
铜川市	5	104	65	18	3	0	0	8
西咸新区	5	77	76	22	12	4	0	9
延安市	4	155	30	5	0	2	0	10
韩城市	4	71	76	23	10	2	0	11
咸阳市	4	68	59	39	18	4	0	12
榆林市	3	119	54	6	2	4	0	13

资料来源：陕西省空气质量实时发布系统

深入推进中心城市"湖城一体、疏解江南、重心北移"战略，安康大道、兴安西路、解放路、巴山路等改造完成，东坝汉江大桥、1100 个公共停车泊位等市政工程建成投用，城东新区、市直机关北迁及泸康大道二期、高井路、长春路、西津公园、汉江大剧院等项目加快推进，香溪公园免费开放。实施棚户区改造 1.53 万户，货币化安置 1.14 万户。成立中心城市四办四镇"两违"管控队伍，依法拆除"两违"建筑 7.41 万平方米。统筹县城和重点镇建设，完成投资 24 亿元；岚皋县、镇坪县创建为国家卫生县城，宁陕县创建为国家园林县城，平利县美丽乡村建设规范上升为陕西省地方标准，长安镇入选中国特色小镇，旬阳县金寨镇荣获"全国文明村镇"称号。

二、健康服务改善成效明显

在健康服务诊疗人次方面，2016 年全市医疗卫生机构总诊疗 1264.21 万人次（包括村卫生室的 477.24 万诊疗人次）（图 7-1）。全年总入院患者为 46.23 万人次，总出院患者为 46.18 万人次，分别较上年增加了 4.75 万人次和 5.10 万人次，增长 11.45% 和 12.41%；住院患者的手术人次为 7.31 万，较上年增加了 0.16 万人次；年平均病床使用率为 80.78%；医院出院者平均住院日为 9.3 天，较上年缩短了 0.8 天。

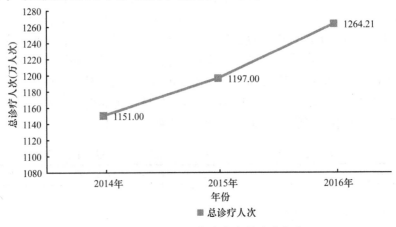

图 7-1　2014~2016 年安康市总诊疗人次

在医疗机构床位方面，2016年安康市实有床位数13 976张，较上年增加了761张。其中：医院病床较上年增加了515张，现为9835张；卫生院病床较上年增加了248张，现为3686张；社区卫生服务中心/站较上年增加了40张，现为40张；妇幼保健机构较上年减少了12张，现为415张；其他机构床位变化不大。

在医疗保障方面，截至2016年，安康市实行新型农村合作医疗，参合农民240.07万人，参合率达99.6%。参加城镇基本医疗保险人数42.10万人，其中参加城镇职工基本医疗保险人数19.71万人，参加城镇居民基本医疗保险人数22.39万人。

三、健康社会建设成效显著

（一）无烟安康建设成效

安康市委、市政府将控烟工作作为健康安康建设的重要内容，纳入安康市卫生与健康事业发展的长期决策，以落实健康促进行动、提高健康素养和控烟履约等为抓手，城乡基层健康教育不断深入，实现全市无烟医疗机构全覆盖，广大医疗卫生工作者控烟意识日益增强，工作场所吸烟得到有效遏制，就医环境得到明显改善，为全社会控烟做出了表率，控烟工作得到持续有效推进，安康市分别于2012年、2014年获得陕西省创建无烟医疗卫生系统先进市称号。

全市2011～2016年共验收命名420家市级无烟单位，实现了乡镇卫生院（社区卫生服务中心）以上医疗卫生单位无烟单位全覆盖。无烟单位要求做到三不：在办公区域不吸烟、不敬烟、不设烟具。启动无烟安康建设以来，全市共处罚公共场所80家（其中处罚医院14家），下达整改意见书120余份，为控烟工作有序推进奠定了良好的基础。

（二）健康细胞建设成效

建成健康机关、健康学校、健康医院、健康企业、健康社区等198个示范点。为各类人群提供健康的工作环境，单位工作场所职业病、慢性病、心理健康宣传教育覆盖率明显提高。干部职工定期体检制度落实良好。在健康社区建设过程中，居民慢性病管理、戒烟限酒、合理膳食、学习健康知识等方面成效显著；在健康机关建设方面，形成健康食堂、科学运动、戒烟限酒、健康讲座的健康活动，职工养成良好生活方式和掌握健康技能；在健康企业建设方面，开展建设无烟环境、职业安全、职业防护健康教育和健康主题活动，提高了职工职业防护知识、技能和健康素养；在健康医院建设中，开展创建无烟机构、建设健康文化、提供优质健康服务、营造安全和谐健康诊疗环境的健康活动，创建健康教育与促进融入医疗过程服务品牌活动；在健康学校建设中，中小学树立了"健康第一"的办学理念，倡导认真上好健康教育课，提高健康教育工作水平，开展内容丰富、形式多样的健康教育活动，营造出校社互动的健康氛围。开展声势浩大的"创建健康校园，我们人人有责"师生签名活动，并通过加强组织领导、完善制度、开展活动、加大资金投入、明确服务职责、搭建家校互动平台等不断推进创建工作。提高中小学生健康素养；在健康幼托机构的建设中，以培养幼儿良好卫生习惯、健康饮食和营养为主题，促进儿童健康成长。通过"小手拉大手"和"家长学校"，向家庭、社区、社会辐射。

四、健康文化建设成效显著

全年共组织开展各级各类群体竞赛活动 80 次，培训社会体育指导员 965 名，落实 6 个乡镇农民健身工程，1 个全民健身活动中心项目，3 个足球场项目，到位资金 3758 万元。启动江北体育公园项目和汉江全民健身长廊工程项目，到位资金 2710 万元。市民基本形成正确的健康理念，市民公约、村规村约基本形成，健康理念深入人心。

参 考 文 献

[1] 叶汉凤. 从 "健康日本 21" 的实施看日本公共管理与服务[J]. 中国计划生育学杂志, 2012, 20 (1): 65-69.

[2] 曹晓红, 朱敏. 美国 "健康国民" 行动及其启示[J]. 学理论, 2014, (5): 79-80.

[3] KOH H K. A 2020 Vision for Healthy People [J]. N Engl J Med, 2010, 362 (18): 1653-1656.

[4] Health D O. Healthy lives, healthy people: our strategy for public health in England [J]. Department of Health, 2010, 8: 391.

[5] RAYNER G. Conventional and ecological public health [J]. Public health, 2009, 123 (9): 587-591.

[6] RICHARD L, PUTIN L, KISHCHUK N. et al. Assessment of the integration of the ecological approach in health promotion programs[J]. Am J Health Promote, 1996, 10 (4): 318-328.

[7] BRONFENBRENNER U. Toward an experimental ecology of human development [J]. American Psychologist, 1977, 32 (7): 513-531.

[8] 胡国鹏, 王振. 高校师生健康的生态学模型分析与 "大健康" 促进[J]. 体育科学研究, 2012, 16 (3): 17-22.

[9] GREGSON J, FOERSTER S B. ORR R, et al. System, environmental, and policy changes: using the social-ecological model as a framework for evaluating nutrition education and social marketing programs with low-income audiences [J]. JNutr Educ, 2001, 33 (Suppl 1): S4-S15.

[10] REIFSNIDER E, GALLAGHER M, FORGIONE B. Using ecological models in research on health disparities [J]. J Prof Nurs, 2005, 21 (4): 216-222.

[11] WHITEHEAD M, DAHLGREN G. What can be done about inequalities in health [J]. Lancet, 1991, 338 (8774): 1059-1063.

[12] 毛瑛, 朱斌, 刘锦林, 等. 健康生态学视角下中老年人群慢性病影响因素实证[J]. 西安交通大学学报 (社会科学版), 2015, 35 (05): 15-24.

[13] Keleher H, Murphy B. Understanding health: a determinants approach[M]. Oxford: Oxford University Press. 2004: 5.

[14] 马文军. 控制健康决定因素, 提高人群健康水平[J]. 华南预防医学, 2009, (5): 1-3.

[15] MCLEROY K R, BIBEAU D, STECKLER A, et al. An ecological perspective on health promotion programs[J]. Health Educ, 1988, 15: 351-377.

[16] BLAKELY T A, WOODWARD A J. Ecological effects in multi-level studies [J]. J Epidemiol Community Health, 2000, 54 (5): 367-374.

[17] SALLIS J F, OWEN N, GLANZ F M. Ecological models in health behavior and health education theory, research, and practice [M]. Mississauga: Jossey-Bass, 1997, 7 (4): 403-424.

[18] 陈长香, 李晓凯, 郝习君. 基于健康生态学理论的干预模式对高龄空巢老人身心健康状况的影响[J]. 现代预防医学, 2018, 45 (11): 2017-2022.

[19] 陈金德, 邓媚. 基于 SWOT 及 PEST 分析法的广东省重大科技成果转化数据库发展战略研究[J]. 科技管理研究, 2017, 37 (23): 166-173.

[20] 李晓森, 陈瑶, 朱远燕, 等. 深圳市社会办医院发展的 PEST 嵌入式 SWOT 分析[J]. 中国医院管理, 2017, 37 (9): 36-38.

[21] PAN A H O. Ottawa Charter for Health Promotion [C]. Health & Welfare Canada/Canadian Public Health Association, 1986, 77 (4): 400-405.

[22] Kenzer M. Healthy Cities: A Guide to the Literature[J]. Public Health Reports, 2000, 115 (2/3): 279-289.